W0060099

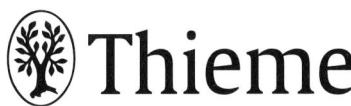

Komplementäre Verfahren bei Kommunikationsstörungen

Für Logopäden, Sprachtherapeuten und Ärzte

Gerhard Böhme

Mit Beiträgen von

C. Dietrich
S. Eibersch
M. Fuchs
S. S. Hammer
E. Haupt
M. Kammerlehner
P. G. C. Kooijman
S. Ott
E.-M. Rosenmayr-Khemiri
M. Saatweber[†]
M. Seipelt
E. Wagner-Sonntag
M.-L. Waubert de Puiseau
M. Weber

57 Abbildungen
6 Tabellen

Georg Thieme Verlag
Stuttgart · New York

Bibliografische Information
der Deutschen Nationalbibliothek

Die Deutsche Nationalbibliothek verzeichnet diese
Publikation in der Deutschen Nationalbibliografie;
detaillierte bibliografische Daten sind im Internet über
http://dnb.d-nb.de abrufbar.

Wichtiger Hinweis: Wie jede Wissenschaft ist die Medizin
ständigen Entwicklungen unterworfen. Forschung und
klinische Erfahrung erweitern unsere Erkenntnisse, insbesondere was Behandlung und medikamentöse Therapie
anbelangt. Soweit in diesem Werk eine Dosierung oder
eine Applikation erwähnt wird, darf der Leser zwar darauf
vertrauen, dass Autoren, Herausgeber und Verlag große
Sorgfalt darauf verwandt haben, dass diese Angabe **dem
Wissensstand bei Fertigstellung des Werkes** entspricht.

Für Angaben über Dosierungsanweisungen und Applika-
tionsformen kann vom Verlag jedoch keine Gewähr
übernommen werden. **Jeder Benutzer ist angehalten,** durch
sorgfältige Prüfung der Beipackzettel der verwendeten
Präparate und gegebenenfalls nach Konsultation eines
Spezialisten festzustellen, ob die dort gegebene Empfehlung
für Dosierungen oder die Beachtung von Kontraindikationen
gegenüber der Angabe in diesem Buch abweicht. Eine solche
Prüfung ist besonders wichtig bei selten verwendeten
Präparaten oder solchen, die neu auf den Markt gebracht
worden sind. **Jede Dosierung oder Applikation erfolgt auf
eigene Gefahr des Benutzers.** Autoren und Verlag appellieren
an jeden Benutzer, ihm etwa auffallende Ungenauigkeiten
dem Verlag mitzuteilen.

© 2010 Georg Thieme Verlag KG
Rüdigerstraße 14
70469 Stuttgart
Deutschland
Telefon: +49/(0)711/8931-0
Unsere Homepage: www.thieme.de

Printed in Germany

Zeichnungen: Tischewski & Tischewski, Marburg
Umschlaggestaltung: Thieme Verlagsgruppe
Satz: medionet Publishing Services Ltd., Berlin,
gesetzt aus InDesign
Druck: AZ Druck und Datentechnik GmbH, Kempten

ISBN 978-3-13-149691-1   1 2 3 4 5 6

Anschriften

Herausgeber

Prof. Dr. med. habil. Gerhard Böhme
Facharzt für HNO-Krankheiten, FMH
Facharzt für Phoniatrie u. Pädaudiologie
Scharnitzer Straße 37
82166 Gräfelfing-München

Autoren

Cornelia Dietrich
Logopädin, Psycholinguistin M.A.
Pestalozzistraße 42
80469 München

Susanna Eibersch
Hippocampus
Gerontologische Praxis München
Augustenstraße 79 Rgb.
80333 München

Priv.-Doz. Dr. med. habil. Michael Fuchs
Universitätsklinikum Leipzig AöR
Klinik und Poliklinik für HNO-Heilkunde
Abteilung für Stimm-, Sprach- und Hörstörungen
Liebigstraße 10–14
04103 Leipzig

Sabine S. Hammer
Logopädin
Wiss. Mitarbeiterin Fachbereich Gesundheit
Am Hang 9e
61118 Bad Vilbel

Evemarie Haupt
Logopädin, Gesangspädagogin, Qigong-Lehrerin
Ignaz-Rieder-Kai 31
5020 Salzburg
Österreich

Mechthild Kammerlehner
Logopädin, NLP-Practitioner
Vollmannstraße 42
81927 München

Dr. Piet G. C. Kooijman
Radboud University Nijmegen
medical Center, huispost 383
Department of Speech Therapy
P. O. Box 9101
6500 HB Nijmegen
Niederlande

Dr. med. Susann Ott
HNO-Heilkunde
Phoniatrie u. Pädaudiologie
Gemeinschaftspraxis
Medicenter am OEZ
Hanauer Straße 65
80993 München

Eva-Maria Rosenmayr-Khemiri, BSc, SLT
Fachhochschule Wiener Neustadt
Studiengangsleiterin Bachelorstudium Logopädie
Johannes-Gutenberg-Straße 3
2700 Wiener Neustadt
Österreich

Margarete Saatweber †
Atem-, Sprech- u. Stimmlehrerin
Logopädin

Matthias Seipelt
Klinik f. Audiologie u. Phoniatrie
der Charité Universitätsmedizin Berlin
Charitéplatz 1
10117 Berlin

Edith Wagner-Sonntag, M. A.
Neurologisches Krankenhaus München
Ltg. Abteilung Sprach- u. Schlucktherapie
Parzivalplatz 4
80804 München

Marie-Luise Waubert de Puiseau
CJD Schule Schlaffhorst-Andersen
Bornstraße 20
31542 Bad Nenndorf

Miriam Weber
Dipl. Musikpädagogin
Am Kupferbach 11
85625 Glonn

Vorwort

Alle Interessierten, die sich diagnostisch und/oder therapeutisch mit Sprach-, Sprech-, Stimm- und Schluckstörungen beschäftigen, haben mehr oder weniger unbewusst komplementäre Verfahren bereits angewendet. Dabei werden komplementäre Methoden vorwiegend in kombinierter Form, d. h. additiv zu anderen Verfahren, als multimodale, therapeutische Interventionen in die Gesamtstrategie integriert.

Insgesamt werden in dieser Monografie 35 komplementäre Verfahren von A–Z geschildert, die bei der komplementären Stimm- und Sprachheilkunde angewendet und diskutiert werden. Grundsätzlich gilt bei der Anwendung von komplementären Verfahren bei Kommunikationsstörungen eine differenzierte Betrachtung über die Wirkungsweise der Methode und ihre Anwendung. Manche komplementäre Verfahren haben bei kritischer Betrachtung keinen Stellenwert in der Stimm- und Sprachheilkunde. Besondere Bedeutung besitzen dagegen die unterschiedlichen Entspannungstechniken sowie die aktive und rezeptive Musiktherapie, aber auch die Manualtherapie (Osteopathie). Im Text wird deshalb immer wieder auf die unterschiedliche Bedeutung der einzelnen Verfahren und ihre Wirksamkeit verwiesen.

Es ist naheliegend, diese Verfahren in einem aktuellen Überblick monografisch als *Einführung* darzustellen, wobei der Verfasser internationale Erfahrungen und eigene Wertungen mit einfließen lassen möchte. Im Grundprinzip ist angesichts des sehr heterogenen Wissens und der Methodenvielfalt lediglich ein Überblick möglich. Aufgrund der außerordentlichen Vielfalt der Anwendungsmöglichkeiten kann zwangsläufig in dieser monografischen Bestandsaufnahme keine Vollständigkeit bei allen Kommunikationsstörungen erzielt werden. Die fachübergreifenden Kompetenzen der einzelnen Fachdisziplinen werden erkennbar. Der interessierte Leser sollte anhand seiner eigenen Erfahrungen, im Bedarfsfall durch Kurswissen und praktische Anwendungen, Wege verfolgen, die für seine Tätigkeit hilfreich sind.

Insgesamt erschließt sich mithilfe der komplementären Verfahren zum Teil eine erstaunliche Bereicherung der traditionellen Möglichkeiten bei Kommunikationsstörungen.

Aufgabe dieser Darstellung ist, auch bei der komplementären Stimm- und Sprachheilkunde „Spreu vom Weizen" zu trennen. Dabei muss von einer unterschiedlichen Wertigkeit der einzelnen komplementären Verfahren ausgegangen werden, wobei der gegenwärtige Diskussionsstand zwischen Komplementärmedizin und Humanmedizin aus neutraler Sicht interpretiert wird. Komplementäre Verfahren werden somit vielfach positiv, aber auch sehr kritisch zur Diskussion gestellt. Die Monografie verweist auf die Möglichkeiten der komplementären Verfahren und nimmt eine Bewertung im Kontext mit der Humanmedizin vor. Extreme Außenseiterpositionen von komplementären Verfahren werden nicht dargestellt.

Das Zusammenführen der Begriffe „Komplementäre Verfahren" und „Sprach-, Sprech- und Stimmheilkunde" in den Begriff „Komplementäre Sprach-, Sprech- und Stimmheilkunde" bzw. als verkürzte Form als „Komplementäre Stimm- und Sprachheilkunde" wird vom Verfasser dieser Monografie vorgeschlagen, um die Bedeutung der bio-psycho-sozialen Aspekte bei Kommunikationsstörungen zu unterstreichen. Andererseits handelt es sich fachübergreifend um komplementäre Verfahren bei Kommunikationsstörungen.

Falls man sich zu einer Anwendung von komplementären Verfahren im Kindes- und Erwachsenenalter entschließt, sind zusätzliche interdisziplinäre schulmedizinische Untersuchungen und Behandlungen erforderlich. Es sei u. a. besonders auf den Ausschluss von onkologischen und herzkreislaufbedingten Erkrankungen hingewiesen. Eine zusätzliche komplementäre Behandlung bei Kommunikationsstörungen kann nur Teil einer Gesamtbehandlung sein, d. h. komplementär.

Grundsätzlich gilt, dass keine Akupunkturbehandlung ohne vorherige, abschließende Diagnose nach den Erfordernissen der modernen Medizin stattfindet und den Notwendigkeiten entsprechend eine schulmedizinische Behandlung erfolgt. Die fachärztliche Überwachung sollte parallel zur Akupunkturbehandlung gewährleistet sein. Funktionelle Störungen haben bei der Akupunktur Vorrang. Diese Meinung wird einstimmig von allen verantwortungsbewussten Akupunkteuren vertreten. Stellvertretend für diese Forderung seien u. a. Gleditsch (2007), Stux und Mitarbeiter (2008) sowie Hauswald und Mitarbeiter (2009) genannt.

Komplementäre Verfahren und ihre therapeutischen Anwendungen basieren vorwiegend auf einer Kombination aus schulmedizinischen und ergänzenden (komplementären) Erfahrungen. Es besteht somit ein unterschiedlicher Pluralismus im Dialog. Die Schul- und Komplementärmedizin wird im Bedarfsfall miteinander statt nebeneinander zur Anwendung kommen.

Die Einbeziehung komplementärer Verfahren ist ein Wunsch vieler Patienten und ihrer Angehörigen. Darüber hinaus werden diese Methoden in der Behandlung und Betreuung von sprach-, sprech-, stimm- und schluckgestörten Kindern und Erwachsenen immer wieder empfohlen. Andererseits basieren zahlreiche Methoden auch auf jahrelangen Empfehlungen und Erfahrungen von Therapeuten. Oft kommt es nicht auf das *Was*, sondern auf das *Wie* an.

Der Anteil von Kindern, Jugendlichen und Erwachsenen, bei denen komplementäre Verfahren beschrieben werden und diese hilfreich sind, ist von Fachgebiet zu Fachgebiet sehr unterschiedlich. Zum Beispiel sind komplementäre Verfahren im Behandlungsspektrum der operativen Fächer nur wenig vertreten, während ihr Anteil bei nichtoperativen Fächern weitaus höher ist. Bei Sprach-, Sprech-, Stimm- und Schluckstörungen ist der Anteil komplementärer Verfahren besonders hoch. Damit sind Kenntnisse über komplementäre Verfahren bei Kommunikations- und Schluckstörungen von großer praktischer und wissenschaftlicher Bedeutung.

Ein Erlernen von Diagnostik und Therapie von komplementären Verfahren bei Stimm- und Sprachstörungen mithilfe eines Buches ist praktisch nicht möglich, da zahlreiche Verfahren weitgehend individuelle Lehrer-Schüler-Beziehungen erfordern. Dagegen vermitteln zusätzliche Kurse und spezielle Unterweisungen bei zahlreichen komplementären Verfahren praktische Erfahrungen, mit denen dann erfolgreich vorgegangen werden kann. Somit hat dieses Buch vorwiegend eine Wegweiserfunktion für Interessierte. Gleichzeitig soll es den Leser anregen, sich vertieft mit den sehr unterschiedlichen Verfahren zu beschäftigen.

Der Autor dieses Buches hat in seinen bisherigen Lehrbüchern und Monografien immer wieder auf komplementäre Verfahren im Rahmen der Stimm- und Sprachheilkunde verwiesen. Diese lassen sich in die noch umfassendere und nunmehr vielfach verwendete Bezeichnung „Sprach-, Sprech-, Stimm- und Schluckstörungen (vom Verfasser dieser Monografie erstmalig 1997 in der Literatur eingeführt) einordnen. Am deutlichsten zeichnet sich das in seinen letzten beiden Monografien ab. In eigenen Kapiteln wird in der Monografie „Auditive Verarbeitungs- und Wahrnehmungsstörungen" (2. Aufl. 2008) und „Förderung der kommunikativen Fähigkeiten bei Demenz" (2008) in eigenen Kapiteln zu komplementären Verfahren Stellung genommen.

Eine wissenschaftliche Beweisführung aus schulmedizinischer Sicht ist für die meisten komplementären Verfahren noch nicht erbracht worden. Sicherlich ist aufgrund der Methodik ein evidenzbasierter Nachweis auch nicht möglich. Vorwiegend handelt es sich um additive Maßnahmen, die zur Verbesserung der Lebensqualität im Kindes- und Erwachsenenalter im Sinne einer ganzheitlichen Betrachtung beitragen. In diesem Zusammenhang werden auch biopsychosoziale Modelle im Sinne der ICF lebhaft diskutiert. Dabei spielen die Plazeboforschung und die Individualität des Therapeuten und des Kommunikationsgestörten eine sehr wichtige Rolle.

Noch ein Wort an den interessierten – aber auch kritischen – Leser. Die komplementären Verfahren haben aufgrund ihrer langen Tradition ein extrem unübersichtliches Schrifttum mit zahlreichen persönlichen und länderspezifischen Erfahrungswerten und mit viel Pro und Kontra hervorgebracht. Ziel der Monografie kann es nur sein, auf die Beziehungen zwischen komplementären Verfahren und Kommunikationsstörungen hinzuweisen, wobei eine Reduktion auf Wesentliches angestrebt wird. Den oft dominierenden „Glaubenskriegen" zwischen komplementärer Medizin und Schulmedizin wird nicht gefolgt. Dabei hat sich der Verfasser um eine neutralisierende Darstellung bemüht.

Die interdisziplinär ausgerichtete Monografie richtet sich an Hals-Nasen-Ohren-Ärzte, Phoniater und Pädaudiologen (Fachärzte für Sprach-, Stimm-

und kindliche Hörstörungen), Ärzte für Kinder- und Jugendmedizin, aber ganz besonders an Logopäden sowie an Sprachtherapeuten (Sprachheilpädagogen), klinische Linguisten, Patholinguisten, Atem-, Sprech- und Stimmlehrer, klinische Sprechwissenschaftler, Gesangspädagogen und Sänger. Aber auch an Studierende der genannten Fachrichtungen. Genannt seien auch Psychologen und Heilpädagogen.

Herrn Dr. J. M. Gleditsch und Frau Dr. Susann Ott danke ich für die Durchsicht des Akupunkturkapitels; Frau Evemarie Haupt und Frau Miriam Weber haben mich freundlicherweise bei der Abfassung des Qigong-Kapitels beraten. Herrn Dr. Piet G. C. Kooijman danke ich für die Beratung bei der Abfassung des Kapitels Manuelle Faszilitation.

Dank gilt allen Mitautoren, die freundlicherweise und mit großer Bereitschaft die ab Kap. 39 aufgeführten Fallbeschreibungen erstellten. Die Einzelfallanalysen von Frau Cornelia Dietrich, Frau Susanna Eibersch, Herrn Priv.-Doz. Dr. Michael Fuchs, Frau Sabine S. Hammer, Frau Evemarie Haupt, Frau Mechthild Kammerlehner, Herrn Dr. Piet G. C. Kooijman, Frau Dr. med. Susann Ott, Frau Eva-Maria Rosenmayr-Khemiri, Frau Margarete Saatweber[†], Herrn Matthias Seipelt, Frau Edith Wagner-Sonntag, Frau Marie-Luise Waubert de Puiseau und Frau Miriam Weber veranschaulichen mit großer Deutlichkeit die individuelle Profilstellung unterschiedlicher Kommunikationsstörungen im Kontext mit komplementären Verfahren.

Aktuelle Überlegungen können in dem vom Verfasser dieser Monografie gegründeten „Interdisziplinären Arbeitskreis für Komplementäre Stimm- und Sprachheilkunde im Kindes- und Erwachsenenalter (München)" mit Mitgliedern gemeinsam diskutiert werden. Der Arbeitskreis wurde am 19. März 2009 gegründet und hat seine Arbeit mit Vorträgen zu praktischen und wissenschaftlichen Fragestellungen aufgenommen.

Für die wertvolle Unterstützung sowie umsichtige Begleitung und Gestaltung des Buches sei dem Thieme Verlag, Stuttgart, und Frau Sabine Schwab sowie Herrn Dr. Christian Urbanowicz mein besonderer Dank ausgesprochen.

Gräfelfing, München,
im Sommer 2009

Gerhard Böhme

Inhalt

Grundlagen

Fallbeschreibungen aus der Praxis

Grundlagen

*Alphabetischer Überblick über 35 komplementäre Verfahren,
die bei der komplementären Stimm- und Sprachheilkunde angewendet und diskutiert werden: Methodik,
Anwendungsmöglichkeiten und Wirksamkeitsnachweise*

1 Allgemeines

» Wer heilt, hat Recht. «

Die oft genannte Formulierung „Wer heilt, hat Recht", als Buchtitel genannt von Wiesing (2004), hat eine Berechtigung für die Schulmedizin und die komplementäre Medizin, jedoch gleichzeitig auch eine eingeschränkte Bedeutung, da jederzeit mit Spontanheilungen gerechnet werden kann.

Kenntnisse über die sehr unterschiedlichen komplementären Verfahren sind zunehmend Bestandteil für diagnostische und therapeutische Konzepte bei Sprach-, Sprech-, Stimm- und Schluckstörungen. Neben den Anwendungsmöglichkeiten im Kindes- und Erwachsenenalter sind vielfach Fragen der Betroffenen verständnisvoll zu beantworten. Dabei gilt es, aus der Vielzahl der Möglichkeiten sinnvolle Konzepte von rein hypothetischen und spekulativen Verfahren auszuwählen und Kopplungsmöglichkeiten mit der Humanmedizin und traditionellen Logopädie/Sprachtherapie zu empfehlen.

Komplementärmedizin ist ein Sammelbegriff für verschiedene Verfahren und Maßnahmen, die somit die etablierten Methoden in Medizin und Logopädie/Sprachtherapie ergänzen bzw. erweitern können.

Eine Auswahl der komplementären Verfahren können aus heutiger Sicht in die medizinische und sprach- und stimmtherapeutische Diagnostik und Therapie durchaus integriert werden. Allerdings ist eine kritische Auswahl aus der Vielzahl der Empfehlungen zu komplementären Verfahren und ihren Kombinationsmöglichkeiten mit der klassischen Sprach-, Sprech- und Stimmtherapie erforderlich. Für die Praxis bedeutet dies, dass die betroffenen Patienten nicht nur mit einer bestimmten Störung/Erkrankung oder einem körperlichen Defekt, sondern in seiner integralen Einheit, seinem biopsychosozialen Umfeld behandelt werden können. In diesem Zusammenhang kommen mehrere Faktoren aus ganzheitlicher Sicht zusammen. Dabei handelt es sich um die Lebensweise (Ernährung, Bewegung, Entspannung), Überzeugungen und Erwartungen des Patienten, aber auch Überzeugungen des Arztes und Therapeuten, die Interaktion zwischen Patient und Arzt (Therapeut) und dann die Behandlung selbst.

Die komplementären Verfahren bieten oft in sich eine Vielzahl von Varianten in der Anwendung. Dies gilt besonders für die Verfahren zur Entspannung. Zum Beispiel sei Qigong (Kap. 30, S. 65 f) erwähnt. Ein Verfahren, mit dessen Hilfe ohne Stimme, mit Sprechen und/oder Bewegung eine große Zahl von Ausdrucksmöglichkeiten erreicht werden kann. Im Vergleich zu dieser traditionellen chinesischen Methode bietet das neuzeitliche US-amerikanische sog. Scaten, entwickelt von dem stotternden Rocksänger Scatman (Kap. 25, S. 54) ebenso eine große Zahl von Möglichkeiten. Ausgehend von gesungenen Silbenwiederholungen in Kombination mit ausdrucksstarkem Tanz (Jazzdance) und Bewegung (u. a. Cheerleader) wird eine mehrdimensionale Musiktherapie bei Stottern durchgeführt.

Im Internationalen Schrifttum über komplementäre Verfahren bei Sprach-, Sprech-, Stimm- und Schluckstörungen sind zahlreiche Einzelmitteilungen publiziert worden. Zusammenstellungen finden sich in folgenden *Monografien* und *Sonderheften* von renommierten Zeitschriften:

- Friese K-H, Hrsg. Komplementäre Hals-Nasen-Ohren-Heilkunde. Heidelberg: Haug; 1998
- Lundgren K, ed. Complementary and Alternative Approaches to Treating Communication Disorders. Seminars in Speech and Language 2004; 25(2)
- Ptok M. Alternative und komplementäre Therapien bei Kommunikationsstörungen. Sprache Stimme Gehör 2007; 31(3)

In den einzelnen nachstehenden Kapiteln dieser Monografie soll dazu Stellung genommen werden.

Allerdings ist beispielsweise noch unklar, welche Art von Entspannungstechniken (Relaxationstechniken) für die einzelnen unterschiedlichen kommunikationsbedingten Störungsbilder eingesetzt werden können. Auf jeden Fall empfiehlt sich ein individuelles Vorgehen.

Speziell für die Anwendung komplementärer Verfahren bei *neurogenen Kommunikationsstörungen* sind die Empfehlungen zurückhaltend. In diesem Zusammenhang äußern sich in einer Literaturstudie Laures und Shisler (2004) zur Anwendung der Akupunktur, Hypnose, Relaxationstraining, Biofeedback, Homöopathie und Kräutermedizin sehr zurückhaltend. Auch Ptok (2008) beschreibt in einer Literaturstudie die komplementäre Therapie bei neurogenen Kommunikationsstörungen mithilfe der Relaxationstherapie (Meditation, progressive Muskelrelaxation, Biofeedback) und Akupunktur kritisch und empfiehlt im Einzelfall kompetent über Sinn und Unsinn komplementärer Therapieansätze zu unterscheiden. Trotz zahlreicher Studien sind somit die Ergebnisse inkonstant, sodass zukünftige Untersuchungen dringend erforderlich sind.

Demoskopie

Trends in der komplementären Medizin. 40–50% der befragten Erwachsenen in den Vereinigten Staaten von Amerika haben zumindest einmal unabhängig von einer privaten Arztkonsultation die komplementäre Medizin angewendet (Eisenberg et al. 1998; Zollmann et al. 1999). Nach Umfragen in Deutschland sprechen sich 80% der Befragten für eine Behandlung mit Verfahren aus der Naturheilkunde aus (Schmiedel u. Augustin 2008). Dabei wird eine Kombination aus westlicher und fernöstlicher Medizin bevorzugt. Mehr als 10% aller Ärzte haben Zusatzausbildungen in komplementären (alternativen) Bereichen (Brockmann u. Meißner 2006).

Warum nutzen Patienten alternative Medizin? Diese grundsätzliche Frage beantwortet Astin (1998) dreifach. Einmal spielt die Unzufriedenheit mit der konventionellen Behandlung eine Rolle. Zum zweiten treffen die Betroffenen aus der Sicht einer persönlichen Freiheit eine eigene Entscheidung. Zusätzlich kann eine Übereinstimmung mit Weltbild, Natur- und Ganzheitsmedizin hergestellt werden.

Institut für Demoskopie in Allensbach (Umfrage 2000). In einer repräsentativen Umfrage des Instituts für Demoskopie in Allensbach wurden 2111 Deutsche ab 16 Jahre bereits 2000 befragt, ob eine ganzheitliche Therapie gewünscht sei (publiziert von Bühring 2001; Abb. **1.**)

Institut für Demoskopie in Allensbach (Umfrage am 7. September 2005). Vor allem die traditionelle chinesische Medizin (TCM) mit Akupunktur und asiatischen Kräuterkuren erfreut sich einer wachsenden Beliebtheit. 61% der Deutschen setzen auf fernöstliche Heilkunst. Ganz auf die Schulmedizin westlicher Prägung verzichten wollen allerdings nur wenige (7%). Die meisten Patienten nutzen die unterschiedlichen Ansätze parallel.

Union der schweizerischen Ärzteorganisationen (Umfrage 2009). Die rund 1700 frei praktizierenden Ärztinnen und Ärzte in der Schweiz (23% aller Grundversorger sind Mitglieder der Union schweizerischer komplementärmedizinischer Ärzteorganisationen) berichteten Folgendes: In ca. 40% sind sie zumindest partiell komplementärmedizinisch tätig und weitere 40% ziehen die Komplementärmedizin im Bedarfsfall hinzu. Insgesamt setzen somit 80% der Hausärzte die Komplementärmedizin direkt oder indirekt ein (Fritschi 2009).

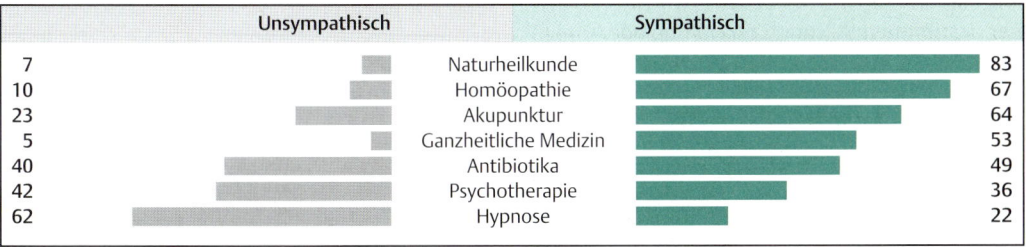

Unsympathisch		Sympathisch
7	Naturheilkunde	83
10	Homöopathie	67
23	Akupunktur	64
5	Ganzheitliche Medizin	53
40	Antibiotika	49
42	Psychotherapie	36
62	Hypnose	22

Abb. 1 Emotionale Bewertung therapeutischer Schlüsselbegriffe in einer Umfrage im Jahr 2000, Angaben in % (Institut für Demoskopie in Allensbach).

> ❗ Die Integration einer komplementären Behandlung bei Kommunikationsstörungen kann zumindest zu einer Verbesserung der Lebensqualität führen und damit das Therapiemanagement zur Förderung der kommunikativen Fähigkeiten unterstützen. Eine sorgfältige und kritische Auswahl der Empfehlungen ist erforderlich (Böhme 2008).

Evidenzbasierter Nachweis

Unsere Kenntnisse über die sehr unterschiedlichen komplementären Verfahren bei Kommunikationsstörungen im Kindes- und Erwachsenenalter beruhen vorwiegend auf praxisbezogenen Erfahrungen. Die eigentliche wissenschaftliche Fundierung von Aussagen erfolgt jedoch auf der Basis der „Levels of Evidence". Eine Anwendung kann bei der Bewertung von komplementären Verfahren hilfreich sein. Allerdings sind bei komplementären Verfahren im Rahmen der Stimm- und Sprachheilkunde bis jetzt nur wenige evidenzbasierte Untersuchungen durchgeführt worden. Somit wird jeweils zum komplementären Verfahren abschließend ein Wirksamkeitsnachweis beschrieben.

Die evidenzbasierte Medizin beschäftigt sich nicht mit der Durchführung von klinischen Studien selbst, sondern mit der systematischen Nutzung ihrer Ergebnisse. Eine evidenzbasierte Aussage von Metaanalysen beruht auf plazebokontrollierten, doppelblinden (weder Therapeut noch Patient wissen, ob Plazebo oder Verum verabreicht wurde), randomisierten (Kontrollgruppe wird durch den Zufall bestimmt) Studien.

> ❗ Prospektive, kontrollierte und verblindete klinische Studien gelten als Goldstandard für einen evidenzbasierten Nachweis und gelten als Grundlage der von wissenschaftlichen Fachgesellschaften erarbeiten Leitlinien.

Die Aussagekraft der evidenzbasierten Medizin (EBM) kann hierarchisch in 4 Stufen geordnet werden (Wikipedia; Stand: 25.11.2008):

- *Level 1:* Es gibt ausreichende Nachweise für die Wirksamkeit aus systematischen Übersichtsarbeiten über zahlreiche randomisierte, kontrollierte Studien.
- *Level 2:* Es gibt Nachweise für die Wirksamkeit aus methodisch zumindest einer randomisierten, kontrollierten Studie.
- *Level 3:* Es gibt Nachweise für die Wirksamkeit aus methodisch gut konzipierten Studien, ohne randomisierte Gruppenzuweisung.
- *Level 4a:* Es gibt Nachweise für die Wirksamkeit aus klinischen Berichten.
- *Level 4b:* Stellt die Meinung respektierter Experten dar, basierend auf klinischen Erfahrungswerten bzw. Berichten von Expertenkomitees.

Die evidenzbasierte Medizin ist essenziell, um zuverlässig Informationen zu bewerten. Um die Wirksamkeit der komplementären Verfahren bei Kommunikationsstörungen zu belegen, sind möglichst Metaanalysen, also zusammenfassende Studien über zahlreiche randomisiert-kontrollierte Studien heranzuziehen. Solche Studien wurden im Zusammenhang mit Kommunikationsstörungen nur selten durchgeführt. Allerdings liegen zahlreiche Einzelbeobachtungen und einzelne Expertenmeinungen über Patientengruppen ohne Randomisierung über eine erfolgreiche Anwendung von komplementären Verfahren bei Sprach-, Sprech- und Stimmstörungen vor, die einem Evidenzlevel 3 sowie 4a und 4b entsprechen.

Bei der Bewertung von Evidenz in der komplementären Stimm- und Sprachheilkunde sind Wirkungsnachweise im Rahmen randomisierter, kontrollierter Doppelblindstudien eher seltener bekannt geworden (Level 1 und 2). Diese sind als „Ideal" der evidenzbasierten Medizin anzusehen. Dagegen werden der Level 4a mit Wirksamkeitsnachweisen aus klinischen Berichten und Level 4b als Expertenmeinungen auf der Basis klinischer Erfahrungswerten weitaus häufiger beschrieben.

> ❗ Die persönliche Interaktion zwischen Patient und Therapeut ist eine wesentliche Aussage. Plazebokontrollierte, randomisierte Doppelblindstudien sind dagegen bei komplementären Verfahren erschwert und bis heute die Ausnahme.

Neben der evidenzbasierten Medizin (EBM) wird ein verwandter Begriff, die *evidenzbasierte Gesundheitsversorgung/Evidence-Based Health Care,* verwendet. Hier werden die Prinzipien der EBM auf alle Bereiche der Gesundheitsversorgung einschließlich Entscheidungen zur Steuerung des Gesundheitssystems angewandt. Beushausen (2005) empfiehlt in diesem Zusammenhang die evidenzbasierte Praxis (EBP) und beschreibt den Nutzen für die Logopädie anhand von 5 Mythen:

- *Mythos 1:* Evidenz ist nie genug.
- *Mythos 2:* Es bedarf geeigneter Strategien der Vereinfachung für die Suche und Ausweitung der Ergebnisse.
- *Mythos 3:* EBP meint, dass wir unser Fachwissen durch konkrete Antworten auf spezifische Fragen des Therapiealltags ständig erneuern.
- *Mythos 4:* Die Beurteilungskriterien sind schnell erlernbar.
- *Mythos 5:* Neben randomisierten kontrollierten Studien sind Fallstudien und Expertenmeinungen wesentlich.

In diesem Zusammenhang sind auch die Aussagen von Oldenschläger und Mitarbeitern (2007) zur Evidenz und zum Plazeboeffekt wichtig. Evidenzbasierte Medizin ist der gewissenhafte, ausdrückliche Gebrauch der gegenwärtig besten, externen, wissenschaftlichen Evidenz für Entscheidungen in der medizinischen Versorgung individueller Patienten. Weitere Aspekte, die wichtig sind, sind die Integration der externen Evidenz aus systematischer Forschung, die sich mit individueller klinischer Expertise verbindet, die die Urteilskraft, die Erfahrung und klinische Praxis reflektiert. Dabei spielt offensichtlich eine differenzierte Bewertung des Plazeboeffekts eine Rolle. Aktuell wird darüber im Rahmen der „cognitive-based medicine" diskutiert.

> **!** Unsere Kenntnisse über Kommunikationsstörungen und ihre Förderung beruhen vorwiegend auf Feststellungen im Evidenzlevel 3 und 4. Eine differenzierte Bewertung des Plazebos wird aktuell diskutiert („Was ist das Plazebo wert?").

Plazeboeffekte

Was ist das Plazebo wert? Darüber wird immer häufiger von Experten aus interdisziplinärer Sicht diskutiert.

Nach der klassischen Definition ist ein Plazebo eine Tablette oder ein anderes Präparat (z.B. aus Zucker, Stärke oder Kochsalzlösung), das in einer für Medikamente üblichen Darreichungsform hergestellt wird, jedoch keine wirksamen pharmazeutischen Inhaltsstoffe enthält.

Neuere Untersuchungen (Meissner 2008) beschreiben die Wirkungsebenen von Plazeboeffekten. Genannt werden:

- sensorische Plazeboeffekte (z.B. bei Schmerzen),
- motorische Plazebobeffekte (z.B. bei Parkinson),
- kognitiv-emotionale Plazeboeffekte (z.B. bei Depression),
- peripher-physiologisch (z.B. bei Asthma, Herzkrankheiten).

Die differenzierte Betrachtung des Plazeboeffekts in Responder und Non-Responder lässt bei der Respondergruppe einen unterschiedlich ausgeprägten Wirkungseffekt erkennen. Damit ist ein positiver „Plazeboeffekt", wie z.B. beim Biofeedback oder im Rahmen einer Verhaltenstherapie beim operanten Konditionieren nach Skinner erkennbar.

Auch die *Erwartungshaltung* spielt eine wesentliche Rolle. Dem gehörten und gesprochenen Wort wird eine große Bedeutung beigemessen. Dabei ist die Dauer eines Arzt-(Therapeut-)Patienten-Kontakts von ausschlaggebender Bedeutung. Auch die individualisierte Betrachtung des Patienten spielt eine große Rolle. Weiterhin sind große, bunte Kapseln oft wirkungsvoller als kleine, weiße Tabletten. Nachweise einer unterschiedlichen Plazebobewertung lassen sich neurobiologisch *unter Laborbedingungen mit fMRT-Studien* des Gehirns belegen. Bei einer sehr kurzen oder kurzen Zuwendung zum Patienten, der gleichzeitig auch nicht vom Behandlungserfolg überzeugt ist, lassen sich keine funktionellen Veränderungen der Hirnstrukturen erkennen. Dagegen finden sich nach einer 30–45-minütigen Zuwendung des Therapeuten zum Patienten, der gleichzeitig noch an einen Behandlungserfolg glaubt, in etwa 30% eine Hirnveränderung bei der Beurteilung mithilfe der funktionellen Kernspintomografie. Inwieweit ein Dauererfolg bei dieser Patientengruppe unter Plazebobedingungen eintritt, ist nicht bekannt.

> ❗ Der wichtigste Faktor ist eine gute Beziehung zwischen Arzt/Therapeut und Patient – aufmerksam, warm und vertrauend.

Abgrenzungen eines Plazeboeffekts. Nicht alle „Plazeboeffekte" dürfen als Wirkung einer medikamentösen oder nichtmedizinischen Indikation bezeichnet werden. Hoefert und Uelehe (2009) zählen dazu:

- *Spontanverlauf:* Manche Symptome klingen nach einer gewissen Zeit von Selbst ab.
- *Regression zur Mitte:* Einige Symptome entwickeln sich zyklisch.
- *Parallelinterventionen:* Patienten bemühen sich häufig auf vielfältige Weise, eine Symptomverbesserung herbeizuführen.
- *Befragungseffekt:* Neigung zu positiven Auskünften.
- *Soziale Erwünschtheit:* Die positiven Auskünfte sind quasi ein Dank für die Mühe des Arztes und/oder Therapeuten.

Alle diese Gründe sind allerdings nicht geeignet, die Existenz von tatsächlichen Plazeboeffekten in Frage zu stellen.

Bezeichnungen für komplementäre Verfahren

Gegenwärtig dürften etwa 120 Einzelverfahren bekannt sein, deren Vertreter im weitesten Sinne dem Gebiet der Komplementärmedizin und den Naturheilverfahren zugerechnet werden möchten (Melchart 2008).

Für komplementäre Verfahren im Kindes- und Erwachsenenalter werden zahlreiche Begriffe synonym verwendet, die zum Teil spezifische Charakterisierungen enthalten. Diese 17 alten und neuen Begriffe kennzeichnen die sehr unterschiedlichen Betrachtungsweisen und Auslegungen von komplementären Verfahren:

- Alternativmedizin,
- alternative Verfahren,
- Außenseitermedizin,
- „belief based medicine",
- biologische Medizin,
- CAM („complementary and alternative medicine"),
- Erfahrungsmedizin,
- Ganzheitsmedizin,
- komplementäre Medizin,
- Komplementär- und Alternativmedizin,
- naturgemäße Heilweisen,
- Naturheilkunde,
- Naturheilverfahren,
- Paramedizin,
- Quacksalberei,
- sanfte Medizin,
- traditionelle chinesische Medizin (TCM),
- traditionelle Medizin.

Der Volksmund spricht zumeist von „alternativer Medizin", die Wissenschaft von „Komplementärmedizin" und „Paramedizin" bedeutet abwertend Scheinmedizin.

In der internationalen Diskussion scheint sich der Begriff „komplementäre Medizin" durchzusetzen. Damit soll ausgedrückt werden, dass solche Behandlungsmethoden komplementär zu anderen Verfahren stattfinden. Ein vorurteilsfreier Umgang von Schulmedizinern mit Komplementärmedizinern bzw. Therapeuten, die komplementäre Verfahren anwenden, ist von großer Bedeutung.

2 Akupunktur

Methodik

Die Akupunktur (lat.: acus = Nadel; pungere = stechen) ist eine aus der traditionellen chinesischen Medizin (TCM) stammende Therapiemethode. Sie ist seit 2000 Jahren in China bekannt. Die Akupunktur ist damit eine der ältesten Therapieformen der Menschheit und in Europa die bekannteste Therapieform der traditionellen chinesischen Medizin (TCM). Allerdings drang die Akupunktur erst am Ende des 20. Jahrhunderts gemeinsam mit der Traditionellen Chinesischen Medizin verstärkt in den Westen vor.

Klassisch unterscheidet man 361 verschiedene Nadelakupunkturpunkte. Zuzüglich der Punkte für die Ohr-, Mund- und Schädelakupunktur beläuft sich die Summe auf etwa 2000 Punkte.

Offensichtlich werden neben den chinesischen Akupunkturpunkten immer wieder neue Akupunkturpunkte entdeckt und beschrieben.

Meridiansysteme. Es werden an anatomisch lokalisierten Strukturen (Foramina) an Körperoberfläche, Knochen, Gelenken und Muskeln Akupunkturnadeln unterschiedlich tief eingestochen. Durch die Reizung sensibler Rezeptoren sollen Blockierungen innerhalb des Organismus bzw. des Meridiansystems (Energieleitbahnen) gelöst bzw. einzelne Organsysteme angeregt oder beruhigt werden. Die TCM geht davon aus, dass jeder Organismus von einer Lebensenergie, dem sog. „Qi" durchströmt wird. Bei Krankheiten ist das Qi blockiert. Beim Menschen fließt diese Lebensenergie auf den bilateral in Längsrichtung des Körpers gerichteten 12 Bahnen, den „Meridianen" durch den Körper. Die Akupunkturpunkte liegen auf diesen 12 Hauptmeridianen. Sie stehen über bestimmte Akupunkturpunkte in funktioneller Verbindung zu Speicher- und Hohlorganen:

- Speicherorgane (Yin) sind Lungenmeridian, Milz-Pankreas-Meridian, Herzmeridian, Nierenmeridian, Kreislaufmeridian und Lebermeridian.
- Hohlorgane (Yang) sind Dickdarmmeridian, Magenmeridian, Dünndarmmeridian, Blasenmeridian, Drei-Erwärmer-Meridian und Gallenblasenmeridian.

Die Akupunktur wird weder in China noch in Europa als Monotherapie eingesetzt, sondern ist Bestandteil weiterer Therapiemaßnahmen der TCM, die die Moxatherapie (Wärmetherapie), Kräuterheilkunde, Massagen, Diäten, und Konzentrations- und Bewegungsübungen mit einschließen (Sommer u. Völkel 2008, S.32).

Scheinakupunktur. Die positiven Ergebnisse einer Scheinakupunktur werden immer wieder diskutiert. Dabei wird die Scheinakupunktur als eine sehr potente Plazebotherapie gedeutet. Es werden auch reaktive Areale für die Akupunktur und Scheinakupunktur angenommen.

Nadelakupunktur des Körpers. Sie ist die bekannteste Therapieform der Traditionellen Chinesischen Medizin (TCM), siehe oben. Kombinierbar ist sie mit der Moxibustion, Moxa, bei der Akupunkturpunkte durch Wärme stimuliert werden.

MikroAkuPunktSysteme (MAPS; Gleditsch 2007)

Einige Verfahren sollen erwähnt werden.

Ohrakupunktur (Aurikulotherapie). Die Ohrakupunktur, in den 1950er-Jahren von dem französischen Arzt Dr. Paul Nogier entwickelt, fördert und unterstützt die klassische Körperakupunktur. Hier geht man davon aus, dass sich der gesamte Körper auf dem Kopf stehend in der Ohrmuschel abbildet, sodass bestimmte Punkte des Ohres bestimmten Körperstellen und Organen entsprechen. Durch die Kenntnis von Reflexarealen am Ohr können ganze

Körperbereiche über die Nadelung von Ohraku-punkturpunkten beeinflusst werden.

Akupressur am Ohr. Die Akupressur am Ohr ist besonders geeignet als Soforthilfe. Pro Sitzung werden über 15–20 min täglich 1–2-mal massiert. Die Auswahl der Punkte erfolgt nach der Empfindlichkeit der entsprechenden Ohrzone und der Organzugehörigkeit am Ohr. Eine Anleitung durch einen Akupunkturarzt ist erforderlich.

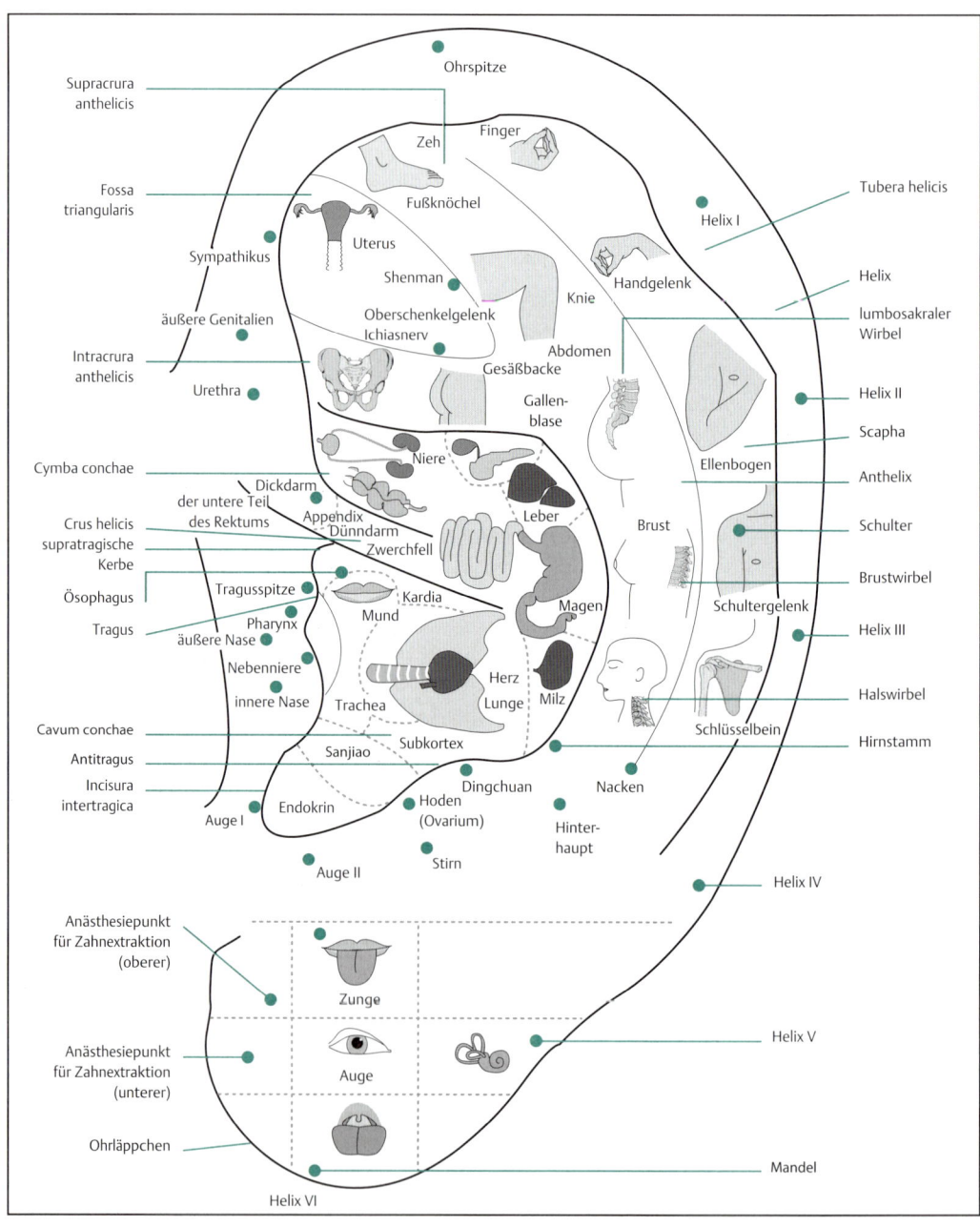

Abb. 2 Die 103 in China meist verwendeten Ohrpunkte (aus: Meng 2005, S. 264).

Die Abb. **2** veranschaulicht die 103 in China meist verwendeten Ohrpunkte. Die zugehörigen Punkte für den Pharynx, Larynx und die Zunge sind dieser Abbildung zu entnehmen.

Mundakupunktur nach Gleditsch (2007). Sie beruht auf eine Anwendung von spezifischen Mundschleimhautpunkten.

Schädelakupunktur nach Yamamoto (YNSA). Vergleichbar mit der Ohrakupunktur projizieren sich hier bestimmte Areale der Körperregionen auf umschriebene Areale des Schädels.

> ! Eine Kombination der Körperakupunktur mit einer MikroAkuPunktur, z.B. der Ohrakupunktur, kann den therapeutischen Erfolg verbessern (Gleditsch 2007).

Qigong während der Akupunkturbehandlung. Stux und Mitarbeiter (2008) empfehlen eine kombinierte Anwendung von Qigong und Akupunktur. Damit wird durch das Fließen der Lebensenergien die begleitende Akupunkturbehandlung gefördert (Kap. 30, S. 65 f).

Ergänzend zu den obigen Beschreibungen vermittelt Ott in dieser Monografie in Ergänzung zu den obigen Beschreibungen über die Körperakupunktur und MikroAkuPunkturSysteme im Kap. 39 (S. 88) eine Falldarstellung bei Dysphonie (funktionelle Stimmstörung) und gibt einen Überblick über individuelle Möglichkeiten der Akupunkturpunktwahl mithilfe der Körperakupunktur und Ohrakupunktur bei Stimmstörungen.

Die HNO-Akupunkturkurse in Dresden (Hauswald, Gleditsch, Langer) vermitteln seit Jahren für Interessierte einen wichtigen Einstieg in die Theorie und Praxis der Akupunktur, speziell für den HNO-Arzt.

Anwendungsmöglichkeiten

Die Akupunktur wird im Rahmen der westlichen Medizin als adjuvante Therapie eingesetzt.

Funktionelle Stimmstörungen, Aphonie, Laryngitis. Funktionelle Störungen im Bereich des Kehlkopfes können Folge einer Laryngitis sein, treten aber auch als selbstständige Erkrankungen auf. Die schulmedizinische und logopädische Behandlung lässt sich durch Akupunktur unterstützen:

- Auf dem Weg der Ohrakupunktur kommt die Nadelung des Larynxpunktes in Betracht.
- Ogal und Mitarbeiter (2003) und Collins (2007) empfehlen bei Laryngitis und Aphonie eine Ohrakupunktur mithilfe des Punktes 15, der auf der Tragusinnenseite, gegenüber dem Tragusgipfel gefunden werden kann.
- Ein weiterer Ohrakupunkturpunkt ist „Shen Men" (Punkt 55; Tor der Götter). Er befindet sich am kranialen Übergang der Fossa triangularis zum Crus superius anthelics, zwischen 1. und 2. Drittel, ausgehend von der Spitze der Fossa triangularis. Shen Men 55 wirkt nicht nur analgetisch, beruhigend (zur Stressbewältigung), sondern auch antiphlogistisch (Gleditsch 2007). Gleditsch (2009) empfiehlt zusätzlich Punkte am Ohr sowie lokale Punkte am Hals/oberen Thorax für das betroffene Segment (am Ohr Anthelix, am Körper am Trapezius, meist deutlich tastbare Triggerpunkte [induriert]), sowie antiphlogistische und sedierende Punkte am Ohr, am Schädel (z.B. GG 20) und evtl. am Sternum (KG 21, KG 17).

Benigne Stimmlippenveränderungen. Eine randomisierte Behandlungsplazebostudie über die Wirksamkeit der Akupunktur bei 24 Patienten mit Stimmlippenknötchen (n = 13), Stimmlippenpolypen (n = 3) und Stimmlippenverdickungen (n = 8) im Alter von 19–51 Jahren beschreiben Yiu und Mitarbeiter (2006). 10 Sitzungen innerhalb von 20 Tagen führten zu einer Reduzierung der morphologischen Befunde der Stimmlippen bei einer vergleichenden Untersuchung des Stimmfeldes, der Lebensqualität (VAPP) anhand eines Scores der täglichen Aktivitäten und einer Selbstbeurteilung sowie einer perzeptuellen Stimmbeurteilung. Die sehr unterschiedlichen Akupunkturpunkte (Renyin: stomach channel 9; Lieque: lung channel 7; Zhaohai: kidney channel 6) werden genau beschrieben.

Die signifikante Verbesserung der Behandlungsgruppe mit benignen Stimmlippenveränderungen wird als alternative Behandlungsmöglichkeit bei hyperfunktionellen Stimmstörungen bewertet. Kritisch muss zu diesen Untersuchungen hinzugefügt werden, dass der Zeitfaktor einer mehrdimensionalen Behandlung auch in Betracht gezogen werden sollte.

Spasmodische Dysphonie. Lee und Mitarbeiter (2003) beschreiben die Anwendung der Akupunktur bei 10 Patienten mit einer adduktorischen spasmodischen Dysphonie. Es erfolgten jeweils 8 Sitzungen.

Die Stimmcharakteristika wurden vor und nach der Behandlung mit CSL (Computerized Speech Lab), MSP (MotorSpeech Profile), United Spasmodic Dysphonia Rating Scale und VHS (Voice Handicup Index) verglichen. 7 von 10 Patienten berichteten über eine Stimmverbesserung, obwohl Experten keine Stimmverbesserung feststellen konnten. Signifikante Stimmverbesserungen wurden bei einigen MSP-Messungen und bei den 3 Subtests beim VHI festgestellt. Weitere Untersuchungen werden empfohlen. Nach eigenen Erfahrungen berichtete eine eigene Patientin mit schwerer spasmodische Dysphonie über eine subjektive Besserung der Stimmbeschwerden unter einer Akupunkturbehandlung. Dies konnte auch objektiv mithilfe von therapiebegleitenden Stimmfeldmessungen objektiviert werden. Allerdings wurde die Stimmgestörte auch nach 10 Akupunktursitzungen nicht beschwerdefrei.

Stottern. Aus der Sicht des Akupunkteurs werden immer wieder positive Erfahrungen in Einzelfällen bei Stotterern berichtet. Collins (2007) empfiehlt eine Ohrakupunktur und Körperakupunktur (Schädelakupunktur) zur Behandlung des Stotterns. Umfassende Untersuchungen sind noch nicht bekannt geworden. Ptok (2006) erwähnt, dass ein Wirksamkeitsnachweis fehlt. Eine Einschätzung unterschiedlicher Therapieansätze des Stotterns soll auch die Tab. 1 veranschaulichen (v. Suchodoletz 2008).

Lernstörungen. Die Anwendung der Akupunktur im Kindesalter wird als ein bedeutender Zweig der traditionellen chinesischen Medizin angesehen. Aus dieser Sicht ergeben sich verschiedene

Ansätze einer Akupunktur auch bei Lernstörungen. Grundsätzlich ist vom westlichen Standpunkt aus das Lernen eine Funktion des Verstandes, vom Standpunkt der traditionellen chinesischen Medizin aus eine Funktion des Geistes (Shen).

Differenzierte Möglichkeiten der Akupunktur als komplementäres Verfahren bei Lernschwierigkeiten, Lese-Rechtschreib-Störungen sowie Hyperaktivitäts- und Aufmerksamkeitsstörung werden von Scott und Barlow (2003, S. 446) beschrieben. Sie versehen die Hilfestellung mittels der Akupunktur mit einem „vielleicht" und schreiben im Zusammenhang mit Legasthenie:

„Je mehr körperliche Zeichen es gibt, desto mehr können Sie mit Akupunktur bewirken. Es ist sicherlich richtig, dass Akupunktur eine große Hilfe sein kann, da der Schlüssel zur Heilung der Legasthenie in der Bildung neuer Bahnen zwischen rechter und linker Gehirnhälfte liegt. Akupunktur kann die körperliche Gesundheit wieder herstellen und jegliche Form von Rechts-links-Ungleichgewicht beheben und folglich Wege öffnen, dass diese Bahnen korrigiert werden. Dies allein mag ausreichen oder es ist eine vorbereitende Maßnahme, die es anderen Therapien ermöglicht, wirksam zu werden."

Aphasie. Über die Anwendungsmöglichkeiten der Akupunktur bei Aphasie wird besonders oft durch chinesische Arbeitsgruppen berichtet. Nach diesen Studien soll die Akupunktur besser bei Broca-Aphasien als bei Wernicke-Aphasien hilfreich sein. Beispielsweise empfehlen Collins (2007) und Gleditsch (2007) eine *Schädelakupunktur nach Yamamato* u. a. bei Aphasie und Apraxie. Diese in Japan entwickelte Schädelakupunktur wird als ergänzende Behandlung verstanden.

Aber auch Luo und Huang (2008) berichten über 60 Fälle mit einer Kontrollgruppe von 30 Fällen,

Tab. 1 Einschätzung verschiedener Verfahren, die bei Stottern eingesetzt werden (v. Suchodoletz 2008).

Empirisch gut abgesichert, allgemein anerkannt	Empirisch mäßig abgesichert, aber potenziell wirksam	Nicht empirisch abgesichert, aber in bestimmten Fällen hilfreich	Zweifelhafte Methoden
multimodale Behandlung, bestehend aus sprach- (Fluency Shaping, Non-Avoidance, apparative Sprechhilfen) und verhaltenstherapeutischen Verfahren unter Einbeziehung des Umfelds	Entspannungstechniken, Atemübungen	Medikamente (Tiapridex, Kalziumantagonisten), tiefenpsychologisch orientierte Psychotherapie	Hypnose, Akupunktur, Tomatis-, Klangtherapie, Lateraltraining, Training von Händigkeit oder Ohrigkeit, Edu-Kinestetik

die an einem zerebralen Infarkt mit Broca-Aphasie erkrankten. Sie wurden mit einer Tiashen-Fuyen-Akupunktur, kombiniert mit einem Sprachtraining, behandelt. Sie erhielten 5 Akupunktursitzungen. Für die Akupunkturbehandlung verwendeten sie Sishencong (EX-HN 1), Benshen (GB 13), Shenting (GV 24), Lianquan (CV 23), Xinshu (BL 15), Shentang (BL 44), Shenduo (GV 11) und Lingtao (HAT 4). Nach ihren Ergebnissen führt die Tiashen-Fuyen-Akupunktur in Kombination mit Sprachtherapie zu einem besseren Ergebnis der Sprachfunktion und der Lebensqualität bei Broca-Aphasie.

> **!** Offensichtlich erfüllen der größte Teil der Akupunkturstudien bei Aphasie aus China die westlichen Kriterien nicht. Allerdings ist die Schädelakupunktur nach Yamamato (Japan) eine größere Erfolgschance.

Demenz und Akupunktur. Wie Xudong (1996) berichtete, zeigen 3 Studien, dass Demenzkranke möglicherweise auch von der klassischen chinesischen Medizin profitieren. Zwei Untersuchungen registrierten deutliche Symptomverbesserungen. Ein von diesen beiden Studien setzte zusätzlich auch Heilpflanzen ein. Die 3. Untersuchung objektivierte die Ergebnisse einer Akupunkturbehandlung anhand von EEG-Aufzeichnungen. Nach den Erfahrungen des Autors scheinen v.a. Kranke mit einer vaskulären Demenz auf die klassische chinesische Medizin anzusprechen.

Dysphagie. Die zusätzliche Akupunkturbehandlung zur standardisierten Western-Medizin-Therapie bei akutem Schlaganfall mit Dysphagie innerhalb von 30 Tagen nach Beginn der Ischämie bzw. Hämorrhagie ergibt in einem Cochrane-Review 2008 (Xiu et al. 2008) keine klare Evidenz. Auch bei einer Gruppe von 66 Patienten kann keine statistische Signifikanz festgestellt werden, sodass weitere randomisierte Studien erforderlich sind.

Nebenwirkungen. Große prospektive Studien ergeben, dass es in etwa 10 % zu milden reversiblen Nebenwirkungen kommt (z.B. Hämatome, Nachblutungen). Weitaus seltener sind ernsthafte Komplikationen (Ernst 2009). Beschrieben werden lokale Infektionen oder sogar die Entstehung eines Pneumothorax (Gleditsch 2007). Sicherlich hängt die Häufigkeit der Nebenwirkungen jedoch von den Erfahrungen des Therapeuten ab.

Wirksamkeitsnachweis

Ein evidenzbasierter Nachweis mit Hilfe von Metaanalysen bei Akupunktur konnte bis jetzt bei Rücken- und Knieschmerzen, jedoch nicht bei Kommunikationsstörungen erbracht werden. Über Erfahrungswerte mithilfe der komplementären Stimm- und Sprachheilkunde wird jedoch berichtet. Allerdings beschränken sich die Symptomverbesserungen auf Beobachtungen beim Stottern, bei Aphonie und spasmodischer Dysphonie, Lernstörungen, Aufmerksamkeits-/Hyperaktivitätssyndrom und Aphasie. In diesem Sinne schreibt Ptok (2007, S. 109) auf der Grundlage von Literaturstudien: „Betrachtet man die bisherigen Untersuchungsergebnisse kritisch kommt man zu dem Schluss, dass trotz einiger ermutigender Berichte eine definitive Empfehlung für eine Akupunktur zur Behandlung von Kommunikationsstörungen oder kognitiven Störungen noch nicht gegeben werden kann." Anders formuliert schreiben Hoefert und Uehleke im Hinblick einer Wirksamkeit der Akupunktur im allgemeinen Sinne (2009, S.95): „Die vorliegenden Wirkungsnachweise können jedoch nicht als Bestätigung für die Existenz von ,Qi' oder ,Meridianen' verstanden werden, sondern sprechen eher für die Wirksamkeit einer taktilen Stimulation der Hautoberfläche in Kombination mit einem bestimmten Behandlungs-Setting, in dem die Akupunktur durch ihr Verhalten eine zusätzliche psychische Selbststimulation des Patienten bewirkt."

> **!** Die Forschungsresultate der letzten Jahre über die generelle Wirksamkeit der Akupunktur verweisen auf Folgendes: Die Scheinakupunktur (unspezifischer Nadeleffekt) ist ebenso wirksam wie eine echte Akupunktur. Somit wird auch die Auffassung vertreten, wonach die Akupunkturbehandlung nicht anders wirkt als ein starker Plazeboeffekt (u.a. Singh u. Ernst 2009, S. 112). Dagegen wird aus der Sicht anderer Autoren eine andere Meinung vertreten: Zumindest fordern Stux und Mitarbeiter (2008) aufgrund der vielen offenen Fragen zur Akupunktur weitere zahlreiche Forschungen. Gleditsch (2007, S. 229) plädiert für eine plazebokontrollierte, möglichst doppelblind durchgeführte Erforschung der Phänomene, ausgeführt von erfahrenen Therapeuten, um Spreu vom Weizen trennen zu können.

3 Alexander-Technik

Methodik

Die Alexander-Technik wurde nach Frederick Matthias Alexander (1869–1955) benannt, einem tasmanischen Rezitator und Schauspieler. Sein weiterer Lebensweg führte 1904 nach England und ab 1914 in die USA.

Die Alexander-Technik wurde nach Frederick Matthias Alexander (1869–1955) benannt, einem tasmanischen Rezitator und Schauspieler. Sein weiterer Lebensweg führte 1904 nach England und ab 1914 in die USA.

Ruhrberg (2005, S. 660) beschreibt seine Vita: „Friedrich Matthias Alexander war ein junger und talentierter Schauspieler. Seine besondere Vorliebe galt der Rezitation großer Shakespeare-Monologe. Einige Jahre nach Beginn einer vielversprechenden Karriere begann er unter Stimmschwierigkeiten zu leiden, welche regelmäßig bei seinen Darbietungen auftraten. Diese stimmlichen Schwierigkeiten entwickelten sich immer mehr zu einem ernstlichen Problem und drohten sogar, seine Karriere vorzeitig zu beenden." Medizinische Maßnahmen und Sprechtraining brachten keinen Erfolg, die Probleme verstärkten sich sogar. So versuchte er, selbst die Ursachen zu suchen und stellte fest, „dass seine Stimmprobleme die Folge einer fehlgeleiteten Art und Weise waren, in der er seit langer Zeit sich selbst als Ganzes steuerte. Aber diese Fehlsteuerung war ihm so vertraut geworden, dass sie ihm völlig ‚richtig und normal' vorkam. Er war zunächst vollkommen unfähig, irgendetwas zu ändern, weil er alles nur mit seiner alten, verkehrten Selbststeuerung umsetzen konnte." Alexanders Stimmprobleme verschwanden erst dann vollständig und dauerhaft, „als er lernte, sich nicht mehr unmittelbar und unbedacht danach zu orientieren, was ihm seine Sinneswahrnehmung fälschlicherweise als ‚richtig' meldete. Wie Ruhrberg schreibt, „verschaffte er sich eine Basis, um durch vernünftige Überlegung die geeigneten Mittel für sein Ziel herauszufinden und sich dann so zu steuern, dass er wirklich nur diese Mittel einsetzte und keine anderen."

Alexander-Therapeuten sind weltweit in Fachgesellschaften organisiert und in Praxen tätig.

Die Alexander-Technik ist eine Körpertherapie, die den zu Betreuenden befähigen soll, seine Haltungs- und Bewegungsgewohnheiten zu beobachten, zu analysieren und Dysfunktionen abzubauen. Damit soll gleichzeitig das psychische Gleichgewicht hergestellt werden. Neben einer Einzelbehandlung sind Gruppenbehandlungen möglich.

Die Alexander-Technik ist ein Übungsverfahren zum Neu- und Wiedererlernen einer natürlichen Haltungs- und Bewegungssteuerung durch Berührungsimpulse und gezielte Körperwahrnehmung. Mithilfe einer Beeinflussung der körperlichen Balance, Haltung und Koordination sollen muskuläre Verspannungen abgebaut werden. Die Alexander-Technik ist ein Studium mit dem Thema „Denken in Beziehung zu Bewegung" (Ruhrberg 2005). Dabei stehen häufig Bewegungen und praktische Tätigkeiten des täglichen Lebens im Vordergrund.

Oft bestehen Fehlhaltungen des Kopfes mit muskulärer Beeinflussung des Phonationsapparats. Dabei wird die Position des Kopfes verändert, sodass dieser beim Sitzen oder Sprechen nach vorn gestreckt wird (Abb. **3**).

Anwendungsmöglichkeiten

Die körperliche Fehlsteuerung wird besonders durch zu viel muskuläre Spannung unterstützt, wobei die automatisierten Abläufe ohne vernünftige Überlegung stattfinden. Die Alexander-Technik wird empfohlen
- zur Prävention und Betreuung (u. a. Schauspieler, Sänger, Musiker, Tänzer, Manager),
- bei Stimmstörungen und
- bei Stottern.

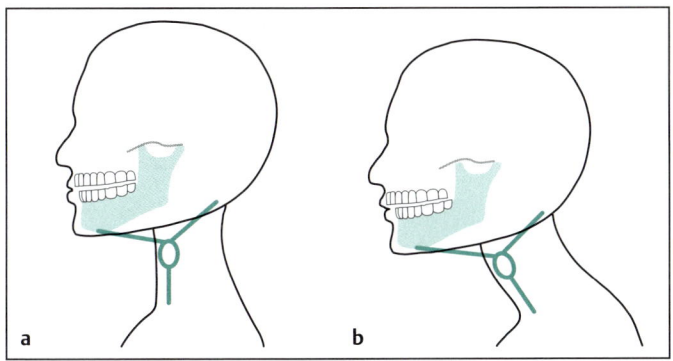

Abb. 3a, b Fehlhaltung des Kopfes mit muskulärer Beeinträchtigung auf den Phonationsapparat (aus: Spiecker-Henke 2008a, S. 101).

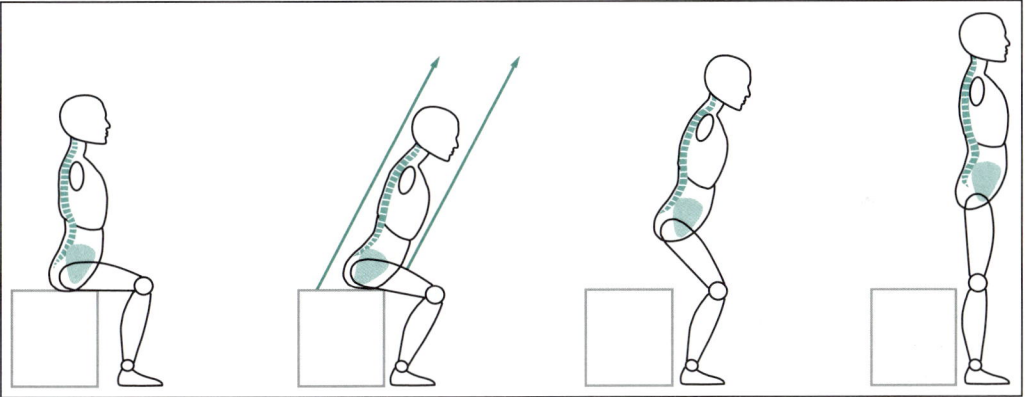

Abb. 4 Alexander-Technik. Aufstehen: Hüften beugen sich nach vorn, der Kopf übernimmt die Führung, der Körper folgt (aus: Spiecker-Henke 2008, S. 102).

Spiecker-Henke (2008a) empfiehlt als Basisübung:
- ich lockere meinen Nacken,
- ich lasse den Kopf nach vorne und oben gehen,
- mein Rumpf verlängert und weitet sich (Abb. **4**).

Stimmstörungen. Alexander entwickelte seine Technik insbesondere für Menschen mit berufsbedingter Belastung von Körperhaltung oder Stimme. Gewohnheitsmäßige Muster werden durch sanftes Führen durch die Hände des Behandlers korrigiert. Dabei wird besonderes Augenmerk auf die Stellung von Kopf, Nacken und Wirbelsäule zueinander gerichtet.

Stottern. Schulte (2003) hat anhand von 2 Einzelfalldarstellungen die positive Auswirkungen beim Stottern beschrieben. Das Ziel der Alexander-Technik ist nicht, das Stottern zu verhindern, sondern dem Stotterer auf der Basis eines insgesamt gut koordinierten Körpers ein müheloses Sprechen zu ermöglichen. Insgesamt handelt es sich um ein ganzheitliches Verfahren.

Wirksamkeitsnachweis

Ein evidenzbasierter Nachweis über den Erfolg der Alexander-Technik bei Kommunikationsstörungen ist nicht bekannt geworden. Dem steht gegenüber, dass die umfassende Wirksamkeit der Alexander-Technik in einer Reihe von wissenschaftlichen Untersuchungen, z. B. im Manager-Training und bei Spitzensportlern, belegt wurde (Ruhrberg 2005).

4   Aromatherapie

Methodik

Die Aromatherapie ist die gezielte Anwendung von ätherischen Ölen zu therapeutischen Zwecken. Dazu gehören Einnahme, Bäder, Massage, Inhalationen und Raumbedampfung. Die wissenschaftliche, in der konventionellen Medizin angewendete Aromatherapie beruht ausschließlich auf der Wirkung von eingeatmeten Ölen. So bessert ein Lavendelbadezusatz das Wohlbefinden und die Stimmungslage.

Anwendungsmöglichkeiten

Demenz. Eine unterstützende Wirkung der Aromatherapie führt zu einer positiven Beeinflussung des Verhaltens und damit der Lebensqualität von Demenzpatienten (Federspiel u. Herbst 2005).

W. Steflitsch und M. Steflitsch (2007) erörtern Möglichkeiten des Einsatzes in der Krankenpflege, d. h. auch bei Demenz.

Die Aromatherapie ist auch Bestandteil einer Gesundheitspflege. Ein Risiko kann u. a. eine lichtempfindliche Haut sein. Ätherische Öle sollten bei Stimmstörungen und Lungenerkrankungen aufgrund ihrer austrocknenden Wirkung nicht angewendet werden.

Wirksamkeitsnachweis

Ein evidenzbasierter Nachweis der Aromatherapie im Sinne von Metaanalysen ist nicht bekannt geworden. Die Berichte über eine Verbesserung der Lebensqualität beruhen auf allgemeinen Erfahrungswerten.

5 Atemtherapie nach Middendorf

Die Atemtherapie unterscheidet zwischen
- der Therapie der Atmung (klinische, ärztliche Atemtherapie) und
- der Therapie mit dem Atem (funktionelle Atemtherapie; funktionelle Atemtherapie als komplementäres Verfahren als Selbsterfahrung).

Funktionelle Atemtherapie. Bei der funktionellen Atemtherapie können mehrere Schulrichtungen unterschieden werden. Es seien folgende genannt.
- Atemtherapie nach Ilse Middendorf (1910–2009),
- Atemschulung nach Parow,
- Eutonie nach Gerda Alexander (Kap. 11, S. 25 f),
- Qigong (Kap. 30, S. 65 f).

Hier soll die Atemtherapie nach Middendorf beschrieben werden.

Die funktionelle Atemtherapie nach Parow und seiner Schülerin Scheufele-Osenberg findet Anwendung bei Asthma und Lungenemphysem und richtet sich ebenso an Sänger, Instrumentalisten und Sprecher. Die Eutonie und Qigong werden in eigenen Kapiteln erörtert.

Methodik

Der „*Erfahrbare Atem*" nach Middendorf (2007) ist eine Meditations- und Entspannungstechnik. Die Methode des Erfahrbaren Atems unterscheidet 3 Atemweisen:
- Der Atem bleibt während der Therapie *unbewusst*. Diese Form kommt speziell bei psychischen Erkrankungen zur Anwendung.
- Der Atem wird *willentlich* eingesetzt. Die Anwendung erfolgt z. B. beim autogenen Training.
- Der Atem wird bewusst zugelassen, aber nicht willentlich beeinflusst. Dabei handelt es sich um den *erfahrbaren Atem* nach Middendorf.

Der *Erfahrbare Atem* nach Middendorf arbeitet somit mit dem sog. zugelassenen Atem und mit der Vorstellung, dass zwischen „Atem, Sammlung und Empfindung" eine gegenseitige Wechselwirkung besteht, die bei gleichzeitiger Balance zwischen „Hingabe und Achtsamkeit" eine bewusste Entwicklung aller Ebenen (je nach Hinwendung) zum Betroffenen möglich machen soll.

Die Atemtherapeuten des „Erfahrbaren Atmens nach Middendorf" arbeiten sowohl atemtherapeutisch wie atempädagogisch.

Anwendungsmöglichkeiten

Dieses Verfahren findet Einsatz bei der funktionellen Atmungsbehandlung und bei Stimmstörungen.

Rosenmayr (in Schwarz et al. 2001) nennt in Bezug auf die komplementäre Stimm- und Sprachheilkunde für die Behandlung mit der Middendorf-Methode folgende Indikationen:
- funktionelle und psychogene Stimmstörungen,
- organische Stimmstörungen (mit Einschränkungen),
- Stimmhygiene, Stimmbildung und Sprecherziehung für alle Menschen in Sprechberufen, Schauspieler und Sänger.

Die Anwendungsmöglichkeiten einer funktionellen Atemtherapie lassen sich somit weit fassen. Eine Anwendung bei Stimmstörungen sollte immer berücksichtigen, dass eine „isolierte" Atemschulung bei Stimmstörungen sinnlos ist. Auch ein Atemfetischismus bei Dysphonien im Rahmen einer Stimmtherapie ist nicht angebracht (Böhme 2003). Die Atemtherapie nach Middendorf beeinflusst die Stimmgebung nur als additive Maßnahme. Deshalb ist eine ergänzende Stimmtherapie noch erforderlich.

Inhalte der Atemtherapie nach Middendorf sind (Hammer 2007; s. Rosenmayr 2001):

- Dehnungen unterschiedlicher Leibgegenden,
- Einsatz von Druckpunkten,
- Vokal-Atemraum-Arbeit und „schweigendes Tönen",
- Atemarbeit mit Konsonanten,
- Bewegungen aus dem Atem heraus, Atemtanz,
- Empfindung von Atemrichtungen.

Im Kap. 40 (S. 94) beschreibt Rosenmayr-Khemiri anhand einer Falldarstellung ihre persönlichen Erfahrungen bei der Anwendung der Atemtherapie nach Middendorf bei Stimmstörungen.

Wirksamkeitsnachweis

Die Atemtherapie nach Middendorf beruht auf praktischen Erfahrungen. Ein evidenzbasierter Nachweis mithilfe von Metaanalysen ist nicht bekannt.

Middendorf schreibt in diesem Zusammenhang im Vorwort zu ihrem Buch „Der Erfahrbare Atem. Eine Atemlehre" (9. Aufl. 2007): „Dieses Buch ist keine wissenschaftliche Darlegung im gewohnten Sinne, sondern es stützt sich auf Erfahrungen, die allerdings von wissenschaftlicher Präzision sind. Es werden Abläufe und Gesetze aus dem Bereich des Atmens entdeckt, die nicht vom Verstand, sondern nur durch *Empfindungsfähigkeit* erschließbar und erfahrbar sind. Diese aber öffnet sich erst dann gültig, wenn sie mit ungestörter Sammlung gepaart gelebt werden kann. Ich bin mir bewusst, dass es schwierig ist, einen Stoff, der erfahren wurde, in Worte zu fassen. Daher habe ich versucht, so dicht wie möglich aus dem Erfahrenen zu sprechen. Hier ist nicht das Denken, sondern „Sammeln-Empfinden-Atmen" die Grundlage der Mitteilungen."

6 Auditives Hemisphären-Koordinations-Training (Lateraltraining)

Methodik

Für eine effektive Verarbeitung und Wahrnehmung wird eine rasche Verbindung zwischen der rechten und linken Hirnhälfte benötigt. Dieser interhemisphärische Informationsaustausch erfolgt vorwiegend über das Corpus callosum.

Das auditive Hemisphären-Koordinations-Training wird auch im Zusammenhang mit auditiven Verarbeitungs- und Wahrnehmungsstörungen als *Lateraltraining* bezeichnet.

Mithilfe des auditorischen Hemisphärentrainings wird beim beidohrigen Hören ein Wechsel des Klanges zwischen den Ohren erzeugt. Das Training verfolgt das Ziel einer verbesserten Zusammenarbeit zwischen dem rechten und linken Ohr.

„Lateralisierung bedeutet, dass Musik durch beidohrige Lautstärkeveränderungen in einem langsamen Rhythmus von einem Ohr zum anderen wandert. Hierdurch wird das beidohrige Hören verbessert. Auch die phonematische Aufmerksamkeit und die Lautdiskrimination lassen sich durch Hören von lateralisierter Musik verbessern. Eine Kombination aus Lateralisation und Hochtonfilterung verstärkt den therapeutischen Effekt wesentlich. Bei den meisten Geräten kann man die Verweildauer der Musik auf einem Ohr und die Wandergeschwindigkeit von einem Ohr zum anderen individuell einstellen. Bei CDs mit lateralisierter Musik, die im Klangstudio hergestellt wurden, sind diese Kenngrößen natürlich nicht veränderbar." (Rosenkötter 2003; S. 191)

> **!** Eine wechselseitige auditive Stimulation beider Hirnhälften soll die Hörverarbeitung fördern. Musik und Sprache wandern bei Kopfhöreranwendung zwischen rechtem und linkem Ohr. Eine endgültige Beweisführung steht noch aus.

Anwendungsmöglichkeiten

v. Suchodoletz (2006) vermittelt in einer aktuellen Übersicht die Anwendungsmöglichkeiten eines Lateraltrainings und nennt:
- Lese-Rechtschreib-Störungen,
- Sprach-, Stimm- und Sprechstörungen,
- akustische und/oder visuelle Verarbeitungsdefizite,
- Schwierigkeiten in der Grob-, Fein- und Schreibmotorik,
- Gleichgewichtsprobleme,
- Lernstörungen sowie
- psychosomatische Beschwerden.

Wirksamkeitsnachweis

Die heterogenen Anwendungsmöglichkeiten verweisen deutlich auf eine Unsicherheit im Erfolg eines auditiven Hemisphären-Koordinations-Trainings. In diesem Sinne empfiehlt v. Suchodoletz (2006) anhand mehrerer Studienbeispiele, dass vor Einsatz eines Lateraltrainings bei Kindern mit Lese-Rechtschreib-Störungen die Wirksamkeit derartiger Übungen abgewartet werden sollte. Insgesamt kann ein evidenzbasierter Nachweis anhand des heutigen Wissens bei der Vielzahl der Anwendungsmöglichkeiten nicht belegt werden.

7 Autogenes Training (AT)

Methodik

Das autogene Training (AT) ist eine der am häufigsten angegebenen Entspannungstechniken.

Es beruht auf einer Autosuggestion (Selbsthypnose) basierende Entspannungstechnik. Es wurde vom Berliner Psychiater Johannes Heinrich Schultz (1884–1970) entwickelt, am 30. April 1927 erstmals vorgestellt und 1932 in seinem Buch „Das autogene Training" publiziert (20. Auflage 2003). Heute ist das AT eine weit verbreitete und anerkannte Methode, um Stress und psychosomatische Störungen zu behandeln. Durch eine verbale Zustimmung von unterschiedlichen Empfindungen wird geübt und dadurch eine Entspannung herbeigeführt. Das AT eignet sich nicht nur für Erwachsene, sondern auch für Kinder ab etwa 5 Jahren. Das AT sollte nach Möglichkeit unter Aufsicht eines dafür qualifizierten Kursleiter oder Therapeuten erlernt werden.

Es werden unterschiedlichen Stufen des AT angegeben (u. a. Wikipedia, Stand 5.10.2009):

Grundstufe. Diese Unterstufe des autogenen Trainings dient v. a. der Entspannung und besteht üblicherweise aus 7 Übungen:
- Ruhe-Übung,
- Schwere-Übung,
- Wärme-Übung,
- Atem-Übung,
- Herz-Übung,
- Sonnengeflechts-Übung,
- Kopf-Übung.

Eigentlich werden 6 Übungen erlernt: Schwere-, Wärme-, Atem-, Herz-, Bauch- und Stirnübung. Sie werden über Vorstellungen gesteuert, bestimmte angenehm-entspannende Empfindungen beim Anwender hervorrufen. Man spricht sich eine autosuggestive Formel bezogen auf die persönlichen Probleme vor, um einen anderen Zugang zu diesem zu finden. Eine Formel kann beispielsweise lauten: „Mein rechter Arm wird ganz warm …"

Grundstufe des AT, Übungsschritte nach Linner (2008):
1. Ich bin ganz ruhig.
2. Der rechte Arm wird schwer.
3. Der rechte Arm strömt warm.
4. Die Atmung fließt ruhig und regelmäßig.
5. Das Herz schlägt ganz ruhig
6. Das Sonnengeflecht (oder der Bauch) strömt warm.
7. Die Stirn ist ganz kühl.

Oberstufe. Voraussetzung ist eine sichere Beherrschung der Grundübungen und ihrer möglichen individuellen Kurzübungen. Der Ablauf gestaltet sich etwa so:
- 1. Sitzung : Farberlebnisse,
- 2. Sitzung: Wahrnehmen konkreter Gegenstände (z. B. eine brennende Kerze, eine Rose),
- 3. Sitzung: Schau abstrakter Werte (z. B. Hoffnung, Liebe, Mut),
- 4. Sitzung: Übungen zur Charakterbildung und vertieften Selbsterkenntnis (Fragen an sich selbst: z. B. „Wer bin ich?" oder „Was soll ich tun?"),
- 5. Sitzung: Reise auf den Meeresgrund,
- 6. Sitzung: Reise auf den Gipfel eines Berges,
- 7. Sitzung: eigene Bilder mit bestimmten Zielsetzungen.

Es wird verstärkt mit individuellen Formeln gearbeitet. Die dabei entstehenden inneren Bildern werden psychotherapeutisch aufgearbeitet.

Zumeist wird das autogene Training in Gruppen-, seltener in Einzelkursen, unter Anleitung eines erfahrenen Psychologen, Arztes oder anderen Therapeuten innerhalb einiger Wochen erlernt.

Anwendungsmöglichkeiten

Das AT ist ein Entspannungstraining. Im Zusammenhang mit Sprach-, Sprech- und Stimmstörungen ist es in den letzten Jahren aufgrund der Entwicklung einer spezifizierten Behandlung von Kommunikationsstörungen mehr und mehr in den Hintergrund getreten. Es wird aber noch zum Teil als Entspannungsverfahren und zusätzliche Behandlung, besonders bei Stimmstörungen und beim Stottern, empfohlen.

Stimmstörungen. Hammer (2007) beschreibt das AT als Therapiebaustein zum Abbau von gesamtkörperlichen Hypertonus als Entspannungsübung.

Stottern. Als Entspannungstraining kann das AT als Therapiemodul in das gesamte therapeutische Konzept integriert werden.

Wirksamkeitsnachweis

Die Wirksamkeit des AT konnte in vielen Studien nachgewiesen worden. Ein evidenzbasierter Nachweis bei Sprach-, Sprech- und Stimmstörungen ist nicht bekannt geworden.

8 Biofeedback, Neurofeedback

Biofeedback

Methodik

Biofeedback (engl.: Rückmeldung) ist ein Verfahren, mit dessen Hilfe unbewusst ablaufende, mentale und körperliche Prozesse erfasst und der bewussten Wahrnehmung zugänglich gemacht werden. Bei der Behandlung von Stimm-, Sprach- und Hörstörungen benutzt man traditionell Biofeedbackverfahren. Es sei auf das visuelle Biofeedback mitjilfe eines Spiegels, auf das getastete Biofeedback der Stimm- und Artikulationsorgane bei der Stimm-und Sprechtherapie sowie beim Hörtraining hingewiesen. Auch die Atmung kann palpatorisch über die Bauchdecke und Flanken als Biofeedback erfasst werden. Nach einem Training wird der Patient das bisher automatisch Ablaufende willentlich beeinflussen und steuern.

Beim apparativen Biofeedback sind bestimmte messtechnische Voraussetzungen erforderlich. Das Verfahren beruht auf einer apparativen Rückmeldung von Körperfunktionen, die normalerweise bewusster Wahrnehmung nicht zugängig sind. Es seien Atemfrequenz, Blutdruck, EEG-, EMG- und EKG-Signale, Hauttemperatur und Hautwiderstand genannt. Die operante Konditionierung nach Skinner dient als Erklärungsmodell. Ein Beispiel dafür ist die Verhaltenstherapie.

Für die verschiedenen Messparameter werden unterschiedliche technische Geräte empfohlen. Die Ergebnisse können mithilfe eines Papierausdrucks dokumentiert werden. Das Biofeedback kann auditiv (z. B. durch Töne oder eigene Sprache) oder visuell dem Bewusstsein zugängig gemacht. Die Übungen werden erst am Bildschirm erlernt und später ohne Sicht auf die Werte trainiert.

Zusätzlich hat Wagner-Sonntag im Kap. 41 (S. 100) ausführlich zur Methodik Stellung genommen.

Anwendungsmöglichkeiten

Biofeedback verbessert u.a. die allgemeine Entspannungsfähigkeit und wird bei folgenden Kommunikationsstörungen empfohlen:
- Stimmstörungen,
- Hypernasalität,
- Hörstörungen,
- orofaziale Dysfunktion,
- Dysglossie,
- Stottern,
- Dysphagie,
- Neurofeedback (S. 22).

Stimmstörungen. Die Darstellung der Stimmlippen und ihre Funktionen sind mithilfe der flexiblen Videolaryngoskopie bzw. Videolaryngostroboskopie auf einem Bildschirm eine wichtige Erweiterung der stimmtherapeutischen Möglichkeiten. Diese visuellen Verfahren ermöglichen:
- eine Bewusstmachung der Stimmstörung; dem Patienten wird sein endolaryngealer Befund demonstriert,
- eine Selbstkontrolle während der Stimmtherapie,
- eine Dokumentation der klinischen Befunde.

Sprechstörungen. Sprechstörungen (Sigmatismus) bei Hörstörungen, orofazialer Dysfunktion und Dysglossie können mithilfe von Biofeedbackmethoden behandelt werden.

Hypernasalität. Ein klassisches Biofeedbackverfahren im Kindes- und Erwachsenenalter ist die Selbstbeobachtung mithilfe eines Phonendoskops (Hörschlauch, Nasenhörrohr). Damit können krankhafte Nasengeräusche bei ungenügendem velopharyngealen Abschluss auskultiert werden. Die Geräusche sind besonders auffällig, wenn Silbenreihen wie „da-da-da-da" oder „scha-scha-scha-scha" artikuliert werden.

Empfehlungen zur Feedbackbehandlung reichen von respiratorischen Vorgängen, Einsatz des flexiblen Nasenpharyngoskops und Nasometers bzw.

Naso Views. Diese Verfahren kommen vorwiegend in Zentren in Betracht, wo häufig Kinder und Erwachsene mit Hypernasalität behandelt werden. Dabei handelt es sich um unterstützende Methoden, die durch weitere therapeutische Maßnahmen ergänzt werden sollten. Mithilfe der Monitorbeobachtung kann ein velopharyngealer Verschluss angestrebt werden (Brunner et al.1996). Auf dem Monitor wird der fehlende velopharyngeale Sphinktermechanismus beobachtet, ein visuell sichtbarer Verschluss angestrebt und gleichzeitig dokumentiert.

Stottern. Beim Delayed Auditory Feedback (DAF) wird die Stimme des Sprechers zeitverzögert wiedergegeben. Der Sprecher hört seine eigene Sprache zeitverzögert und hat den Eindruck, in einer Gruppe zu sprechen.

Aufmerksamkeitsdefizit-/Hyperaktivitätsstörung (ADHS). EEG-Biofeedback scheint die Aufmerksamkeitskontrolle bei Kindern und Jugendlichen mit ADHS verbessern und zu erhöhten Ergebnissen in kognitiven Leistungstests führen zu können (Hoefert u. Uehleke 2009, nach Literaturstudien).

Dysphagie. Für ein Biofeedback als Bestandteil einer Schluckrehabilitation werden 4 Verfahren empfohlen (Huckebee 2002; Böhme 2003; Bogaardt 2009):

- transnasale flexible Videoendoskopie,
- Oberflächen-Elektromyografie,
- Ultraschall,
- zervikale Auskultation (akustisch).

Ein visueller Biofeedback mit Hilfe der transnasalen flexiblen Videoendoskopie (*Endoskopie als Biofeedback*) kann die Therapiedauer verkürzen und die Chancen auf einen Therapieerfolg vergrößern (Böhme 2003; Denk-Linnert 2006). Der Patient sitzt mit Blick zum Monitor und wird in die relevanten Landmarken eingewiesen. Landmarken sind die Lokalisation von Residuen, Stimmlippenschluss, laryngealer Verschluss, Positionsänderungen, verstärkte Zungenretraktion und verstärkte Medialbewegung der lateralen Pharynxwand (Trapl 2008).

Ein *Oberflächen-EMG-Biofeedback* (sEMG-Biofeedback, surface electromyography) wird von Stanschus und Seidel (2002), Huckebee (2003), Crary und Mitarbeitern (2004) und Bogaardt (2009) empfohlen. Bei der Betätigung der Muskulatur entstehe elektrische Aktivität, die über selbstklebende Oberflächen-EMG-Elektroden ge-

messen werde. Dabei werden submental und seitlich vom Kehlkopf über infrahyoidaler Muskulatur platzierte Oberflächenelektroden verwendet. Es gelingt mit diesem Verfahren, das Ausmaß und Timing von Muskelkontraktionen zu überwachen. Das Oberflächen-EMG-Feedback wird besonders bei schweren Dysphagien *zur Unterstützung des Mendelsohn-Manövers* empfohlen. Der Patient wird beim Mendelsohn-Manöver aufgefordert, seinen Kehlkopf nach Abschluss des Schluckens bis zu mehreren Sekunden angehoben zu halten. Es ist eine hohe Therapieintensität mit einem hohen Selbsttherapieanteil erforderlich. Das sEMG-Biofeedback erleichtert ein schnelleres und effektiveres Erlernen eines Mendelsohn-Manövers.

Nachdrücklich empfiehlt Bogaardt (2009) zur Unterstützung der traditionellen Dysphagietherapie den Einsatz von sEMG-Biofeedback (für die Dauer von jeweils 8–10 s 2-mal/min innerhalb einer Gesamtübungszeit von 30 min) und fordert die Durchführung weiterer Therapiestudien, um evidenzbasierte Ergebnisse zu evaluieren.

Als praktisches Beispiel sei auf das apparative Verfahren „Loguva" (der Firma Haynl-Elektronik) verwiesen (Abb. 5). verwiesen. Die Muskelaktivität wird mit Klebeelektroden erfasst und in animierter Form auf einem Farbbildschirm ausgegeben. Durch die Aufzeichnung von bis zu 140 h Übungsdaten kann der Therapieverlauf dokumentiert und kontrolliert werden.

Nachteile: Bei unkooperativen Patienten oder Patienten mit schweren kognitiven Beeinträchtigungen (Demenz) sind ein Endoskopiebiofeedback und ein sEMG-Biofeedback nicht möglich.

Wagner-Sonntag stellt im Kap. 41 (S. 100) die Biofeedbacktherapie bei Dysphagie anhand einer interessanten Falldarstellung dar.

Wirksamkeitsnachweis

Die unterschiedlichen Formen eines Biofeedbacks sind eine effektive Begleitbehandlung von Sprach-, Sprech-, Stimm- und Schluckstörungen. Ein evidenzbasierter Nachweis von Untersuchungsergebnissen wurde bis jetzt nicht publiziert. Allerdings schreiben in diesem Zusammenhang Ernst und Mitarbeiter (2006, S. 310): „Biofeedback is effective for a range of conditions, often as an adjunct to other interventions. The risks are small, and adverse effects are rare." Jedoch sind eine Vielfalt von systematischen Übersichtsarbeiten zu unterschiedlichen Anwendungsbereichen bekannt geworden.

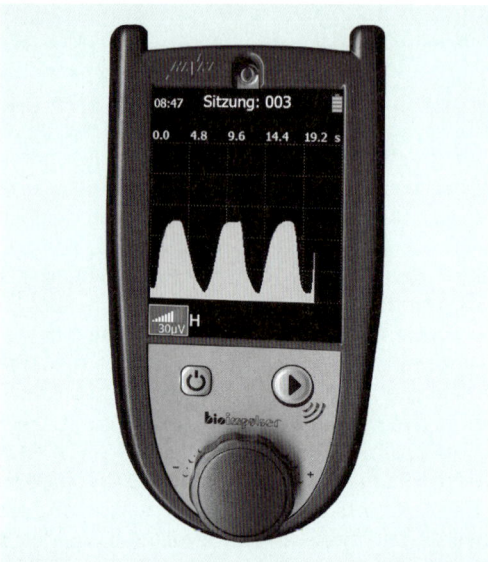

Abb. 5 Oberflächen-EMG-Biofeedback („Loguva", Haynl-Elektronik) zur Unterstützung des Mendelsohn-Manövers bei der Behandlung von Schluckstörungen (Abdruck mit freundlicher Genehmigung der Haynl-Elektronik GmbH, Schönebeck).

Neurofeedback

Methodik

Ein Neurofeedback beruht auf einer computergestützten messbaren Rückmeldung der bioelektrischen Aktivität des Gehirns. Dieses Verfahren ist besonders in Nordamerika verbreitet. In den letzten Jahren wird es auch in Mitteleuropa empfohlen. Anwender sind vorwiegend Psychologen, Pädagogen und Lernberater.

Konzept. Auf der Grundlage der Enzephalografie (EEG) wird das Aktivitätsniveau des Gehirns (Bewusstheit) sicht- und messbar gemacht, sodass optimale Lern- und Gedächtnisleistungen trainiert werden können. Beim Neurofeedback wird die Rückmeldung von EEG-Wellen genutzt, um die Kommunikation zwischen den verschiedenen Gehirnbereichen zu verbessern. Physiologische Abläufe des Gehirns werden in grafischer und akustischer Form dargestellt. Auf dem Monitor eines Computers können die Messungen sichtbar gemacht werden. Der Patient sieht auf einem 2. Monitor ausgewählte Computeranimationen, die ihm positive Veränderungen seiner Hirnaktivitäten di-

rekt sichtbar oder auch hörbar (schöne Musik) zurückmelden. Bei verstärkten Anteilen von weniger vorteilhaften EEG-Wellen bleibt die Belohnung aus (Weissacher u. Heuser 2008).

> **!** Neurofeedback ist ein computergestütztes Behandlungsverfahren zur Verbesserung der zentralen Leistungen des Gehirns.

Vorgehen. Auf der Kopfoberfläche werden 1–4 aktive Elektroden angebracht und die Spannungsdifferenz zu einer indifferenten Elektrode – z.B. am Ohrläppchen – gemessen. Mithilfe von Animationen auf einem Bildschirm wird eine visuelle Rückmeldung ermöglicht. Befindet sich der Patient in einem niedrigen Aufmerksamkeitsbereich, verändert sich die Animation. Zum Beispiel geht die Sonne auf und es wird hell. Allerdings ist der apparative Aufwand sehr groß.

Ziel. Das Trainingsziel ist es, negative Verhaltensmuster abzubauen und durch positive zu ersetzen.

Anwendungsmöglichkeiten

Empfohlen wird ein Neurofeedback bei:
- Lernstörungen,
- Lese-Rechtschreib-Störungen,
- Aufmerksamkeitsdefizit-/Hyperaktivitäts-störungen und
- auditiven Verarbeitungs- und Wahrnehmungs-störungen.

Wirksamkeitsnachweis

Es wird eine Verbesserung der Lernleistung und des Gedächtnisses angestrebt. Allerdings gibt es zurzeit noch keine kontrollierte Studie über die Effektivität eines Neurofeedbacks (v. Suchodoletz 2006). Zu ähnlichen Aussagen gelangen Weissacher und Heuser (2008, S. 176) beim Aufmerksamkeitsdefizit-/Hyperaktivitätssyndrom: „Neurofeedback ist ein vielversprechender Ansatz in der Behandlung aufmerksamkeitsgestörter, hyperaktiver Kinder." Von Vorteil gegenüber der medikamentösen Behandlung seien die geringen Nebenwirkungen und die Steigerung der Selbstwirksamkeit der Betroffenen. Ihrer Ansicht nach besteht jedoch noch ein deutlicher Bedarf an weiteren kontrollierten Langzeitstudien, bevor eine wissenschaftlich fundierte Therapieempfehlung möglich ist."

9 Delfintherapie

Methodik

Die Delfintherapie wurde von dem Psychologen und Verhaltensforscher Dr. David E. Nathanson ab 1978 in Florida entwickelt. Er empfiehlt ein Therapieprogramm, die sog. Dolphin-Human-Therapy (DAT). Grundlage des Therapiekonzepts ist, dass konservative Therapieformen verstärkt werden, indem die Begegnung mit dem Delfin als Belohnung für die Mitarbeit des Kindes und seiner Eltern ausgelegt ist. Die Kinder dürfen erst mit den Delfin in Interaktion treten, wenn sie ihre therapeutischen Aufgaben erbracht haben.

Die Delfintherapie ist sehr aufwendig und kostenintensiv, da große Aquarien und Delfinarien erforderlich sind.

Anwendungsmöglichkeiten

Die Delfintherapie wird weltweit für Kinder mit schweren Kommunikationsstörungen empfohlen. Dazu gehören v. a. Verhaltensauffälligkeiten mit

- Sprach- und Hörstörungen,
- geistiger Behinderung,
- Down-Syndrom mit Sprachstörung,
- Autismus,
- auditive Verarbeitungs- und Wahrnehmungsstörungen (AVWS),
- Aufmerksamkeits- und Hyperaktivitätssyndrom (ADHS).

Die Kinder können zuerst vom Beckenrand mit den Delfinen Kontakt aufnehmen und die Tiere berühren. Später dürfen sie auch mit ihnen schwimmen und sich an der Rückenflosse festhalten. Tatsache ist, dass die Begegnung der Kommunikationsgestörten im Wasser stattfindet, wo sich Menschen durch verminderte Schwerkraft leichter fortbewegen können. Damit könnten auch die muskulären Fähigkeiten bei Sprach- und Sprechgestörten gefördert werden. Die intensive Betreuung durch den Therapeuten in neuer Umgebung mit dem Reiz des Exotischen können zu einem Einfluss auf die mentalen Leistungen der Kinder führen. Es gibt auch mechanisch gesteuerte „künstliche Delfine" als Alternative. Bei den Eltern besteht eine große Erwartungshaltung.

International werden erhebliche Bedenken vonseiten des Tierschutzes vorgebracht, da in Aquarien und Delfinarien eine artgerechte Tierhaltung der Delfine nicht gewährleistet werden kann. Auch können aufgrund der dauernden Überreizung Delfine Menschen angreifen und verletzen.

Wirksamkeitsnachweis

Die kostenintensive Delfintherapie beruht lediglich auf Einzelerfahrungen, wobei ein positiver unspezifischer Einfluss eine Rolle spielen könnte. Trotzdem ist die Delfintherapie sehr umstritten und sehr kostenintensiv. Im Allgemeinen wird die delfingestützte Therapie abgelehnt. Methodisch korrekte Nachweise für eine anhaltende Wirksamkeit der Delfintherapie wurden bisher nicht publiziert (Bürgi u. Deutsch 2008)

> **!** Die Delfintherapie im Kindesalter beruht auf einer unspezifischen Reizwirkung und ist extrem kostenintensiv.

10 Ernährung

Methodik

Die Ernährungsgewohnheiten eines Vorschul- und Schulkinds können die Lernfähigkeiten beeinflussen. Eine altersentsprechende Ernährung sowie eine ausreichende Flüssigkeitszufuhr bilden die Basis für die Lernfähigkeiten. Sie können auch bei Erwachsenen die Merkfähigkeits- und Konzentrationsfähigkeit positiv beeinflussen. Darüber hinaus unterstützt ausreichender Schlaf die individuellen Lernleistungen.

Der Begriff „Brainfood liefert Power für das Gehirn" wird oft für lerngestörte Kinder angewendet. Bestimmte Ernährungsformen können die Leistung beeinträchtigen oder fördern. Eisen, Zink und B-Vitamine spielen eine besondere Rolle.

Anwendungsmöglichkeiten

Lernstörungen. Prämissen sind:
- Schulkinder, die regelmäßig frühstücken, erbringen eine bessere Leistung.
- Flüssigkeitsmangel kann zu Konzentrationsstörungen führen.
- Zum jetzigen Zeitpunkt bestehen keine Hinweise darauf, dass die isolierte Gabe einzelner Nährstoffe, über den täglichen Bedarf hinaus, die geistige Leistungsfähigkeit von Kindern steigert.
- Es gibt einige Nährstoffe, die im Mangel u. a. zu Konzentrationsstörungen führen können (Folsäure, Vitamin B_{12}; Tummel 2003).

Aufmerksamkeitsdefizit-/Hyperaktivitätsstörung. Die früher einmal geäußerte Hoffnung, dass die Hyperaktivität oder gar ein Aufmerksamkeitsdefizit eines Kindes durch eine bestimmte Ernährung günstig zu beeinflussen sind, hat sich nicht erfüllt (Schneeweiß 2003).

Auch die Anwendung von sog. „Gedächtnispillen" ist zurzeit noch illusorisch und kann das eigentliche Problem nicht lösen, obwohl weltweit große Forschungsaktivitäten bestehen.

Wirksamkeitsnachweis

Eine wissenschaftliche Beweisführung entsprechend einer plazebokontrollierten Doppelblindstudie im Sinne einer Ernährungsstudie bei lerngestörten Kindern wurde bis jetzt nicht publiziert.

11 Eutonie nach Gerda Alexander

Methodik

Der normale Spannungszustand (Tonus) von Muskeln wird als Eutonie bezeichnet. Die gleichnamige Methode wurde von Gerda Alexander (1908–1994) entwickelt. Sie studierte Rhythmik und Bewegungserziehung. Die Eutonie-Methode wird seit den 1930er-Jahren mit dem Anliegen, die spontane, individuelle Bewegung des Menschen zu fördern und die Eigenverantwortung zu stärken, empfohlen. Das Verfahren ist den körperorientierten, spannungsregulierenden Verfahren zuzuordnen und kann Einfluss auf die Stimmfunktion nehmen. Mit einem ganzheitlichen Ansatz wirkt die Eutonie auf Körper, Geist und Seele. Die körperorientierte Methode leitet dazu an, sich selbst besser wahrzunehmen und eine Balance der Spannungen im Körper zu finden. Besonders auffällig lassen sich Verspannungen im Nacken-Schulter-Bereich feststellen.

Die „Deutsche Eutonie – Gesellschaft für Eutonie Gerda Alexander – Förderverein" publiziert 2-mal jährlich Mitteilungen und gibt eine Schriftenreihe heraus. Bücher und Buchbeiträge über Eutonie nach Gerda Alexander sind ebenfalls über den Berufsverband (DEBEGA) erhältlich. Es seien 4 genannt:

- Alexander G. Eutonie – Ein Weg der körperlichen Selbsterfahrung. München: Kösel; 1999
- Kjellrup M. Eutonie – Bewusst mit dem Körper leben. München: Ehrenwirt; 2000
- Schaefer K, Neuber M. Eutonie Gerda Alexander. In: Dornieden R, Hrsg. Wege zu Körperbewusstsein. München, Berlin: Pflaum; 2002
- Schaefer K. Eutonie – Gerda Alexander. In: Van den Berg F, Hrsg. Angewandte Physiologie. Bd. 5, Komplementäre Therapien verstehen und integrieren. Stuttgart: Thieme; 2005

Anwendungsmöglichkeiten

Die Eutonie kann in stimmtherapeutische Verfahren im Kindes- und Erwachsenenalter eingebunden werden, kann aber eine Stimmbehandlung als alleiniges Vorgehen nicht ersetzen (u. a. Böhme 2003).

Nach Hammer (2007, S. 166) beruhen die Inhalte der Eutonie nach Gerda Alexander auf folgenden Punkten:

- Wahrnehmung von Kontakt und Berührung,
- Wahrnehmung von Innenräumen und anatomischen Strukturen (Skelett),
- Dehnen und Strecken der Muskulatur,
- Wahrnehmung des Körpers im Stehen, Gehen und Sitzen,
- Stimulation der Atmung durch Strecken und Dehnen,
- konzentrativem Sehen und Hören.

Das Körperbewusstsein in der Eutonie unterscheidet folgende Elemente (Spiecker-Henke 2008):

- Hautkontaktbewusstheit,
- Verlängerungsbewusstsein,
- Innenraumbewusstsein,
- Knochenbewusstsein.

Beispielsweise seien die Bilder einer Kindergruppe zu Beginn und am Ende der Behandlung anhand eines Eutoniezyklus beschrieben (Abb. **6**). Sie veranschaulichen den therapeutischen Erfolg sehr deutlich.

> **!** Eutonie ist zur Tonusregulierung bei sämtlichen Stimmstörungen im Kindes- und Erwachsenenalter bei gemeinsamer Anwendung mit anderen stimmtherapeutischen Verfahren gut geeignet.

Wirksamkeitsnachweis

Die Eutonie nach Gerda Alexander ist bisher in keine wissenschaftlich begleitete Studie zur Wirksamkeitsprüfung eingebunden. Allerdings sind die praktischen Erfahrungen über den Wert dieses komplementären Verfahrens positiv.

Über ihre Erfahrungen berichtet Saatweber in dieser Monografie in Kap. 42 (S. 105).

Abb. 6 a–d Bilder einer Kindergruppe zu Beginn (a, c) und am Ende (b, d) eines Eutoniezyklus.

a Spontaner Sitz zu Beginn der Euto-
  niestunde.
b Gleiche Gruppe nach Übungen mit
  Transport.
c Sitz vor der Eutonie von der Seite.
d Sitz nach dem Eutoniezyklus von
  der Seite
  (aus: Schaefer 2005, S. 615).

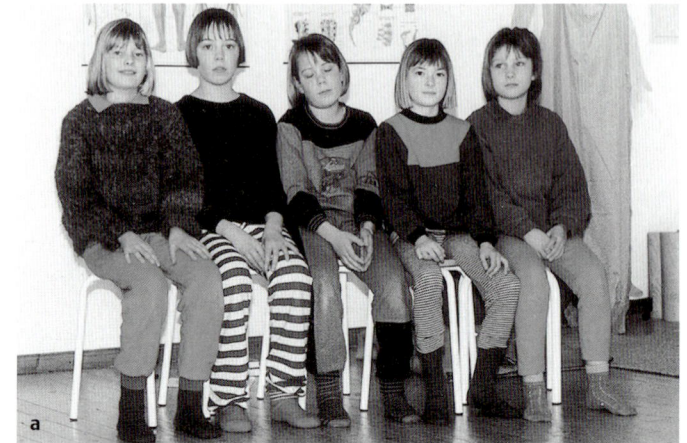

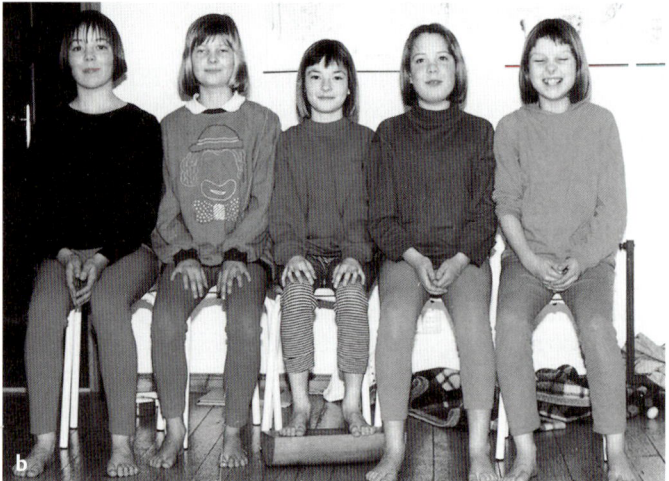

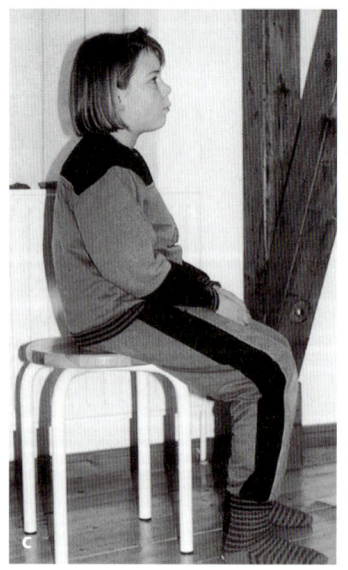
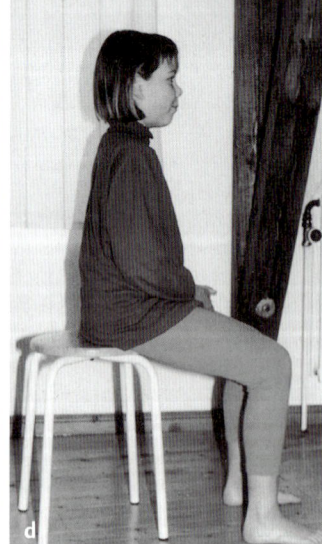

12 Feldenkrais-Methode

Methodik

Moshe Feldenkrais (1904–1984), geboren in Russland (wanderte nach Tel Aviv aus). Er studierte Mathematik und erwarb den Doktortitel in angewandter Physik. Feldenkrais praktizierte 20 Jahre lang Jia-Jitsu. Als begeisterter Fußballspieler zog er sich eine Knieverletzung zu, die ihn in späteren Jahren dazu brachte, seine Lernmethode zu beschreiben.

Er entwickelte eine Form der Körpertherapie zur Verbesserung der Körperwahrnehmung und indirekt zur Verbesserung der gesamtheitlichen Selbstwahrnehmung durch passives und aktives Ausführen von Bewegungsabfolgen. Die Grundlage der Methode ist „Bewusstheit durch Bewegung". Entscheidend ist der Lernprozess. Mithilfe einer Einzel- und Gruppentherapie sowie später ohne Anleitung durch Feldenkrais-Lehrer werden unphysiologische Bewegungsabläufe abgelegt und gesundheitsfördernde aufgespürt und erlernt (u. a. Feldenkrais 1978 u. 1987).

Anwendungsmöglichkeiten

Feldenkrais für Sänger. Sänger können mit der Feldenkrais-Methode ihre fehlerhafte Position bei der Haltung oder Muskelspannung bei Krankheiten überwinden, um zu einer verbesserten und bewussten Gesangsausübung zu kommen (Nelson u. Blades-Zeller 2004).

Stimmstörungen. Die Anwendung der Feldenkrais-Methode ist bei jeder Stimmstörung möglich, die im Rahmen unökonomischer Bewegungsabläufe entsteht.

Leitprinzipien. Spiecker-Henke (2008) nennt als Leitprinzipien dieses Verfahrens:
- erweitertes Bewusstsein,
- Bewusstheit durch Bewegung,
- Entdeckung des Selbstverständlichen,
- Veränderung und Erweiterung des Selbstbilds.

In den Bewegungssequenzen der Feldenkrais-Lektionen erhält der Stimmgestörte die Gelegenheit, seine Aufrichtung selbsttätig zu entdecken. Er sammelt Erfahrungen, wie Füße, Becken und Wirbelsäule übereinander angeordnet sind und wie der Brustkorb an der Wirbelsäule befestigt ist (Simon 2006).

Inhalte. Nach Hammer (2007, S. 168) beruhen die Inhalte der Feldenkrais-Methode auf folgenden Aspekten:
- Funktionale Integration: „Die Therapeutin berührt den sitzenden, stehenden oder liegenden Patienten mit den Händen und führt vorsichtige Bewegungen mit ihm durch, um sein ‚Bewegungskonzept' zu erfassen. Über das Bewegen kann sie den Patienten auch dabei unterstützen, neue, effizientere Bewegungsmuster zu entdecken.
- Bewusstheit durch Bewegung: „Mittels verbaler Anleitung bekommt der Patient die Möglichkeit, mit Bewegungen zu experimentieren und so zu lernen, auf welche Weise Handlungsabläuf einfacher, befriedigender und zweckmäßiger durchgeführt werden können."

Um die feinabgestuften Bewegungen des Beckens systematisch zu erfühlen, verwendet das Feldenkrais-Verfahren die Vorstellung einer „Beckenuhr". Wird die Uhr beispielsweise nach 6 Uhr gebracht, rundet sich der Rücken nach hinten, dagegen bei 12 Uhr wölbt er sich nach vorn. Ausgangspunkt für weitere Abläufe ist 12 Uhr. Von diesem Punkt werden die Bewegungen langsam und bewusst von Stunde zu Stunde weitergeleitet (Abb. **7**).

Im Kap. 43 (S. 112) beschreibt Hammer „Die Verbindung der Feldenkrais-Methode mit stimmzentrierter Arbeit in der Behandlung von Dysphonien".

Abb. 7 Feldenkrais-Methode. Die Beckenuhr: zeigt sie auf 6, kippt das Becken nach hinten, zeigt sie auf 12, kippt das Becken langsam nach vorn (Spiecker-Henke 2008a, S. 104).

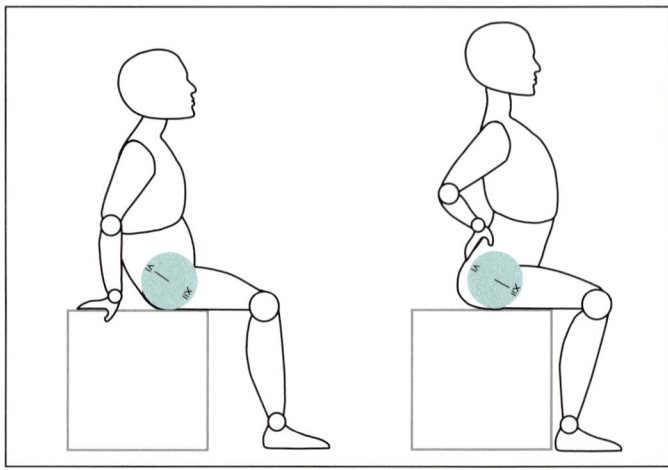

Wirksamkeitsnachweis

Ein evidenzbasierter Nachweis der Feldenkrais-Methode ist nicht bekannt geworden. Sicherlich ist eine wissenschaftliche Beweisführung bei diesem ganzheitlichem Verfahren äußerst schwierig zu erbringen.

13 Gartentherapie

Methodik

Weltweit gibt es ein reges Interesse an einer Gartentherapie; die historischen Wurzeln gehen bis in das Altertum und Mittelalter zurück. In der Neuzeit hat sich der Zugang zu Pflanzen noch erweitert, wobei zahlreiche Zentren sich Therapiegärten zur Gesundheitsförderung einrichteten.

Die Gartentherapie stellt Anforderungen und Förderungsmöglichkeiten in vielen Bereichen: motorisch-funktionell, sensomotorisch, sozial, geistig-psychisch usw. (Niepel u. Neuhauser 2007). Damit kann die Gartentherapie als fachübergreifendes Vorgehen bei vielen Störungsbildern im Kindes- und Erwachsenenalter eingesetzt werden. In diesem Zusammenhang wird auch von einem Gerontogarten gesprochen (Abb. **8**). Es kommen u.a. ärztliche, ergotherapeutische und gärtnerische Maßnahmen zum Tragen. Grundsätzlich ist eine Betreuung in der Gruppe oder auch als Einzeltherapie möglich.

Anwendungsmöglichkeiten

Die Gartentherapie ist eine interdisziplinäre Behandlungsform. Sie erlaubt eine mannigfaltige Anwendung.

Demenz. Die Gartentherapie besitzt eine besondere Bedeutung bei demenziellen Erkrankungen im Sinne eines Gerontogartens. Allerdings kann der Einsatz dieser komplementären Behandlungsform in sog. geschlossenen Gärten erforderlich werden. Die Gartentherapie fördert die kommunikativen Fähigkeiten bei Demenz auf vielfältige Art und Weise. Zum Beispiel bietet der Garten eine einfach Gesprächsbasis wie zum Wetter, den Jahreszeiten und/oder der Farbe der Blumen. Damit ist eine aktive Stimulation der Kommunikationsfähigkeiten und eine Verbesserung der Lebensqualität möglich (Böhme 2008).

Blindheit. Die Vermittlung von Duft und getasteter Wahrnehmungen besitzt bei Blinden eine besondere Bedeutung in der Kommunikationsförderung mit der sehenden Umwelt.

Plattform www.gartentherapie.de. Diese Plattform ist für alle gedacht, die bei der Gestaltung von Gärten oder bei der Betreuung von Patienten die therapeutischen Potenziale von Gärten und Gartenarbeit im Kindes- und Erwachsenenalter nutzen wollen.

Universitätslehrgang Gartentherapie der Donau-Universität Krems (www.donau-uni.ac.at/ gartentherapie). Zielgruppen sind u.a. Behinderte im Kindes- und Erwachsenenalter sowie Betroffene mit unterschiedlichen Verlaufsformen einer Demenz. Durch die Anwendung der Gartentherapie können viele Forderungen einer Form der Betreuung, Pflege, Therapie und der Rehabilitation erfüllt werden. Dazu gehören:

- verkürzte Rehabilitationszeiten,
- Kostensenkung in den Betreuungseinrichtungen,
- Reduktion von Depressivität, Negativismus und Apathie,
- Prävention, wie z.B. Training von gelenk- und wirbelsäule schonenden Arbeiten in realitätsnahmen Umfeld,
- Erleichterung biografischer Arbeit durch vertraute Alltagsaktivitäten,
- psychologische Motivation und Stimulation zwischenmenschlicher Beziehungen,
- Hebung der Lebensqualität durch Verbindung von Berufsfeld und Regenerationsfeld Garten,
- Zufriedenheit und Aufwertung des Berufsfelds des pflegenden bzw. betreuenden Personals,
- geringere Fluktation und Reduktion von Krankenständen in medizinischen Einrichtungen,
- soziale Integration und Förderung der persönlichen Begegnung zwischen den Kulturen und Berufsgruppen.

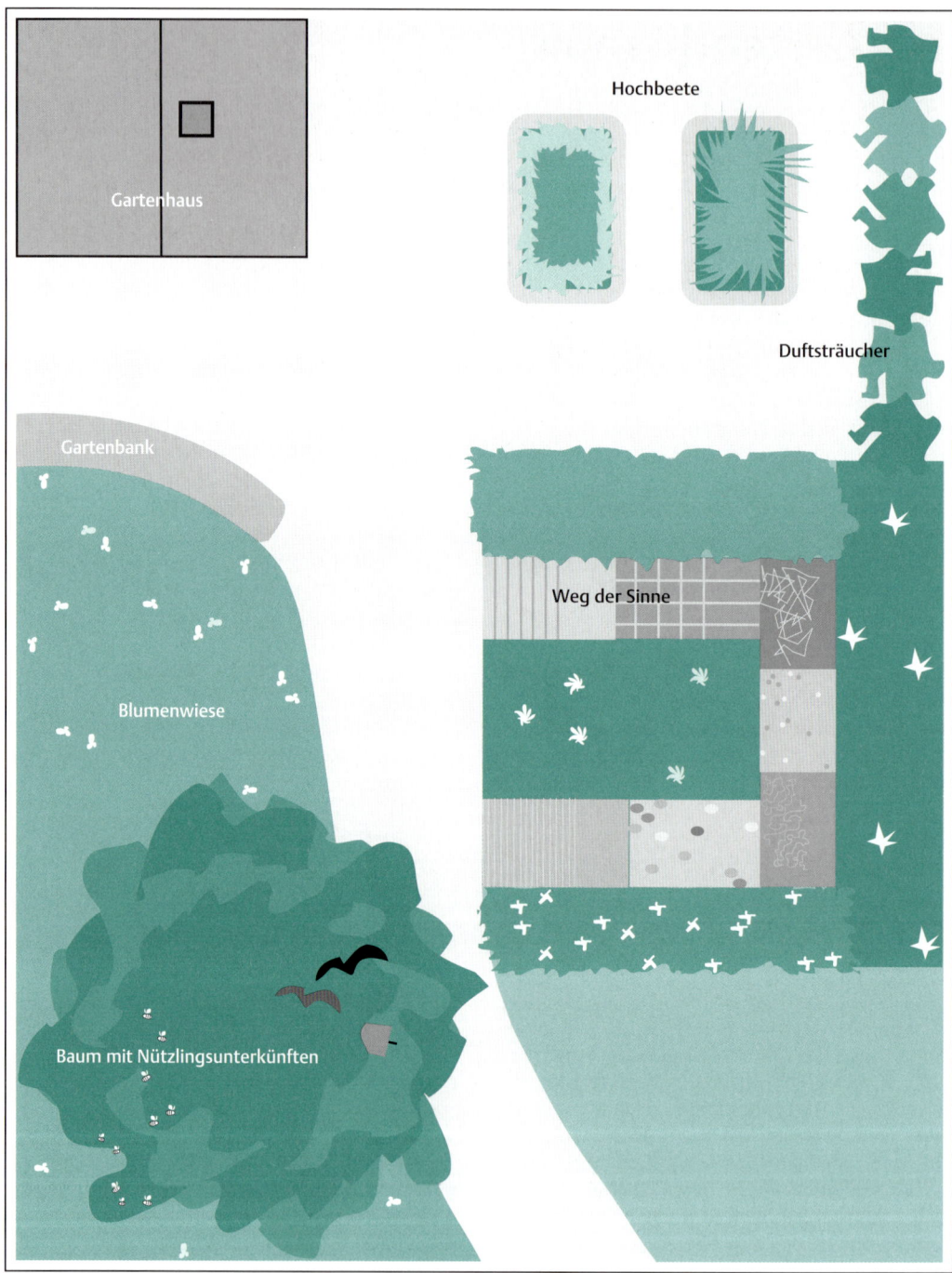

Abb. 8 Schematische Darstellung eines Therapiegartens.

Gartentherapie im Geriatriezentrum „Am Wiener-wald". Es wird u.a. über günstige ganzheitliche Erfahrungen zur Verbesserung der Kommunikationsfähigkeit bei Alzheimer-Patienten im Therapiegarten des Geriatriezentrums „Am Wienerwald" berichtet. Der Garten dient als ein Ort der Kommunikation, des Mitteilens, Austauschens und Feierns. Therapeutische Aktivitäten erfolgen z.B. im „Garten der Erinnerung" mit Pflanzenbildern aus dem Alltag. Dabei ist eine Vernetzung von Ergotherapie, Physiotherapie, Psychotherapie, Medizin und Pflege möglich. Ein Therapiegarten erfasst zahlreiche therapeutische Potenziale, wie z.B.:

- Kontaktförderung, Kommunikation,
- Verminderung depressiver Gefühle,
- Ablenkung vom Stationsalltag,
- Vermitteln von Erfolgserlebnissen,
- kognitives Training,
- Wecken von Erinnerungen,
- Wahrnehmungsförderung,
- Stärkung der Motivation,
- körperliche Betätigung,
- Ventil für Aggressionen.

> **!** Ein Therapiegarten sollte so angelegt werden, dass sein Zweck – der Übung zu dienen – nicht zu bemerken ist.

Wirksamkeitsnachweis

Berichtet wird über positive Erfahrungen, die einen wichtigen additiven Wert im Rahmen der Gesamtbehandlung besitzen. Ein evidenzbasierter Nachweis der Gartentherapie ist aus verständlichen Gründen bis jetzt nicht bekannt geworden.

14 Hippotherapie

Methodik

Die Reittherapie (Hippotherapie) ist als Form des therapeutischen Reitens eine ganzheitliche Ergänzung der Physiotherapie, bei der speziell ausgebildete Therapiepferde eingesetzt werden. Auf neurophysiologischer Basis werden diese als Medium verwendet, um Bewegungsimpulse auf das Becken und die Wirbelsäule des Menschen zu übertragen. Meist werden Kleinpferde wie Haflinger oder Islandpferde mit einem Stockmaß von 150 cm eingesetzt.

Das Prinzip der Hippotherapie beruht auf den rhythmischen, dreidimensionalen Schwingungen des Pferderückens während der Gangart Schritt. Dies erleichtert den flüssigen Bewegungsablauf und stellt einen ständigen Wechsel von Anspannung und Lösung des aktiven Halteapparats des Körpers sicher. Es kommt zu einer hohen Anzahl von Impulsen auf zahlreiche Muskeln. Dabei sitzt oder liegt der Patient meist in der Gangart Schritt auf dem Pferderücken. Auf dem an der Hand oder an der Longe geführten Pferde werden gymnastische Übungen und Geschicklichkeitsspiele ausgeführt; es wird auch von Voltigieren gesprochen. Im eigentlichen Sinne versteht man unter Voltigieren Turnen auf dem galoppierenden Pferd, das an der Longe einen Kreis von mindestens 13 m Durchmesser beschreibt. Das Voltigieren wird bei der Hippotherapie bzw. beim therapeutischen Reiten nicht als sportlicher Aspekt betrachtet, sondern dient der individuellen Förderung der Entwicklung, des Befindens und des Verhaltens des Kindes und des Erwachsenen.

Das therapeutische Reiten umfasst somit pädagogische, psychologische, psychotherapeutische und rehabilitative Maßnahmen.

Anwendungsmöglichkeiten

Die Reittherapie hat verschiedene Ausrichtungen und ist für die Physiotherapie, Logopädie und Ergotherapie von Bedeutung. Dabei werden die Anwendungen des therapeutischen Reitens immer umfangreicher. Das *therapeutische Reiten* ist ein Oberbergriff, der sich in mehrere Bereiche aufgliedert. Unterschieden wird:

- Hippotherapie (Physiotherapie auf dem Pferd),
- heilpädagogisches Reiten/Voltigieren,
- Einsatz von Pferden in der logopädischen Praxis,
- Reiten als Sport.

Nach den Erfahrungen von Schmid-Tatzreider (2007) kann eine Logopädin wahlweise nach herkömmlichen Ansätzen oder mit Pferden am Patienten arbeiten. Folgende Störungsbilder sind nach ihren Angaben für eine Hippotherapie geeignet:

- Sprachentwicklungsverzögerungen,
- Dysgrammatismus,
- auditive Verarbeitungs- und Wahrnehmungsstörungen,
- myofunktionale Störungen,
- hyper- und hypofunktionelle Stimmstörungen,
- Stottern und Poltern,
- Autismus.

Je nach Störungsbild wird das Pferd nach den Erfahrungen von Schmid-Tatzreider ähnlich anderen Therapiematerialien unterschiedlich eingesetzt. Die Einwirkungen sind: tonusregulierend, rhythmisierend, taktil-kinästhetisch, kommunkationsfördernd, Ängste abbauend, stärkend.

> **!** Hippotherapie bzw. therapeutisches Reiten werden besonders bei Kindern mit Zerebralparese und Erwachsenen nach Schlaganfall empfohlen.

Wirksamkeitsnachweis

International wird immer wieder über den positiven Einfluss der Hippotherapie bei Kommunikationsstörungen berichtet. Ein evidenzbasierter Nachweis der Hippotherapie bzw. des therapeutischen Reitens kann aus verständlichen Gründen nicht erbracht werden.

15 Homöopathie

Methodik

Die Homöopathie ist eine eigenständige Arzneitherapie, die von dem Arzt, Chemiker und Pharmazeuten Christian Friedrich Samuel Hahnemann (1755–1843), geb. in Meißen, entwickelt wurde. Die Ähnlichkeitsregel „Similia similibus curentur"(„Ähnliches mit Ähnlichem heilen") bildet ein Grundprinzip der Homöopathie. Ein weiteres zentrales Prinzip ist das der Potenzierung. Ein Mittel, das in hoher Dosierung bestimmte Beschwerden auslöst, soll in starker Verdünnung eine Krankheit mit genau diesen Symptomen kurieren. Das heißt, bei einer Erkrankung werden hoch verdünnte Lösungen von Stoffen verwendet, die bei einem Gesunden dieselben Symptome hervorrufen. Die Homöopathie soll als Reiztherapie wirken, die die Selbstheilungskräfte des Organismus aktiviert bzw. in die richtigen Bahnen lenkt. Die Seltenheit von Nebenwirkungen einer homöopathischen Behandlung wird immer wieder beschrieben. Homöopathisch wirkende Mittel werden flüssig (Dilution), als Globuli oder in der Form von Tabletten angewendet.

Die Anwendung der Homöopathie im Allgemeinen ist Gegenstand langanhaltender Diskussionen innerhalb der Schulmedizin und Homöopathie.

Anwendungsmöglichkeiten

Stimmstörungen. Ausführlich beschreibt Friese (2005) u. a. die Anwendungsmöglichkeiten der Homöopathie bei akuter und chronischer Laryngitis, Reinke-Ödem, Stimmlippenpolypen, -knötchen und -granulomen sowie funktionellen Dysphonien als zusätzlicher Option in Kombination mit schulmedizinischen und logopädischen Maßnahmen:

- *Akute Laryngitis:* Am Beginn ist immer die Gabe von Aconitum D 30 (3 × 5 Globuli täglich) das Mittel der Wahl. Dauert der akute Krankheitsprozess länger, ist bei morgendlicher Heiserkeit Causticum D 6 (3 × 5 Globuli täglich) angezeigt, bei mehr abendlicher Heiserkeit Phosphorus D 12 (2 × 5 Globuli täglich). Ansonsten kommt auch Sulfur D 6 (3 × 5 Globuli täglich) in Betracht.
- *Chronische Laryngitis:* Sulfur D 6 (3 × 5 Globuli täglich). Bei morgendlicher Heiserkeit alternativ mit Causticum D 6 (3 × 5 Globuli täglich), bei abendlicher Heiserkeit Phosphorus D 12 (2 × 5 Globuli täglich).
- *Reinke-Ödem:* Apis D 6 (3 × 5 Globuli täglich).
- *Stimmlippenpolypen:* Das Hauptmittel ist Acidum nitricum D 6 (3 × 5 Tropfen täglich) für 4 Wochen. Falls der Polyp dann noch besteht, muss die Behandlung mit Acidum nitricum D 12 (2 × 5 Globuli täglich) und Acidum nitricum LM 6 (3 Globuli vor dem Frühstück) fortgesetzt werden. Alternativ beschreibt Friese (2005) weitere 5 Alternativen einer homöopathischen Behandlung von Stimmlippenpolypen.
- *Stimmlippenknötchen:* Acidum nitricum D 12 (3 × 5 Globuli täglich). Ansonsten kommen Konstitutionsmittel in Frage, relativ häufig Lycopodium D 6 (3 × 5 Globuli täglich) oder Nux vomica D 200 (2 × 5 Globuli täglich).
- *Stimmlippengranulom:* Arnica D 6 (3 × 5 Globuli täglich). Gelegentlich sind Zwischengaben von Tuberculinum D 200 (einmalig) erforderlich, später kann auch mit Dulcamara D 6 (3 × 5 Globuli täglich) oder nachfolgend mit Dulcamara in höheren Potenzen behandelt werden.

- *Funktionelle Dysphonie:*
  - Hypofunktionell: Hyoscyamus niger D 6 (3 × 5 Globuli täglich). Nach 4 Wochen Hyoscyamus niger D 12 (2 × 5 Globuli täglich) und anschließend Hyoscyamus niger D 30 (5 Globuli sonntags vor dem Frühstück). Alternativ kommen Causticum D 6 oder Phosphorus D 12 in Frage.
  - Hyperfunktionell: Arsenicum album D 12 (2 × 3 Globuli täglich) für etwa 6 Wochen, später mit Arsenicum album LM 6 (3 Globuli täglich vor dem Frühstück) für 3–6 Monate. Steht die typische Arsen-Symptomatik weniger im Vordergrund, kommt Kalium arsenicosum D 12 (2 × 5 Globuli täglich) über mehrere Wochen in Betracht. Abhängig vom Schweregrad der Erkrankung ist mit einer medikamentösen Behandlung über einen Zeitraum von 3–6 Monaten zu rechnen.

Sprachstörungen. Anhand von Einzelfallbeobachtungen wird immer wieder von homöopathisch tätigen Ärzten auf günstige Erfolge bei Sprach- und Sprechstörungen, speziell Sprachentwicklungsstörungen und Stottern, auf Behandlungserfolge verwiesen:

- *Sprachentwicklungsstörung:* Durch eine Einmalgabe von Tuberkulinum D 200 kann eine homöopathische Mitbehandlung erfolgen. „Lernen die Kinder erst später sprechen und ist die Sprache sehr undeutlich, empfehle ich zunächst eine Therapie mit Agaricus LM VI (3 Globuli vor dem Frühstück) für drei Monate, später Agaricus LM XII (sonntags und mittwochs 3 Globuli vor dem Frühstück). Bei Patienten mit typischer Barium-carbonicum-Konstitution kommt auch eine Behandlugn mit verschiedenen Potenzen von Barium carbonicum in Frage" (Friese 2005, S. 91).
- *Stottern:* Kann nach Friese (2005) durch eine homöopathische Behandlung sehr günstig beeinflusst werden. Beginn mit Stramonium LM 6, 3 Globuli täglich vor dem Frühstück für 3 Monate. Anschließend Stramonium LM 12 (3 Globuli sonntags und mittwochs), dann Stramonium LM 22 (3 Globuli sonntags und mittwochs). Anschließend Stramonium LM 18 (3 Globuli sonntags vor dem Frühstück). Dann die gleiche Dosierung Stramonium LM 24 und Stramonium um LM 30 für jeweils 3 Monate.

Lernstörungen. Die Anwendung der Homöopathie bei Lernstörungen ist weit verbreitet und beruht vorwiegend auf zahlreichen Einzelbeobachtungen. Allerdings sind bis jetzt keine Studien über eine Wirksamkeit homöopathischer Mittel bekannt geworden. Ernst (2002) beschreibt in seiner Studie eine Metaanalyse von Metaanalysen über Homöopathie und gelangt zu dem Ergebnis, dass derzeit kein Krankheitsbild bekannt ist, bei dessen Behandlung die Homöopathie einem Plazebo eindeutig überlegen ist.

Aufmerksamkeits-/Hyperaktivitätsstörungen (ADHS). Der Einsatz der Homöopathie als komplementäres Verfahren wird bei Aufmerksamkeitsdefizit-/Hyperaktivitätsstörungen immer wieder beschrieben. Graf (2003) unterscheidet führende homöopathische Arzneien bei:

- Überaktivität im Übermaß,
- Hyperaktivität mit auffälliger Oppositionsneigung,
- Hyperaktivität und vorwiegende Konzentrationsschwäche.

Lehmkuhl (2007) nimmt an, dass es sich bei Gaben von homöopathischen Arzneimitteln um unspezifische Effekte auf Zuwendung zur Aufmerksamkeit handelt.

Aphasie. Bei der Aphasie nach Schlaganfall ist eine positive Beeinflussung mit Arnica D 12 (2 × 5 Globuli) als Beginn, dann später mit Arnica LM 6 (3 Globuli vor dem Frühstück) als Fortsetzung zu erzielen. Zusätzlich kommen Konstitutionsmittel in Frage (Friese 2005).

 Offensichtlich spielt die Homöopathie bei Kommunikationsstörungen im Höchstfall lediglich eine unterstützende Rolle. Immer ist eine zusätzliche schulmedizinisch/logopädische Behandlung erforderlich.

Wirksamkeitsnachweis

Ein homöopathische Effekt wird bei Stimm- und Sprachstörungen sowie Lernstörungen und Aufmerksamkeits-/Hyperaktivitätssyndrom beschrieben. Metaanalysen auf der Grundlage evidenzbasierter Nachweise sind allerdings nicht bekannt geworden, sodass von einer unspezifischen Wirkungsmöglichkeit ausgegangen werden muss. Doppelblindstudien mit homöopathischen Medikamenten sind schon aus methodischen Gründen sehr schwierig. Allerdings wäre als gangbare Möglichkeit einer Wirksamkeitsprüfung zu erwägen, inwieweit individualisierte Homöopathie-Behandlungsgruppen mit anderen Plazebogruppen vergleichbar sind.

Ein Cochrane-Review (Coulter u. Dean 2007) kommt zu dem Schluss, dass bisher nur wenig Evidenz bei Aufmerksamkeits-/Hyperaktivitätsstörungen (ADHS) für die Wirkung von Homöopathie vorliegt. Hoefert und Ueleke (2009, S. 169) schreiben: „Unter den komplementären Heilverfahren nimmt die Homöopathie eine Sonderstellung ein. Sie erfreut sich einer relativ großen Attraktivität bei den Nutzern, ist bei Fachleuten aber höchst umstritten und hat sich seit den Zeiten ihres Gründers Samuel Hahnemann (1755–1843) stets als streitbar erwiesen."

16 Humor und Lachen

>> *Wer etwas leisten will, muss fröhlich sein.* << *(Theodor Fontane)*

>> *Jeder Tag, an dem du nicht lachst, ist ein verlorener Tag.* << *(Charlie Chaplin)*

Methodik

Humor. Humor gilt auf den ersten Blick als eine Fähigkeit, die Lachen hervorrufen kann. Eine eher engere Aufassung besagt: „Humor ist, wenn man trotzdem lacht." Bis jetzt ist allerdings keine umfassende Theorie des Humors entwickelt worden.

Lachen. Gelatologie (griech.: gelos = das Lachen), die Wissenschaft vom Lachen, ein Teilgebiet der Psychoneuroimmunologie, beschäftigt sich intensiv mit dieser Form des menschlichen Ausdrucks. Lachen ist ein angeborenes Ausdrucksverhalten des Menschen. Gelatolgen behaupten, dass 1 min Lachen denselben Effekt wie 45 min Entspannungstraining hat. Der Einsatz von Humor und Lachen als Therapieform kann durchaus sinnvoll sein und vermag die Lebensqualität zu steigern.

Grundsätzlich muss man wissen: Kinder lachen täglich über 400 Mal, Erwachsene in der Regel nur etwa 15 Mal. Wenn ein Mensch lacht, werden innerhalb der Gesichtsregion 17 und am ganzen Körper sogar 80 Muskeln betätigt.

Das Lachen hat eine positive Wirkung auf den Organismus. Anhand wissenschaftlicher Untersuchungen stellte man fest, dass ausgiebiges Lachen vielfältige Einflüsse hat (u. a. Winchgen 2006):
- Veränderungen der kardiovaskulären Aktivität (Herzfrequenz, Blutdruck).
- Beeinflussung hormoneller Prozesse (gesteigerte Katecholamin- und Endorphinausschüttung, Unterbindung der stressabhängigen Kortisolfreisetzung). Durch die Ausschüttung von Hormonen wird das Immunsystem gestärkt. Die beim Lachen aktivierten Endorphine können durchaus eine euphorisierende Wirkung auslösen.
- Mechanische Wirkung auf die Bauchmuskulatur (positive Effekte bei Obstipation).
- Vergrößerung des Atemvolumens.
- Veränderung neuroendokrinologischer Prozesse (u. a. Zunahme und Aktivitätserhöhung natürlicher Killerzellen).
- Deutliche Muskelentspannung (die Hände öffnen sich; die Beine geben nach, sodass man sich setzen muss).

Therapeutischer Humor und Lachen sollten eine wichtige Rolle bei der Behandlung von Kommunikationsstörungen spielen. Weltweit gibt es über 6000 Lachvereine. Unter anderem wird über Atem-, Dehn- und Pantomimetraining zum Lachen gefunden. In vielen Ländern gibt es deshalb einen Ansprechpartner für Humor (z. B. in Form von Vereinigungen).

Beispielsweise war Charlie Chaplin ein weltanerkannter Humorist, der über das Medium Film Humor und Lachen sehr wirkungsvoll angewendet hat.

Anwendungsgebiete

Der Humor und das Lachen bei einer Therapie können therapieunterstützend und „befreiend" wirken. Dabei können in den therapeutischen Beziehungen gemeinsames Lachen und kleine Scherze schnell ein Gefühl von Nähe und Vertrautheit unter den Lachenden initiieren. Das kommt im Volksmund in der Redewendung „Lachen ist gesund" zum Ausdruck.

Einen therapeutischen Humor und ein therapeutisches Lachen wird beispielsweise angewendet bei:
- sprachgestörten Kindern,
- Demenz,
- Sängern, Schauspielern.

Demenz. Der therapeutische Humor hat einen festen Platz im weiten Bereich der psychosozialen Aktivitäten und kann deutlich zur Verbesserung der kommunikativen Fähigkeiten bei Demenz beitragen (Böhme 2008). Der therapeutische Humor muss dem Patienten differenziert unter Beachtung der 3 Verlaufsstadien einer Demenz (leicht, mittelschwer, schwer) angepasst werden. Im Allgemeinen handelt es sich bei dieser Therapieform um spezielle Strategien zur Lebensbewältigung (und zur Bewältigung der Demenz).

Es geht nicht nur darum, Humor und Lachen bewusst entstehen zu lassen. Ebenso wichtig ist es, bei der ambulanten Betreuung und in Pflegeheimen die Lust und Freude an humorvollen und grotesken Situationen zu wecken und die Patienten dazu zu bringen, selbst Humor auszudrücken. Allerdings ist bei Demenzpatienten Feingefühl geboten: Ihnen etwa einen Witz zu erzählen, kann fehl am Platz sein, weil sie die Pointen nicht mehr nachvollziehen können.

Gezielte Fragen – etwa nach humorvollen Erinnerungen aus dem Leben – helfen, kommunikative Kontakte über Humor und Lachen aufzubauen. Auch Fragen nach dem Lieblingskomiker sind möglich.

Es bestehen enge Zusammenhänge zwischen Lachen, Humor und Gesundheit. Zum Beispiel kann, wer lacht, nicht gleichzeitig aggressiv sein. Damit eröffnen sich auch Anwendungsmöglichkeiten bei psychisch auffällig Dementen, denn häufiges Lachen reduziert auf längere Sicht Gefühle wie Ängstlichkeit und depressive Verstimmungen (Uber u. Steiner 2006); zusätzlich können Spannungen abgebaut werden.

> Bei der Förderung der kommunikativen Fähigkeiten bei Demenz sollten Humor und Lachen bewusst in die therapeutischen Interventionen integriert werden (Böhme 2008).

Klinik-Clowns. Klinik-Clowns (Stations-Clowns) sind Spaßmacher, die sich bei den Ärzten nach dem Befinden der Kinder und Erwachsenen erkundigen und diese dann gezielt aufheitern. Man verspricht sich durch Lachen einen Stressabbau (z. B. bei schwerwiegenden Krankheiten und Krankenhausbehandlung) und eine schnellere Genesung, speziell auf Kinderstationen (s. auch S. 77).

Zirkus-Clown. Beim Zirkus-Clown wird eine alltägliche Absicht durch eine ungewollte Assoziation oder eine sich oft wiederholende, äußere Störung behindert und führt zur Clownerie. Der kreative Sieg im Kampf gegen die Tücke des Objekts ist sein schließliches Umfunktionieren, die Erfindung eines neuen Zwecks (Wikipedia; Stand: 13.12.2008).

Lachyoga. Siehe Kap. 35 (S. 75 f.).

Wirksamkeitsnachweis

Ein Wirksamkeitsnachweis des therapeutischen Humors und Lachens ist nicht möglich. Die Fakten einer positiven interaktiven Kommunikation sprechen für sich.

17 Hundetherapie

Allgemeines zur tiergestützten Therapie

Ptok (2007, S. 96) schreibt über eine tiergestützte Therapie, speziell bei Hunden als Vermittler für soziale Kontakte Folgendes: „Zusammenfassend kann festgestellt werden, dass die Mensch-Tier-Interaktion über viele Jahre hinweg untersucht wurde und positive therapeutische Effekte, insbesondere für die Ergotherapie bzw. Beschäftigungstherapie herausgearbeitet wurden. Auch die geistige Gesundheit ließ sich positiv beeinflussen. Mittlerweile gibt es auch vermehrt Berichte über eine positive Wirkung im Bereich der Sprachtherapie als auch bei Erwachsenen nach abgeschlossenem Spracherwerb. Ein Wirkungsnachweis mit einem hohen Evidenzlevel steht noch aus, es gibt aber einige sehr eindrucksvolle Fallbeispiele."

Des Weiteren empfiehlt Ptok (2007, S. 96):

● Es sollte keine Tierhaarallergie bestehen.
● Bei zu großer Angst ist von einer tiergestützten Therapie abzusehen.
● Das therapeutische Ziel sollte erkannt werden.
● Die Tiere sollten gesund sein. Es ist regelmäßig alle 3 Monate eine tierärztliche Untersuchung erforderlich.
● Das Tier muss als Therapiehund geeignet sein.

Methodik

Hunde besitzen die Fähigkeit, Freude und Leid kommunikativ mitzutragen, und sind somit hervorragend geeignet, mit Menschen auf emotionaler Ebene zu kommunizieren. Diese emotionale Nahe von Mensch und Tier ist daher ein Ansatzpunkt für viele tierunterstützte Therapien.

Die unbedingte Regelmäßigkeit, mit der Hunde gefüttert und versorgt werden wollen, hilft, den Tagesablauf zu strukturieren, und ist somit ein fester Bestandteil eines Behandlungsplans.

Hunde werden von Logopäden und Sprachtherapeuten als zusätzliche Therapieform in der Praxis und bei Hausbesuchen eingesetzt. Auch in Senioren- und Pflegeheimen kann eine Hundetherapie sehr wirkungsvoll in das gesamte Betreuungskonzept integriert werden. Dabei sind besonders speziell ausgebildete Hunde besonders therapieintensiv. Hunde tragen zur Verbesserung der Atmosphäre bei, heben die Laune und Kommunikationsbereitschaft.

Anwendungsmöglichkeiten

Hunde können therapeutisch bei zahlreichen kommunikativen Störungen eingesetzt werden.

Wer einen Hund hält, ist gezwungen, mit diesem regelmäßig zu laufen. Damit entwickelt sich eine Bewegungsübung, die lebensverlängernd wirken kann. Hunde bauen mühelos Kontakt zu Menschen auf, sodass diese Fähigkeiten bei zahlreichen Erkrankungen wirkungsvoll eingesetzt werden können. Wir verwenden zunehmend Begriffe wir Blindenhund, Hörhund etc., die eine spezielle und aufwendige Ausbildung durchlaufen haben.

Folgende Anwendungen werden zur Verbesserung der Lebensqualität empfohlen:

● Sprachanregung im Kindesalter.
● Blindheit: Speziell ausgebildete *Blindenhunde* leisten Erstaunliches. Sie sind in der Lage, komplexe Situationen zu erfassen und ihre blinden Menschen sicher durch Bahnhöfe, Kaufhäuser und im Straßenverkehr zu leiten.
● Hörstörungen im Kindes- und Erwachsenenalter: Der *Hörhund* soll Gehörlosen den Kontakt mit der Umwelt ermöglichen und ihm aus seiner isolierten Situation heraushelfen. Der Hörhund ist das fehlende Ohr, das die wichtigen Signale aufnimmt und an den Hörbehinderten weiterleitet und sie zur Geräuschquelle führt. Damit ist der Hörhund ein Assistent für Menschen mit angeborenen oder erworbenen Hörbroblemen.
● Aphasiker.
● Demenz (Senioren- und Pflegeheime).

Steinfurter Therapiebegleithundmethode. Sie wird auch im Rahmen einer Logopädieausbildung (www.rehamed-rheine.de) angeboten und erfasst u.a. folgende Bereiche:

- Sprachanregung und Artikulation: Hier soll der Sprachgestörte Einsilber, die zugleich Kommandos für den Hund sind, verständlich artikulieren. Die Worte „Platz", „Lauf", „Sitz", „Komm" etc. können dabei verwendet werden.
- Körperwahrnehmung, d.h. Hund liegt auf dem Bein oder Arm.
- Grob- und Feinmotorik: Füttern, Streicheln, Bürsten etc.
- Entspannung.
- Auditive Aufmerksamkeit: Das Kind darf den Hund immer dann füttern, wenn es ein bestimmtes Phonem hört.
- Semantik/Lexikon bei Kindern oder Aphasikern: Hier sind unterschiedliche Felder und Wortklassen sowie Methoden denkbar.
- Wortschatzarbeit in Verbindung mit situations- und alltagsgebundenen Rollenspielen. Wie z.B. „der Hund ist beim Friseur".

Wirksamkeitsnachweis

Ein Nachweis im Sinne einer Evidenz ist sicherlich nicht möglich. Die deutlich feststellbaren Ergebnisse einer Hundetherapie im Rahmen der komplementären Stimm- und Sprachheilkunde sprechen für sich.

18 Kinesiologie

Methodik

Die Kinesiologie wurde in den 1960er-Jahren als ganzheitliche Methode von dem amerikanischen Chiropraktiker George Goodheart (1918–2008) entwickelt.

Kinesiologie bedeutet „Lehre von der Bewegung". Sie befasst sich mit dem optimalen Fluss der Lebensenergien im Körper. Es handelt sich dabei um eine Synthese überlieferter chinesischer Energielehre, östlicher Heilkunst und westlicher Medizin. In der Kinesiologie kann mit unterschiedlichen Konzepten gearbeitet werden. Die verschiedenen Ausprägungen der Kinesiologie sind:

- Touch for Health,
- Edu-Kinestetik,
- Three in One Concept,
- NAET (Nambudripad's Allergy Elimination Technique).

Edu-Kinestetik. Sie beschäftigt sich speziell mit Lernschwierigkeiten und dem Aufmerksamkeits-/Hyperaktivitätssyndrom.

Muskeltest. Die Diagnostik erfolgt mit einem Muskeltest, um Informationen von Körpergedächtnis zu erhalten. Häufig werden die Oberarm- und Schultermuskulatur als Kennmuskel verwendet. Nach bisherigen Studien ist der Muskeltest wertlos (v. Suchodoletz 2006). Zur gleichen Ansicht gelangt (Wider 2009, S. 32): „Der Muskeltest und seine Interpretation sind nicht standardisiert und eine wissenschaftliche Grundlage ist nicht vorhanden." Wider berichtet über eine kürzlich erschienene Übersichtsarbeit von 22 Studien, in der gefol-gert wurde, „dass die Beweise für die diagnostische Genauigkeit, Aussagekraft der Muskelreaktion und therapeutische Wirksamkeit der Kinesiologie unzureichend ist."

Anwendungsmöglichkeiten

Die Kinesiologie wird bei folgenden Kommunikationsstörungen empfohlen:

- Lernstörungen,
- Lese-Rechtschreib-Störung,
- Dyskalkulie,
- auditive Verarbeitungs- und Wahrnehmungsstörungen,
- Verbesserung der Hirnaktivität, insbesondere der Gehirnhälften,
- Verhaltensauffälligkeiten,
- Aufmerksamkeitsdefizit-/Hyperaktivitätsstörung (ADHS),
- Konzentrationsstörungen.

In einzelnen Praxen für Logopädie, Ergotherapie und Heilpädagogik wird die Kinesiologie praktiziert.

Wirksamkeitsnachweis

Es ist kein reproduzierbarer, wissenschaftlicher Wirksamkeitsnachweis für die Kinesiologie bekannt geworden.

19 Klostermedizin

Klostermedizin ist in erster Linie eine medizin-historische Epoche und keine Therapierichtung. Sie kann damit auch nicht den komplementären Verfahren zugerechnet werden. Allerdings gelangt man über die Klostermedizin und die Klostergärten zu den Möglichkeiten einer Phytotherapie (Pflanzenheilkunde, Kap. 28, S. 59 f). Der Begriff Klostermedizin wurde geprägt, da seit dem Frühmittelalter bis zum Hochmittelalter die Hospitäler von den Klöstern betrieben wurden, wobei die Mönche und Nonnen Kenntnisse über die Heilwirkung von Kräutern und Heilpflanzen verfügten. Die Hauptphase der Klostermedizin dauerte vom 8.–12. Jahrhundert.

Kaiser Karl der Große förderte die Heilkunde seiner Zeit, indem er ein Gesetz erließ, das Klöstern das Anlegen von *Kräutergärten* verbindlich vorschrieb. Der St. Galler Klosterplan (s.u.) zeigt die ideale Anlage eines Klostergartens, für jede Heilpflanze wurde ein eigenes Beet angelegt.

Die Klostermedizin fand einen weiteren Höhepunkt im Wirken von Hildegard von Bingen (1098–1179) im 12. Jahrhundert. Ihr Konzept wurde durch einen „göttlichen Willen offenbart". Es speist sich aus der Beobachtung der Natur, Elementen der antiken Humoralpathologie, Kräuterwissen sowie der Volksmedizin (Brockmann u. Meißner 2006).

St. Galler Klosterplan. Der sehr bekannt gewordene St. Galler Klosterplan enthielt eigentlich 24 Pflanzen, die der Abt Walafrid Strabo (808–849) in seinem Lehrgedicht Hortulus genau beschrieb. Die grafische Darstellung des St. Galler Klosterplans wurde wahrscheinlich im Kloster Reichenau am Bodensee erstellt. Der St. Galler Klosterplan hatte eine Vorbildfunktion für weitere Klosterpläne.

Die Zeichnung liegt heute in der Stiftsbibliothek St. Gallen. Der Plan stellt die Idealform eines Benediktinerklosters dar, aber er entspricht keiner real existierenden Klosteranlage vollständig. Der St. Galler Klosterplan beschreibt Kirchen, Häuser, Ställe, Küchen, Gärten, Werkstätten, Brau-ereien sowie neben einem Heilkräutergarten mit 16 Beeten, auch eine Apotheke, ein Arzthaus, ein Haus zur Abnahme von Blut und ein Spital (Abb. **9** u. Abb. **10**).

Kräutergarten am Beispiel des St. Galler Klosterplans. Eine differenzierte Betrachtung und Analyse des Kräutergartens vermittelt uns wichtige Hinweise über die Möglichkeiten einer Pflanzenheilkunde (Phytotherapie) im Frühmittelalter.

Duft (1972) nennt auf der Grundlage ehemaliger wissenschaftlicher Untersuchungen und botanischer Beschreibungen die Namen der 16 Heilpflanzen der 16 Beete des St. Galler medizinischen Kräutergartens: weiße Lilie, Gartenrose, Stangen-

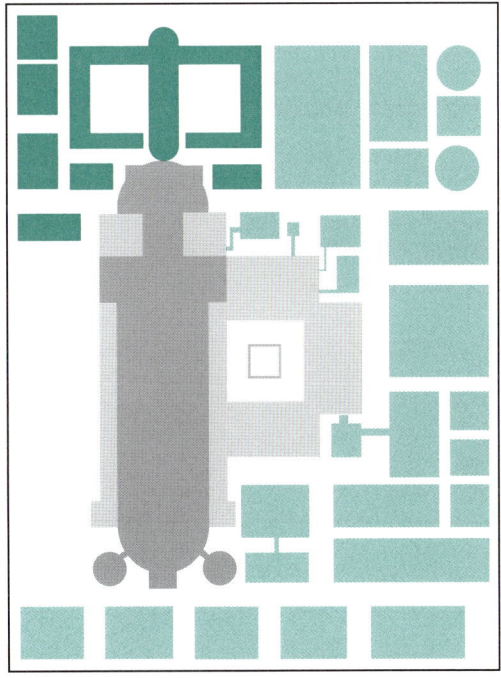

Abb. 9 Schematische Darstellung des St. Galler Klosterplans (im Jahr um 820). Der Plan enthält u. a. den Kräutergarten, das Arzthaus, die Apotheke sowie das Spital (dunkelgrün gezeichnet).

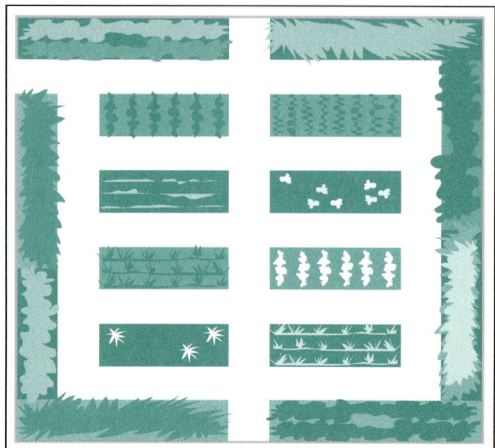

Abb. 10 schematische Darstellung eines historischen medizinischen Heilkräutergartens mit 16 Pflanzen und ebenso vielen Beeten.

bohne, Pfeffer- oder Bohnenkraut, Frauenminze, Griechisch Heu (Bockshornklee), Rosmarin, Pfefferminz, Salbei, Raute, Schwertlilie, Polei (Flöhkraut), Krauseminze, Kreuzkümmel, Liebstöckel und Fenchel.

Darunter befinden sich Heilkräuter, die auch heute noch bei der Phytotherapie von Kommunikationsstörungen angewendet werden.

Anwendungsmöglichkeiten

Generell können Heilkräuter als unterstützende Behandlung in der komplementären Stimm- und Sprachheilkunde Anwendung finden. Dazu sind entzündungshemmende und beruhigende Heilkräuter im Gebrauch.

Wirksamkeitsnachweis

Die Klostermedizin ist eine jahrtausendalte Erfahrungsmedizin, die gesundheitsfördernd und entspannend wirksam ist. Dabei zählen Erfahrungswerte und weniger wissenschaftliche Erkenntnisse, wie sie auf der Grundlage der Phytopharmakologie notwendig sind (Kap. 28, S. 59f). Heilkräuter haben eine weite Verbreitung erreicht, die auch in der komplementären Stimm- und Sprachheilkunde eine additive Anwendung finden können.

Im Hinblick auf die traditionelle chinesische Kräuterheilkunde sind die wissenschaftlichen Studien zur Wirksamkeit kritisch zu bewerten. Shang und Mitarbeiter (2007) haben in einer Metaanalyse von 136 Studien nur in 2 % eine gute Qualität der wissenschaftlichen Mitteilungen gefunden. Diese Ergebnisse brauchen keineswegs den guten praktischen Erfahrungswerten der Heilkräuterbehandlung zu widersprechen. Angesichts der Popularität der traditionellen chinesischen Kräutermedizin sind deshalb weitere qualitätsorientierende Untersuchungen erforderlich.

20 Kunsttherapie

Methodik

Die Kunsttherapie ist eine relativ junge therapeutische Disziplin aus dem Bereich der künstlerischen Therapien, die auf Impulse in den USA und Europa in der Mitte des 20. Jahrhunderts zurückgeht. Durch sie können Kinder und Erwachsene unter therapeutischer Begleitung innere und äußere Bilder ausdrücken, ihre kreativen Fähigkeiten entwickeln und Wahrnehmungen über die Sinnesorgane ausbilden. In den letzten Jahren hat sich die Kunsttherapie in klinischen, pädagogischen und sozialen Bereichen etabliert und hat eine besondere Bedeutung bei psychiatrischen, psychosomatischen und psychosozialen Praxisfeldern erlangt.

Die Kunsttherapie ist eine professionelle Tätigkeit mit Kindern und/oder Erwachsenen mit den Medien der bildenden Kunst im Rahmen einer künstlerischen Therapie. Hierzu rechnet man das therapeutische Malen und therapeutische Plastizieren.

Es handelt sich um ein nonverbales Verfahren, wobei *vor Beginn* der Kunsttherapie mentale Vorstellungskraft erforderlich ist. Zur Verbesserung der Alltagskompetenzen wird eine Verbesserung der feinmotorischen Fähigkeiten und visuokonstriktiver Leistungen mit einem unbewussten Zugang angestrebt.

Im Kap. 44 (S. 116 f) beschreibt Eibersch die kunsttherapeutischen Möglichkeiten bei einem Ehepaar mit Demenz und kognitiven Einschränkungen und stellt anhand anschaulicher Ergebnisse einer Maltherapie die Kontaktaufnahme über eine nonverbale Kommunikation dar.

Anwendungsmöglichkeiten

Die Kunsttherapie kann Bestandteil zahlreicher Therapien unterschiedlicher Fachdisziplinen sein. Hier sollen lediglich die Verknüpfungen zu Sprach-, Sprech-, Stimm- und Hörstörungen geschildert werden. Die Kunsttherapie findet hier ein weites Anwendungsfeld im Kindes- und Erwachsenenalter. Es seien genannt:

- Sprachentwicklungsstörungen,
- Autismus,
- Mutismus,
- Demenz,
- Hörstörungen.

Demenz. Die Kunsttherapie ist besonders gut geeignet als eine Art nichtmedikamentöse Therapie bei Demenz. Ganß (2007) beschreibt dazu Hypothesen bezüglich der Auswirkungen:
- motorische Ebene und Handlungsebene,
- kognitive und verbale Ebene,
- psychische Ebene,
- soziale Ebene und Beziehungsebene,
- allgemeine künstlerische und individuelle Entwicklung.

Somit sollte die Kunsttherapie den Möglichkeiten entsprechend in die nichtmedikamentöse und medikamentöse Therapie einer Demenz integriert werden. Nach eigenen Erfahrungen stellen sich – wie oben geschildert – positive Auswirkung auf unterschiedlichen Ebenen ein. Das Bild tritt an die Stelle der Sprache und dient zur Aufnahme und Förderung der Kommunikation.

Flora von Spredi (2005, S. 50) hat eine interessante Langzeitbehandlung von 7 Jahren bei einer Frau mit Alzheimer-Demenz beschrieben, die zu Beginn der Behandlung 55 Jahre alt war. Sie schreibt: „Hier ist die Fähigkeit des Therapeuten gefragt, gemeinsam mit dem Patienten die Möglichkeiten eines verbleibenden schöpferischen positiven Lebensgefühles zu entdecken."

Wirksamkeitsnachweis

Es sind zahlreiche Einzelfallstudien mit Positivbefunden bekannt. Da sich künstlerisch-kreative Prozesse nur sehr schwer mit den Mitteln einer evidenzbasierten Medizin abbilden lassen, ist ein Wirksamkeitsnachweis der Kunsttherapie im medizinischen Sinne praktisch nicht möglich. Dagegen spielen die biopsychosozialen Einflüsse eine große Rolle.

21 Kybernetische Methode

Methodik

Die kybernetische Methode (KYM) – entwickelt von Spindler-Dreher und Spindler (2003, 2005), Dreher und Spindler (2006) – soll das Erlernen von Lesen, Schreiben und Rechnen im Vor- und Schulalter erleichtern. Das Ziel ist ein Lernen durch Bewegung mithilfe der bei Bewegungen mitbeteiligten Sinneskanäle. Dabei wird besonders auf die Verknüpfung von motorischen Fähigkeiten (Handgeschicklichkeit) und Sprache hingewiesen.

Mithilfe der kybernetischen Übungen erlernen Kinder, Ihre Hände gezielt zu bewegen und die Bewegungsabläufe sprachlich zu erfassen. Beispielsweise sprechen viele Kinder bei ihren ersten Schreibversuchen mit.

Anwendungsmöglichkeiten

Eingesetzt wird die kybernetische Methode zur Frühförderung als:
- Prävention und Abhilfe bei Schwierigkeiten mit dem Erlernen des Rechnens (Dyskalkulie),
- Prävention und Abhilfe bei Schwierigkeiten mit dem Erlernen des Lesens und Rechtschreibens (Lese-Rechtscheib-Störungen),
- zur Didaktik der Grammatik.

Wirksamkeitsnachweis

Die kybernetische Methode kann nicht alle Probleme bei Lernstörungen abdecken, wird jedoch als eine Prävention – um Lernproblemen vorzubeugen – empfohlen. Im Hinblick auf die Lese-Rechtschreib-Störung schreibt v. Suchodoletz (2003, S. 210): „Bislang gibt es für die Wirksamkeit eines Trainings mit Finger- und Mundmotorik losgelöst vom Schriftspracherwerb keine Belege. ... Hingegen erscheint eine Einbeziehung der Wahrnehmung und des Übens von Sprechbewegungsmustern in ein komplexes Programm zur Förderung des Schriftspracherwerbs durchaus sinnvoll."

22 Lichttherapie

Methodik

Die Helligkeit in Wohnräumen liegt in unseren Breiten bei 150–300 Lux. Ein schattiger Sitzplatz im Freien wird mit ca. 3000 Lux beleuchtet, das direkte Sonnenlicht strahlt mit 100 000 Lux (Förstl 2008, S. 1665).

Lichttherapie im Sinne einer komplementären Behandlung ist die Bestrahlung des Körpers mit Sonnenlicht.

Anwendungsmöglichkeiten

Demenz. Für die Behandlung von Symptomen einer Demenz empfiehlt Wedekind (2006), sonnenlichtanaloge Lichtsysteme in den Aufenthaltsräumen der Alzheimer-Pflegeheime aufzustellen. Damit gelingt es bei ausreichender und strukturierter Lichtexposition, den Tagesrhythmus bei Demenz zu stabilisieren, die Schlafzeit zu verlängern und nächtliche Unruhezustände zu reduzieren (Stoppe u. Maeck 2007).

Riemersma-van der Lek und Mitarbeiter (2008) führten bei 189 Bewohnern von Pflegeheimen mit Demenz in einem durchschnittlichen Alter von 85,6 Jahren eine doppelblinde, plazebokontrollierte Studie durch, inwieweit Licht und Melatonin für bessere kognitive Leistungen bei Demenz wirksam sind. Eine Lichttherapie erfolgte mit 1000 Lux oder 300 Lux ganztägig (von 9–18 Uhr) sowie 2,5 mg Melatonin zur Nacht oder Plazebo. Dies führte zu folgenden Ergebnissen: Kognitive Defizite konnten um 5 % reduziert werden. Depressive Symptome um 19 %, wobei sich die Schlafzeit um 2 % verlängerte. Die Kombination aus Melatonin und Licht führte zu einer 9 %igen Reduktion aggressiven Verhaltens. Eine ganztägig durchgeführte Lichttherapie verbessert die Symptome bei Demenzerkrankungen. In Kombination mit Melatonin wird auch die Schlafhygiene deutlich verbessert.

Wirksamkeitsnachweis

Ein evidenzbasierter Nachweis der Lichttherapie zur Verbesserung der kognitiven Fähigkeiten bei Demenz konnte mithilfe einer doppelblinden, plazebokontrollierten Studie im Sinne eines bescheidenen Nutzens von Riemersma-van der Lek und Mitarbeitern (2008) erbracht werden (Einzelheiten s. o.).

23 Manuelle Verfahren

Methodik

Manuelle Medizin. Die manuelle Medizin oder Chirotherapie ist in Deutschland eine ärztliche Zusatzbezeichnung. Die manuelle Therapie ist der von Physiotherapeuten durchgeführte Teil der manuellen Medizin. Ausgehend von der manuellen Medizin wird die manuelle Therapie von muskuloskelettalen Erkrankungen vom Arzt verordnet und von Ärzten oder Physiotherapeuten, aber auch (bei Stimmstörungen u. a.) von Stimmtherapeuten praktiziert. Die manuelle Therapie wird nicht den komplementären Methoden zugerechnet. Die Diagnostik und Therapie beruht auf biomechanischen und neurophysiologischen Prinzipien. Das vorwiegend „berührungsfreie" Vorgehen bei Sprach-, Sprech-, Stimm- und Schluckstörungen" erfordert bei der manuellen Therapie jedoch einen „Körperkontakt" zu den Patienten.

Von der manuellen Therapie abgrenzbar sind die verwandten Disziplinen Chiropraktik und Osteopathie als komplementäre Verfahren. Weltweit sind die Ausbildungskriterien der Chiropraktik und Osteopathie sehr unterschiedlich (s. auch Ernst 2006, Wikipedia 2009).

Die manuellen Techniken können bei Kommunikationsstörungen mit zahlreichen anderen therapeutischen Verfahren kombiniert werden, sodass auch eine Steigerung der Effektivität erzielt werden kann.

Chiropraktik. Die Chiropraktik ist wie die Osteopathie eine komplementäre manuelle Behandlungsweise. Sie ist eine spezielle biomechanische Handgrifftechnik, die die normale Beweglichkeit der Gelenke (speziell der Wirbelsäule) wiederherstellen soll. Sie geht davon aus, dass Krankheiten durch Fehlstellungen der Wirbelgelenke entstehen und durch eine Korrektur beseitigt werden können.

In den USA, Australien und in weiteren Ländern wird zum „Doktor der Chiropraktik" ausgebildet. In der Schweiz wurde neuerdings eine universitäre Stiftungsprofessur eingerichtet. Auch Heilpraktiker können nach entsprechender Ausbildung die Chiropraktik ausüben. Eine überlegene Wirksamkeit der Chiropraktik im Vergleich zu anderen Therapieformen ist mit Zurückhaltung zu diskutieren.

Osteopathie. Die Osteopathie ist ein überwiegend manuelles Diagnose- und Therapiekonzept, das auf den amerikanischen Arzt Andrew Taylor Still (1828–1917) zurückgeht und zu den komplementären Methoden gerechnet wird. Sie dient dem Erkennen und Behandeln von Funktionsstörungen aus ganzheitlicher Sicht. Dazu nutzt sie eigene Techniken, die mit den Händen ausgeführt werden.

Heute werden dem Begriff Osteopathie zum Teil unterschiedliche Bedeutungen zugesprochen. Teils sind ihre Techniken in die manuelle Medizin eingeflossen. Eine ausführliche Beschreibung der Biomechanik osteopathischer Techniken und die Anwendung in der Phoniatrie und Logopädie hat Piron (2007) publiziert. Zur manuellen Faszilitation im Rahmen der Osteopathie s. unten.

In Nordamerika ist die Osteopathie ein universitärer Ausbildungsgang zum Arzt (dem M.D. gleichgestellt). Seit 2007 ist die Osteopathie in Frankreich rechtlich ein anerkannter Beruf geworden. In Deutschland und in Frankreich gibt es 5-jährige Vollzeitausbildungen in Osteopathie.

Die osteopathischen Techniken sind in ihren Erklärungsansätzen nicht immer naturwissenschaftlich belegbar. Die Osteopathie soll die Selbstheilungskräfte aktivieren und fördern.

3 Systeme werden unterschieden:
- parietales System,
- viszerales System,
- kraniosakrales System.

Kraniosakraltherapie. Die Kraniosakraltherapie (Craniosacral Therapy, CST) ist eine Behandlungsform, die sich aus der Osteopathie entwickelt hat. Sie wurde begründet vom US-amerikanischen Arzt William Garner Sutherland (1873–1954). Die Kraniosakraltherapie erfährt in den letzten Jahren eine zunehmende Verbreitung in Mitteleuropa:

bei Osteopathen, besonders unter Physiotherapeuten und Ergotherapeuten (Buchmann 2007) – aber auch bei Stimmtherapeuten. Der Kopf (Cranium) und das Kreuzbein (Sacrum) sind durch unsere Wirbelsäule wie eine Kette mit ihren einzelnen Gliedern verbunden. Die Kraniosakraltherapie beruht u.a. auf der Annahme, dass die rhythmischen Pulsationen der Gehirn-Rückenmark-Flüssigkeit (Liquor) sich auf die äußeren Gewebe und Knochen übertragen und ertasten lassen. Dabei wird betont, dass eingehende methodische Erfahrungswerte und eine Empathie des Therapeuten eine ausschlaggebende Rolle spielen.

Die Kraniosakraltherapie wird bei der Behandlung von Sprech- und Stimmstörungen in der Praxis angewendet. Dabei handelt es sich um eine sanfte manuelle Behandlung, die die kraniosakralen Strukturen wahrnimmt und durch bestimmte Techniken auflöst. Generell ist die Wirksamkeit der Kraniosakraltherapie bis jetzt umstritten (u.a. Heymann u. Kohrs 2006; Hoefert u. Uehleke 2009). Bei organischen Erkrankungen im Kopfbereich (Zustand nach Schädelfrakturen, Schlaganfall) darf eine kraniosakrale Therapie nicht durchgeführt werden.

Manuelle Faszilitation. Dabei handelt es sich um myofaziale Techniken entlang der Muskulatur mit dem Ziel der Entspannung. Die manuelle Faszilitation als Osteopathie bei Stimmstörungen, das Strecken (Faszilitation) der Muskulatur, dient der Herabsetzung der abnormen Muskelspannung bei Stimmstörungen. Die speziellen Techniken finden schrittweise Eingang in die Diagnostik und Therapie der Phoniatrie und Logopädie.

Die propriozeptive neuromuskuläre Faszilitation (PNF) ist eine physiotherapeutische Behandlungsmethode.

Anwendungsmöglichkeiten der manuellen Medizin

Stimmstörungen. Die manuellen Medizin bzw. Manualtherapie bei zervikalen Stimmstörungen und kraniomandibulären Dysfunktionen erfordert spezielle Kenntnisse.

Hülse und Hölzl (2004) beschreiben die Effektivität der manuellen Behandlung bei Blockierungen im oberen HWS-Bereich bei hyperfunktionellen Stimmstörungen. Bei 24 Patienten mit einer vertebragenen Dysphonie erfolgte eine ärztliche Manualtherapie. Nur in 17% konnte eine Besserung nicht erzielt werden. Die Effektivität der Manualtherapie ist auch nach 6 Monaten noch nachweisbar.

Hülse und Losert-Bruggner (2005) verknüpfen Kopfgelenkstörungen (fKGSt) einschließlich kraniomandibulären Dysfunktionen (CDM) mit Muskelverspannungen im Phonationstrakt. Elektromyografisch ist der erhöhte Muskeltonus durch eine manualtherapeutische Lösung der Muskelverspannungen im Phonationstrakt, z.B. der prälaryngealen Muskulatur, gebessert nachweisbar.

Münch (2003 u. 2006) erörtert als Physiotherapeutin und Sprecherzieherin manuelle Techniken zur Behandlung von funktionellen, organischen und psychogenen Dysphonien und bezeichnet ihr Vorgehen als „Manuelle Stimmtherapie (MST)". Darüber hinaus empfiehlt sie eine manuelle Therapie zur Behandlung von Tonusstörungen bei Dysphagien, Stottern, myofunktionellen Störungen und neurologischen Erkrankungen. Sie verbindet manuelle Methoden mit sprechwissenschaftlichen Erkenntnissen und gliedert sie ein in die Bereiche Wahrnehmung, Haltung, Bewegung und Atmung.

Stuhrmann und Schade (2007) haben mithilfe der manuellen Medizin die Diagnostik im Bereich der oberen HWS und der Kiefergelenke, eine sinnvolle Ergänzung der phoniatrischen Untersuchung, zur Ursachenerklärung funktioneller Dysphonien erörtert. Die manuelle Therapie ist nach ihrer Beurteilung eine Kausaltherapie bei „Blockierungen" im Wirbelsäulenbereich und im Bereich der Kiefergelenke (kraniomandibuläre Dysfunktion). Sie beschreiben ihre Erfahrungen bei 20 Patienten mit zervikogener Dysphonie. Bereits nach jeweils 2 manualtherapeutischen Interventionen, die in allen Fällen durch eine isolierte Dauerohrakupunktur über einen Zeitraum von 10 Tagen ergänzt wurden, besserten sich die subjektiven Beschwerden der Patienten deutlich. Die Autoren empfehlen die Manualtherapie besonders dann, wenn die Therapieerfolge der logopädischen Behandlung einer funktionellen Dysphonie ausbleiben.

> Je nach Störungsbild müssen vor Therapiebeginn röntgenologisch fassbare HWS-Veränderungen (Okziput/C1–C2/3) ausgeschlossen werden, da Veränderungen eine Kontraindikation für eine manuelle Therapie darstellen können. Manipulationen im Kopfgelenkbereich können zu einer Verletzung der A. vertebralis führen.

Anwendungsmöglichkeiten der Osteopathie (manuelle Faszilitation)

Stimmstörungen. Die Osteopathie, speziell die manuelle Faszilitation bei Stimmstörungen, erfordert spezielle Kenntnisse und kann in Kursen erworben werden.

> ! Liebermann (London) und Kooijman (Nijmegen) empfehlen spezielle Techniken der Osteopathie (manuelle Faszilitation) bei Kehlkopferkrankungen. Rubin (London, New York) erörtert zusätzliche Empfehlungen zur Körperhaltung bei Stimmstörungen. Roy beschreibt diagnostische Maßnahmen und empfiehlt eine spezielle Massagetechnik.

Lieberman und Mitarbeiter (1998 u. 2005) beschreiben die Möglichkeiten von „laryngealen Manipulationen" bei Stimmstörungen mithilfe manueller Techniken (manuelle Faszilitation). Der Londoner Osteopath und Psychotherapeut Liebermann betreut speziell Sprecher, besonders Lehrer, Schauspieler und Sänger. Er behandelt die Spannungen im Kieferbereich, in der Mundhöhle und im Halsbereich (u. a. Kehlkopf) bei Stimmstörungen und Globus pharyngeus. Zuerst erfolgt ein Status der Muskelspannungen und Gelenkbewegungen. Anschließend normalisiert er Mechanismen der „voice box". Die Beziehungen zwischen Körperhaltung, Atmung und Funktion des Larynx während der Stimmproduktion spielen eine wichtige Rolle. Zugrundeliegende emotionale Konflikte bei Stimmstörungen können durch laryngeale Manipulationen nicht gelöst werden. Die manuelle Faszilitation ist keine Stimmtherapie, sondern lediglich ein begleitendes Hilfsmittel bei der Behandlung.

Rubin und Mitarbeiter (2005) beschreiben die Bedeutung des „Effekts der *Körperhaltung* auf die Stimme" und bei abnormen Körperpositionen den Effekt auf den Vokaltrakt. Die Beurteilung der Körperposition ist Bestandteil der Osteopathie bei Stimmstörungen.

Kooijman (2005 u. 2008) empfiehlt eine sehr differenzierte *manuelle Faszilitation* auf der Grundlage der Osteopathie mit speziellen diagnostischen und therapeutischen Techniken bei Stimmstörungen (Tab. **2**). Dabei werden die Kopfposition und die Körperhaltung (Ausschluss einer Lordose und Skoliose der Wirbelsäule), der M. trapezius und der M. sternocleidomastoideus, der Mundboden (Mm. mylohyoideus, geniohyoideus, digastricus) und die extralaryngeale Muskulatur sowie die Zwischenräume zwischen Hyoid, Thyroid und Krikoid beurteilt und eine manuelle Faszilitation bei Dysphonien durchgeführt. Dabei gilt es, die suprahyoidale und infrahyoidale Muskulatur getrennt zu beurteilen. Es handelt sich um statische Beurteilungen. Bei einer dynamischen Untersuchung werden 2 Manöver durchgeführt:

- Einmal wird mit einer Kopfdrehung geprüft, ob der Kehlkopf sich normalerweise erst in der Endphase zur gedrehten Seite mitbewegt.
- Bei fixiertem Kopf erfolgt eine Schulterdrehung nach rechts und links. Hier wandert der Kehlkopf zur gedrehten Seite mit, da er am Körper fixiert ist.

Die manuelle Faszilitation ist keine neue Stimmtherapie, sondern lediglich ein Hilfsmittel. Anschließend oder gleichzeitig erfolgt eine Stimmtherapie.

Es sei auch auf den Beitrag von Seipelt (Kap. 45, S. 122) verwiesen, der die erfolgreiche Behandlung einer traumatischen schweren Dysodie bei muskuloskelettaler Dysbalance des gesamten Bewegungsapparats mit Techniken der manuellen Medizin beschreibt. Zudem stellen Fuchs und Kooijman die diagnostische und therapeutische Anwendung der manuellen Faszilitation bei Dysodie eines Opernsolisten dar (Kap. 46, S. 125).

Tab. 2 Untersuchung der Haltung und des Kehlkopfes mit Hilfe der manuellen Faszilitation (Kooijman 2008).

Haltung	Kopfposition/Hals	Kehlkopf/Kiefer: Tonus und Mobilität
• Haltung/Gleichgewicht	• Kopfposition	• Kiefer
• Schultern	• M. trapezius	• äußere Kehlkopfmuskulatur
• Torsion		• Kehlkopfstrukturen
• Wirbelsäule		• Hyoid (Zungenbein)
		• Thyroid (Schildknorpel)
		• Abstand Hyoid und Thyroid
		• Abstand Thyroid und Krikoid

Wirksamkeitsnachweis

Während die manuelle Therapie naturwissenschaftlich anerkannt ist und zahlreiche Wirksamkeitsnachweise erbracht wurden, sind bei der Osteopathie und speziell bei der manuellen Faszilitation bei Stimmstörungen günstige praktische Erfahrungen bekannt (s. o.). Eine zunehmende Verbreitung dieser speziellen additiven Verfahren ist gut vorstellbar.

Ein Cochrane-Review der manuellen Therapie bei Stimmstörungen ist bis jetzt jedoch noch nicht publiziert worden.

Anwendungsmöglichkeiten der Kraniosakraltherapie

Stimm- und Sprechstörungen. Codoni (2002) beschreibt die Möglichkeiten und Grenzen der Kraniosakraltherapie in der täglichen logopädischen Praxis. Sie empfiehlt eine Anwendung bei Sprechstörungen (Dyslalien), speziell bei einer Dysfunktion der orofazialen Muskeln, beim Stottern, Stimmstörungen und Lese-Rechtschreib-Störungen/Lernstörungen. In diesem Zusammenhang schreibt sie (S. 7): „Es ist weder sinnvoll noch möglich, minutiös aufzulisten, welche CST-Technik für welches Störungsbild am geeignetsten ist. Die Übergänge sind fließend."

Die Kraniosakraltechnik wird darüber hinaus oft von Logopäden in die Behandlung von Stimmstörungen als additive Methode mit Erfolg integriert.

In diesem Zusammenhang sei auf das Kap. 47 (S. 129) verwiesen. Hier hat Dietrich ihre Erfahrungen anhand eines Fallbeispiels bei Stimmstörung beschrieben.

Lese-Rechtschreib-Störung. Bezüglich dieser Thematik schreibt v. Suchodoletz (2006, S. 239): „Eine Besserung von Beschwerden ist aber durchaus zu erwarten. Diagnostik und Behandlung gehen mit einer etwa halbstündigen, sanften körperlichen Manipulation einher, die – wie andere Körpertherapien auch – zu einer körperlichen und seelischen Entspannung führt." Er vermutet, dies könnte zusammen mit Suggestiveffekten Versagensängste beim Lesen und Schreiben spürbar vermindern und damit die Schulleistungen verbessern."

Wirksamkeitsnachweis

Bei der Kraniosakraltherapie wird ein Plazeboeffekt, kombiniert mit einer Empathie des Patienten und Therapeuten, diskutiert. Die günstigen Beobachtungen von Therapeuten sind dann als Einzelfallbeobachtungen zu werten. Zu beachten ist auch, dass die manuelle Therapie und Osteopathie (einschließlich Kraniosakraltherapie) vorwiegend additiv zu anderen Behandlungstechniken bei Kommunikationsstörungen angewendet werden.

24 Meditation

Methodik

Meditation (lat.: meditatio = „das Nachdenken über" auch in der Bedeutung „zur Mitte ausrichten" von lat.: medius = die Mitte) ist eine in vielen Religionen und Kulturen geübte spirituelle Praxis. Durch Achtsamkeits- oder Konzentrationsübungen soll sich der Geist beruhigen und sammeln (Wikipedia, Stand: 11.10.2009), die u. a. zu einem Blick nach Innen und zur Entspannung führt. Es gibt zahlreiche Varianten der Meditation, die alle das gleiche Ziel haben, d. h., es sind auch therapeutische Ziele möglich. Die Vielfalt der Meditationstechniken ist unüberschaubar und geprägt von religiösen Wurzeln.

Meditation und neurobiologische Prozesse (EEG, fMRT). In den letzten Jahren werden zunehmend messbare Ergebnisse der Hirnforschung über die Zusammenhänge zwischen Meditation und Hirnaktivitäten publiziert. Das Gehirn befindet sich während der Meditation in einem Zustand großer Wachheit und konzentrierter Aufmerksamkeit.

Hoefert und Ueleke (2009, S. 220) beschreiben auf der Grundlage ausführlicher Literaturrecherchen aus den Jahren 2002–2006 (9 Zitate) zahlreiche Einzelheiten neurobiologischer Prozesse bei Meditation: „So verstärken sich die schnellen Theta- und die langsamen Alphawellen im EEG (Zen-Meditation), was auf eine verstärkte innere Aufmerksamkeit zurückgeführt wird. Die Aktivation der vorderen linken Gehirnhemisphäre steigt an sowie die Durchblutung der vorderen Bereiche, insgesamt wahrscheinlich die der phylogenetisch älteren Gehirnbereiche. Biochemisch lassen sich Interaktionen zwischen oxidativen und anti-oxidativen Prozessen mit einer größeren Photonen-Emission nachweisen. Ebenso wird über einen Melatonin-Pegel bei erfahrenen Meditierenden berichtet. Diese Prozesse unterscheiden sich je nach Meditationstyp und von jenen im Ruhezustand."

Die Amplitude oszillatorischer Hirnaktivität in einem Frequenzbereich zwischen 40 und 60 Hertz, dem sog. Gamma-Frequenzband, nimmt als Aus-

druck kognitiver Höchstleistungen erheblich zu. Eine ganze Reihe von Arbeitsgruppen hat Hinweise gefunden, dass das Fokussieren von Aufmerksamkeit mit einer Zunahme von Gamma-Oszillationen und neuronaler Synchronizität einhergeht (Singer u. Ricard 2008). Dazu wurden auch funktionelle Kernspinuntersuchungen bei tibetanischen Mönchen während der Meditation durchgeführt.

Anwendungsmöglichkeiten

Grundsätzlich kann man von einem Meditationstraining sprechen.

Eine Anwendung wird
- zum Stressabbau,
- bei Stottern und
- bei Demenz
  empfohlen.

Aufgrund der zunehmenden Verbreitung der unterschiedlichen Meditationstechniken in Westeuropa ist mit einer Zunahme der Anwendungsgebiete zu rechnen. Es gibt heute ein starkes Interesse, Meditation als Therapie einzusetzen. Die Gründe sind u. a. in unserer High-Speed-Gesellschaft mit ihrer zunehmenden *„Beschleunigung"* der Ereignisse im beruflichen und persönlichen Bereich zu sehen. Praktisch unterstützt die Meditation auch die *„Entschleunigung"* im täglichen Leben.

> **!** Eine regelmäßige Meditation wirkt beruhigend und wird in der westlichen Welt als Entspannungstechnik empfohlen.

Wirksamkeitsnachweis

Die positive Wirksamkeit eines Meditationstrainings ist unbestritten und hat historisch viele Wurzeln, die im biopsychosozialen Sinne ebenfalls erklärbar sind. Eine Beweisführung über Erfolgsergebnisse kann mit neurobiologischen Verfahren (s. o.) erbracht werden.

25 Musiktherapie

Definition. Die Deutsche Gesellschaft für Musiktherapie (www.musiktherapie.de) definiert Musiktherapie wie folgt:

„Musiktherapie ist der gezielte Einsatz von Musik im Rahmen der therapeutischen Beziehung zur Wiederherstellung, Erhaltung und Förderung seelischer, körperlicher und geistiger Gesundheit. Musiktherapie ist eine praxisorientierte Wissenschaftsdisziplin, die in enger Wechselwirkung zu verschiedenen Wissenschaftsbereichen steht, insbesondere der Medizin, den Gesellschaftswissenschaften, der Psychologie, der Musikwissenschaft und der Pädagogik. Der Begriff ‚Musiktherapie' ist eine summarische Bezeichnung für unterschiedliche musiktherapeutische Konzeptionen, die in ihrem Wesen nach als psychotherapeutische zu charakterisieren sind, in Abgrenzung zu pharmakologischer und physikalischer Therapie. Musiktherapeutische Methoden folgen gleichberechtigt tiefenpsychologischen, verhaltenstherapeutisch-lerntheoretischen, systematischen, anthroposophischen und ganzheitlich-humanistischen Ansätzen."

Neurobiologie des Singens

Die Kommunikationssysteme Sprache und Gesang können intensive Emotionen erzeugen. In diesem Zusammenhang beschreiben Altenmüller und Mitarbeiter (2007, S. 102) die Neurobiologie des Singens und die Wirkung von Gesang. Die sprachliche und musikalische Strukturverarbeitung ist eng miteinander verknüpft, wobei ähnliche neuronale Prozesse zugrunde liegen. Gesang kann nicht nur zur Entspannung führen, sondern eignet sich auch für sprachentwicklungsgestörte Kinder und Aphasiker (s. u.). Dabei handelt es sich um einen mehrstufigen Prozess, „bei dem die Qualität der Musik, etwa der Einsatz der menschlichen Stimme oder der Beginn von etwas Neuem, die Persönlichkeitseigenschaften der Hörer, z. B. Empfindsamkeit und Belohnungsabhängigkeit, und die musikalische Biografie wichtig sind."

Beispiel einer rezeptiven Musiktherapie

Ein Beispiel für die generelle Entspannungswirkung von Musik soll das Menuett für Cembalo in G-Dur, Köchel-Verzeichnis 1a 1761/2, von Wolfgang Amadeus Mozart (1756–1791) genannt werden. Das Menuett ist gut geeignet, um die Zuhörer zu entspannen und kann damit als rezeptive Musiktherapie angesehen werden. Das Menuett kann zu Beginn einer Musiktherapie verwendet werden. Der Schweregrad des Menuetts ist sehr leicht und kann nach eigenen Erfahrungen bei einem vorhanden Klavier sofort eingesetzt werden (Abb. **11**).

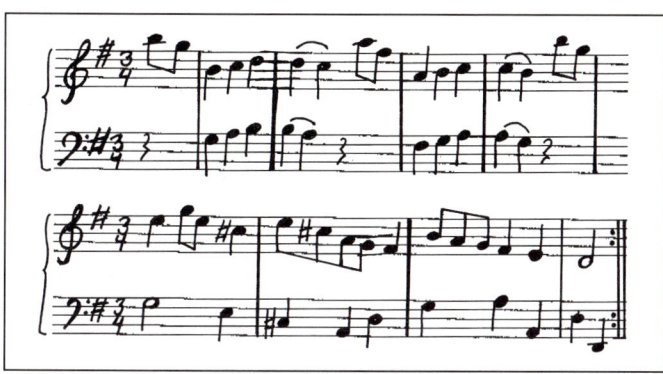

Abb. 11 „Entspannung mit Musik" am Beispiel eines Ausschnitts aus dem Menuetts in G-Dur (Köchel-Verzeichnis 1, 1761/1762) von Wolfgang Amadeus Mozart (1756–1791).

Methodik

Generell kann unterschieden werden zwischen
- aktiver Musiktherapie und
- rezeptiver Musiktherapie.

Bei der *aktiven Musiktherapie* ist der Patient selbst am Musizieren beteiligt, wie z.B. durch Spielen am Instrument oder Singen. Dagegen ist er bei der *rezeptiven Musiktherapie* nicht am aktiven Musizieren beteiligt. Früher wurde die rezeptive Musiktherapie als passive Musiktherapie bezeichnet.

Darüber hinaus kann eine *Einzelmusiktherapie* von einer *Gruppenmusiktherapie* unterschieden werden.

Anwendungsmöglichkeiten

Die Anwendungsgebiete der Musiktherapie im Kindes- und Erwachsenenalter sind sehr vielfältig; es seien folgende genannt, die sich besonders bei Sprach-, Sprech- und Stimmstörungen etabliert haben:
- Im Bereich Kinder- und Jugendpsychiatrie: Entwicklungsstörungen, Stottern, Autismus, Mutismus.
- Im Bereich Gerontopsychiatrie: Aphasie, Demenz, Wachkoma.
- Im Bereich Otologie/Audiologie: Tinnitus.
- Die Musiktherapie kann im ambulanten und stationären Bereich eingesetzt werden.

Musiktherapie im Kindesalter

„Musiktherapie für Kinder wird heute als wissenschaftlich fundierte therapeutische Behandlungsform in vielen Feldern des Gesundheits-, Schul- und Sozialwesens praktiziert," wie Pfahl u. Koch-Temming (2008) schreiben. Musiktherapeutinnen arbeiten in Kliniken, Ambulanzen, Beratungsstellen und Praxen, in Förderstätten, Schulen und Heimen. „Kindermusiktherapie wird dabei nicht nur zur Behandlung von Krankheiten und Störungen angewandt, sie dient auch der Förderung von Gesundheit oder der Unterstützung von Integration und bereichert so pädagogisches und sozialpädagogisches Handeln." (Pfahl u. Koch-Temming 2008, S. 15).

Bei der Auswahl der Instrumente spielt das Alter des Kindes eine Rolle. Die Tab. 3 vermittelt eine

Tab. 3 Instrumente, die in der Kindermusiktherapie verwendet werden (Pfahl u. Koch-Temming 2008).

Europäische Instrumente: Akkordeon, Blockflöte, Chimes, Drum-Set, Effektinstrumente, Gitarre, Harfe, Klavier, Melodika, Monochord, Orchesterinstrumente, Tischröhrenspiel
Außereuropäische Instrumente: Agogo, Afuche, Balafon, Berimbao, Bongo Bell, Bongos, Bougarabou, Cabase, Cajon, Caxixis, Claves, Congas, Cuica, Didgeridoo, Djemben, Flex-A-Ton, Afrikanische Glocken, Gomé-Bass, asiatische und indische Gongs, Guiro, Kalimba, Klangschalen, Kpanlogo, Maracas, Oceandrum, Rainmaker, Rahmentrommeln, Shaker, Shekere, Schlitztrommel, Sprechtrommeln, Steeldrum, Surdo, Vibraslap, Wah-Wah-Röhre, Zimbeln
Orff-Instrumente: Becken, Fingerzymbeln, Glockenspiel, Holzblocktrommel, Holzklangstäbe, Klanghölzer, Metallophon, Rahmentrommeln, Rahmenschellentrommeln, Schellenband, Schellenkranz, Triangel, Xylophon
Anthroposophische Instrumente: Blockflöte, Renaissanceblockflöte, Choroi, Choroi-Flöte, Chrotta, Wichtelchrotta, Cornamuse Alphorn, Gemshorn, Englische Handglocken, Harfenleier, Kantele, Kinderharfe, Krummhorn, Kupferflöte, Leier, Bordun-Leier, Obertonflöten, Schalmei, Streichbass, Steichpsalter
Elektrisch verstärkte Instrumente: E-Gitarre, Heimorgel, Soundbeam, Synthesizer
Speziell entwickelte Instrumente: Klangbett, Klangharfe, Klangliege, Klangstuhl, Klangwiege, Körpertambura, Streichrohr, Tischtrommel
Instrumente aus Umweltmaterial: Alufolie, Dosen mit verschiedenem Material gefüllt, Eierschneider, Flaschen, Gummiringe, Holzstäbe, Kamm, Kartons, Kastanien, Korken, Löffel, Luftballons, Muscheln, Nägel, Nüsse, Papier, Papprollen, Schnüre, Schrauben, Schüssel, Steine, Töpfe, Topfdeckel, Waschbrett, mit Wasser gefüllte Gegenstände

Übersicht über die in der Kindermusiktherapie verwendeten Instrumente.

Die im Folgenden aufgeführten Anwendungsmöglichkeiten einer Musiktherapie im Kindesalter werden empfohlen.

Entwicklungsstörungen einschließlich Sprachentwicklungsstörung. Die Musiktherapie setzt testdiagnostische Verfahren zur Klärung des Umfangs der Sprachentwicklungsstörung aus logopädisch/sprachtherapeutischer Sicht voraus.

Hörgeschädigte Kinder. Haus (2008) beschreibt ein interdisziplinäres Behandlungskonzept (Abb. 12). Er empfiehlt ein musikalisches Gestalten zur Motorik, Improvisation zum Instrumentalspiel des

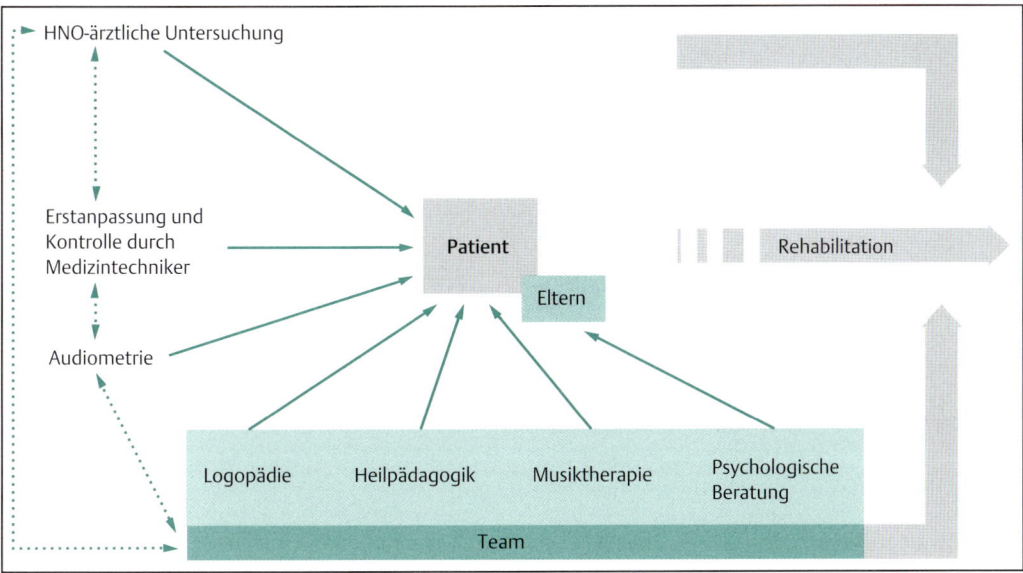

Abb. 12 Interdisziplinäres Behandlungskonzept mit Musik für hörgeschädigte Kinder wie Haus (2008) es beschreibt.

Kindes, Arbeiten am Atemrhythmus, Improvisation mit Gesang und Methoden zur Hördetektion und Hördiskrimination.

Mutismus. Das interdisziplinäre Vorgehen erfolgt vorwiegend stationär in Abteilungen für Kinder- und Jugendpsychiatrie. Methodisch bewährt sich u. a. ein Vorgehen mit den oben beschriebenen Blasinstrumenten, mit stimmverfremdenden Mikrofonen, mit Lautsprache und Stimme als „Spielinstrument“.

Autistisches Spektrum. Musik kann als ein Beziehungsangebot beim autistischen Spektrum angesehen werden. Es lassen sich die Ausdrucksmöglichkeiten erweitern, die aggressiven Affekte werden besser reguliert.

Aufmerksamkeitsdefizit-/Hyperaktivitätsstörung. Die Musiktherapie kann als ein integrierender Bestandteil einer Stimulanzientherapie angesehen werden.

Musiktherapie im Erwachsenenalter

Aphasie

Bei jährlich bis 250 000 Schlaganfallpatienten, davon bis 80 000 Aphasiker, in Deutschland sollte die Musiktherapie mehr Aufmerksamkeit finden. Es werden mehrere Verfahren empfohlen.

Melodische Intonationstherapie (MIT). Das Verfahren wurde bereits 1973 von Albert, Sparks und Helm in Boston entwickelt und erlebt in den letzten Jahren eine Renaissance in der Musiktherapie (Gottfried Schlaug, Harvard University, Medical School, Boston, 2008). Das Gehirn darf nur einseitig, nämlich in der sprachdominanten Hemisphäre, überwiegend im Broca-Areal, geschädigt sein. Das Sprachverständnis sollte erhalten sein, sodass eine Selbstkorrektur möglich ist. Zumeist haben die Aphasiker, bevor sie mit einer MIT behandelt werden, mehrere Monate erfolglose Therapie hinter sich und die Krankheit hat bereits ein chronisches Stadium erreicht. Das Verfahren versucht, über die prosodischen und rhythmischen Fähigkeiten der rechten Hemisphäre eine Besserung bei nichtflüssigen Aphasikern zu erreichen. Das MIT-Modell der nichtdominanten Hemisphäre beruht auf rudimentären linguistischen Fähigkeiten in der rechten Hemisphäre.

Aktiver musiktherapeutischer Behandlungsansatz (SIPARI). Er enthält die Trainingskomponenten Singen, Intonation, Prosodie, Atmung und Improvisation. Jungblut und Mitarbeiter (2006) schildern die erfolgreiche Musiktherapie auf die sprachlichen Leistungen eines 57-jährigen Globalaphasikers 3 Jahre nach einer Hirnblutung. Innerhalb von 7 Monaten ergab sich eine signifikante Leistungssteigerung, die anhand des Aachener-Aphasie-Tests (AAT) belegt werden konnte. Parallel dazu wurde die logopädische Behandlung weiter fortgeführt. Generell wird SIPARI bei Langzeitaphasikern empfohlen.

Passive Musiktherapie. Eine passive Musiktherapie führten Särkämo und Mitarbeiter (2008) bei 60 Patienten (54 Patienten beendeten die Studie) mit Zustand nach Schlaganfall über die A. cerebri media bei Befall der rechten oder linken Hemisphäre durch, bevor Veränderungen im Gehirn stattgefunden haben. Sie verglichen Patienten, die täglich einige Stunden Musik hörten, mit Patienten, die Hörbücher oder gar nichts hörten. Bei allen Patienten wurde eine standardisierte medizinische Betreuung und Rehabilitation durchgeführt. Nach 2 Monaten verbesserte sich das Sprachgedächtnis in der Musikgruppe um 60 %. Die Hörbuchgruppe erreichte 18 % und die Patienten, die nichts gehört hatten, 29 %. Die konzentrierte Aufmerksamkeit, die Fähigkeit mentale Operationen zu kontrollieren, durchzuführen und Probleme zu lösen, stieg bei der Musikgruppe um 17 %. In den anderen beiden Gruppen kam es nicht zu Änderungen. Die Autoren führten eine einfach verblindete, randomisierte und kontrollierte Studie durch.

Inwieweit eine spontane Besserung und/oder eine komplexe Sprachtherapie zu gleichen Resultaten führt, sollte allerdings noch überprüft werden.

> **!** Die Musiktherapie ist eine kostensparende Methode, die in einem frühen Zeitfenster der Erkrankung sicherlich einen zusätzlichen Behandlungsweg ermöglicht, da Schlaganfallpatienten in den ersten Wochen und Monaten über 72 % des Tages mit nicht-therapeutischen Aktivitäten (inaktiv und ohne Interaktionen) verbringen (Särkämo 2008).

Aktive Musiktherapie. Zantopp (www.zantopp.de/jennifer) beschreibt 3 unterschiedliche Therapieansätze einer aktiven Musiktherapie bei Aphasikern:

- Das *Konzept der Reaktivierung* hat als Ausgangspunkt, dass einige Sprachfunktionen wieder nutzbar, zum Teil brauchbar, gemacht werden können. Neues soll nicht dazugelernt werden. Der Zugang zu früheren Sprachfunktionen soll wieder reaktiviert werden. Das Singen, Mitsingen ist oft der erste Zugang zu Sprachübungen.

- Das *Konzept der Reorganisation* geht davon aus, dass Sprachfunktionen neu gelernt werden, sie also von einem nicht beschädigten Hirnbereich übernommen werden können. Ein speziell dafür entwickeltes Trainingsprogramm ist z. B. die Melodic Intonation Therapy. Dieses Therapiemodell geht davon aus, dass Wörter und Sätze durchaus abgerufen werden können, wenn sie an eine bestimmte Melodie gekoppelt sind. Aufgrund des großen Zeitaufwands und der regelmäßigen Therapien, wird in der Musiktherapie normalerweise kein Gebrauch davon gemacht.

- Das *Konzept der Kompensation* bedeutet, dass man weder durch Reaktivierung noch durch Reorganisation genügend Sprachfunktionen wiederherstellen kann, um eine Kommunikation zu gewährleisten. Ergänzungsmöglichkeiten sind der Einsatz der Körpersprache, der Umgang mit Wörterbüchern für Aphasiker oder der Ansatz, mithilfe der Musiktherapie die Expressivität der Stimme zu fördern. Dabei sollte der Gebrauch der Stimmreste ausdrucksstark eingesetzt werden.

Das Zantopp-Prinzip wird als wertvoller Zugang zu einer Sprachtherapie empfohlen. Als Einzel- oder Gruppenaktivitäten werden genannt: Sprachspiele, Interaktionsspiele, Abrufen und Hemmen, Rhythmuswahrnehmung und Verarbeitung, Lieder singen, Gesangsübungen, Improvisationen.

Stottern. Die Musiktherapie eröffnet ein breites Spektrum von Ansatzmöglichkeiten beim Stottern. Seidel (2006) beschreibt die Förderung von 3 stotternden Jugendlichen durch aktives Musizieren in einer Rock- und Pop-Band. Die Förderinhalte beinhalten Angebote zum aktiven Musizieren und berücksichtigen die pragmatisch-kommunikative Sprachebene. Die schrittweise Erarbeitung des Rap-Songs „der Scatman" ermöglicht eine indirekte Behandlungsmöglichkeit zum Thema *„Scatten und Stottern"*. Dabei wird eine Identifikationsmöglichkeit der Stotterer mit dem Leben und den Erfahrungen des stotternden Musikers John Scatman (1942–1999) angestrebt. Der interessierte Leser dieser Monografie kann sich über das Internet akustische Proben mehrere Videoclips von jeweils über 3 min Dauer anschauen.

Die Single Scatman (Ski-Ba-Bop – Ba-Dop-Bop; 1994) und das Album Scatman's World wurden ein Welterfolg. Der Stil von Scatman beruht auf den sog. „Scat-Rap", der auf sein Stottern zurückzuführen war. John Scatman sang in den meisten Liedern über sein eigenes Stottern und seine Gefühle dazu. Hierdurch wurde Scatman zu einem leichten Stotterer, der nur noch wenig Angst vor seiner Sprechstörung hatte.

Wirksamkeitsnachweis

Die Musiktherapie befindet sich auf dem Weg, eine evidenzbasierte wissenschaftliche Anwendungsdisziplin zu werden, manche Interventionen sind dabei schon weiter fortgeschritten als andere

(Hillecke u. Dulger 2007). Särkämo und Mitarbeiter (2008) führten eine single-blind, randomisierte und kontrollierte Studie mit Erfolgsnachweis einer Musiktherapie bei Aphasikern durch (s. o.).

Beispielsweise soll für die Kindermusiktherapie auf Gold et al. (2006) verwiesen werden. Sie zeigen am Beispiel der Musiktherapie für Kinder mit tief greifenden Entwicklungsstörungen, wie die musiktherapeutische Behandlung von Kindern mit Erkrankungen des autistischen Spektrums durch verschiedene Arten von empirischer Evidenz untermauert werden kann: Angefangen von der höchsten Stufe der Evidenz, einem systematischen Forschungsüberblick (Metaanalyse), über einzelne randomisiert-kontrollierte, klinische Studien und Falldarstellungen bis hin zu qualitativen Studien und Expertenmeinungen.

26 Neurolinguistisches Programmieren

Methodik

Neurolinguistisches Programmieren (NLP) ist ein Modell aus menschlicher Erfahrung und Kommunikation. Die neurolinguistische Programmierung wurde von dem Mathematikstudenten und späteren Psychologen Richard Bandler und den Linguisten John Grinder entwickelt (Bandler u. Grinder 2002).

Als zentrale Grundannahme des NLP gilt, dass innere Vorgänge und innere Wahrnehmungen des Menschen gleichgesetzt und dass zur Diagnose psychologischer Störungen die Befunde aus einer Befragung des Betroffenen verwendet werden. So können wiederkehrende Verhaltensmuster, z.B. störende Ängste und Fehlverhalten, umprogrammiert und verändert werden. NLP ist der Überbegriff für eine Methodensammlung mit „Kommunikationstools".

Sprach-, Sprech- und Stimmtherapeuten setzen das NLP, z.B. als ausgebildeter NLP-Practitioner, als zusätzliches Therapieverfahren in ihr Gesamtkonzept ein.

Es sollen 3 spezifische NLP-Techniken erwähnt werden (Winchgen 2006):

- Das Herstellen von Rapport: Das Demonstrieren von Gemeinsamkeiten (gemeinsame Inhalte, Ähnlichkeiten der nichtsprachlichen Kommunikation) wird als „Pacing" („Spiegeln") bezeichnet. Unter „Leading" wird „Führen", z.B. Steuerung des Gesprächs, verstanden.
- Ankern: Mit Ankern werden beim NLP äußere Reize bezeichnet, die innere Reaktionen (Gefühle) hervorrufen.
- Reframing: Dabei soll das Verhalten in einem ganz neuen Licht, in einem neuen Rahmen, gesehen werden. Zum Beispiel: Ich bin zu dick bzw. ich bin zu dünn: Es werden dafür neue, sinnvolle inhaltliche Vergleiche gesucht.

Anwendungsmöglichkeiten

Elemente des neurolinguistischen Programmierens finden Eingang bei:

- Stimmstörungen,
- Aphasie,
- auditive Verarbeitungs- und Wahrnehmungsstörung (AVWS),
- Aufmerksamkeits-/Hyperaktivitätssyndrom (ADHS),
- Lese-Rechtschreib-Störung (LRS),
- Dyskalkulie.

Stimmstörungen. Die Integration von NLP in die Stimmtherapie beschreibt Schimmelpfennig (2003). Sie empfiehlt die Anwendung folgender NLP-Techniken: Rapport (partnerzentrierte Gesprächsführung; Empathie), Kalibrieren (Aufrechterhaltung des Rapports), Ankern (Reize, die regelmäßig auslösbar sind), Repräsentationssysteme und Zugangshinweise (Sehen, Hören, Riechen, Schmecken, Fühlen), Metamodell der Sprache (Erfahrungen und Weltbilder sprachlich zum Ausdruck bringen), Milton-Modell (tranceartige Zustände bewirken).

Kammerlehner zeigt in einem Fallbeispiel in Kap. 48 den Einsatz des NLP bei einer Patientin mit Aphonie und Dysphonie (S. 133).

Wirksamkeitsnachweis

Neurolinguistisches Programmieren findet Anwendung in der komplementären Stimm- und Sprachheilkunde, über positive Erfahrungen wird berichtet. Kritiker der NLP weisen darauf hin, dass zahlreiche Anbieter NLP mit esoterischen Lehren kombinieren, was zu einer Vermischung mit pseudowissenschaftlichen Lehren führe (Wikipedia, Stand: 20.09.2009). Dies dürfte bei der Anwendung bei Kommunikationsstörungen weniger in Betracht kommen.

27 Ordnungsschwellentraining

Ordnungsschwelle. Die beidohrige (auditive) Ordnungsschwelle beschreibt die Zeitspanne, die erforderlich ist, um 2 akustische Reize, die nacheinander dem linken und rechten Ohr präsentiert werden, als Einzelreize in einer zeitlichen Reihenfolge wahrzunehmen. Das heißt, es besteht der kürzeste Zeitabstand zwischen 2 aufeinanderfolgenden Reizen, bei dem 2 auditive Stimuli gerade noch in eine Ordnung gebracht werden können. Damit ist die Ordnungsschwelle wesentlich für die Zeitauflösung fortlaufender Höreindrücke. Die korrekte auditorische Analyse des Sprachverstehens erfordert ein sprachliches Angebot in Zeiteinheiten. Tab. **4** zeigt den Zusammenhang zwischen Sprach- und Zeitverarbeitung.

Ordnungsschwellentraining. Die Bedeutung eines Ordnungsschwellentrainings und weiterer psychoakustischer Parameter bei auditiven Funktionsstörungen und Entwicklungsstörungen einschließlich Lernstörungen sind Gegenstand interdisziplinärer fachlicher Diskussionen.

Methodik

Das Ordnungsschwellentraining ist ein Training der zeitlichen Verarbeitungsfähigkeit. Erste Erfahrungswerte wurden bereits von Tallal und Mitarbeitern (1996) sowie Merzenich und Mitarbeitern (1996) mitgeteilt.

Anwendungsmöglichkeiten

Ein Ordnungsschwellentraining wird bei
- auditiven Verarbeitungs- und Wahrnehmungsstörungen,
- Sprachentwicklungsstörungen und
- Lese-Rechtschreib-Störungen
empfohlen.

Falls man sich zu einer Anwendung von komplementären Verfahren entschließt, sollten mindestens 2 Voraussetzungen erfüllt sein (Böhme 2008):
- eine umfassende audiometrische und psychometrische Diagnostik,
- die komplementäre Behandlung kann nur Teil einer Gesamtbehandlung sein.

Wirksamkeitsnachweis

Kritisch äußert sich Berwanger (2006) zum Einsatz eines Trainings der Zeitverarbeitung bei Kindern mit einer Lese-Rechtschreib-Störung. Dabei verwendete sie (gemeinsam mit v. Suchodoletz) allerdings von möglichen 8 Low-Level-Funktionen eines Trainingsgeräts nur das Richtungshören und die Ordnungsschwelle. Sie prüften somit nur 2 Low-Level-Funktionen. Eine endgültige Bewertung ist somit auf der Grundlage dieser Untersuchungen nicht möglich.

Neuerdings beschreiben Ptok und Meisen (2008) die basalen auditorischen Funktionen mithilfe von 5 psychoakustischen Testverfahren bei Schulkindern in einer Normwert-/Querschnittsuntersuchung bei 200 Schulkindern der 3. und 4. Jahrgangsstufe:

Tab. **4** Zusammenhang zwischen Zeit- und Sprachverarbeitung (Kegel 1998).

Zeitverarbeitung	Taktrate	Sprachverarbeitung
Ordnungsebene	20–50 ms	Merkmale und Laute
Strukturierungsebene	einige 100 ms	Silben und Wörter
Integrationsebenen	etwa 3 s	Teilsätze und Sätze

- Frequenzschwelle,
- Intensitätsunterschiedsschwelle,
- temporales Auflösungsvermögen („gap detection"),
- monaurale Ordnungsschwelle,
- binaurale Ordnungsschwelle.

Diese 5 psychakustischen Tests sind in allen in Deutschland erhältlichen Trainingsgeräten enthalten. Deshalb besitzt diese Studie große praktische Bedeutung, da die entsprechenden Trainingsgeräte häufig in ärztlichen und logopädischen Praxen eingesetzt werden.

Ptok und Meisen fanden für die gemessenen Variablen keine Normverteilung. Offensichtlich gäbe es jedoch bei den basalen auditorischen Fähigkeiten eine altersabhängige Reifung. Wie die Ergebnisse, die man mit den eingesetzten Testverfahren erhält, und der Erwerb sprachli-

cher Komponenten zusammenhängen, sei nicht eindeutig geklärt. Werden diese Tests dennoch in der Praxis eingesetzt, so kann der HNO-Arzt bzw. Pädaudiologe die hier vorgestellten Normwerte für Kinder der 3. und 4. Jahrgangsstufe zum Vergleich der individuell gewonnenen Testergebnisse heranziehen" (Ptok und Meisen 2008, S. 264).

> ! Ein alleiniges Training der basalen Low-Level-Funktionen bei Kindern mit auditiven Verarbeitungs- und Wahrnehmungsstörungen, Sprachentwicklungsstörungen und Lese-Rechtschreib-Störungen ist nach dem jetzigen Erkenntnisstand umstritten. Als unterstützende Verfahren im Rahmen einer multimodalen Therapie ist der Einsatz als ein Baustein zu vertreten. Doppelblindstudien anhand einer größeren Studiengruppe mit vergleichbarer Testbatterie über einen längeren Zeitraum sind unbedingt erforderlich (Böhme 2008).

28 Phytotherapie (Pflanzenheilkunde)

Methodik

Die Behandlung mit Heilpflanzen (Phytopharmaka) hat ihren Ursprung in der Kräuterheilkunde (Kap. 19, S. 41 f) der Antike und des Mittelalters und gehört zu den ältesten medizinischen Therapien. Die Phytotherapie, die naturwissenschaftlich-pharmakologisch orientierte Pflanzenheilkunde, ist ein Bestandteil der naturwissenschaftlichen Humanmedizin. Der rational begründete Einsatz von Phytotherapeutika wird besonders bei Erkrankungen der oberen Atemwege eingesetzt. Die Pflanzenheilkunde geht von einer Dosis-Wirkungs-Beziehung aus und steht im Gegensatz zu den komplementären Verfahren. Ausgangsstoffe sind Tees, Säfte, Tinkturen, Extrakte, Auskochungen (Dekokte) und Pulver. Eine chemische Isolierung eines einzelnen Arzneistoffs ist nicht vorgesehen.

Zu unterscheiden ist die „chinesische Kräutermedizin" der Traditionellen Chinesischen Medizin (TCM) von der pharmakologisch orientierte Pflanzenheilkunde. Hier kann von einer komplementärmedizinischen Betrachtung ausgegangen werden. Dabei spielen besonders Erfahrungswerte, überliefertes Wissen und Traditionen eine wesentliche Rolle.

 Man versteht unter Phytotherapie die Heilung, Linderung und Vorbeugung von Krankheiten durch Arzneipflanzen und ihre Bestandteile.

Nebenwirkungen von Phytopharmaka

Manche Phytopharmaka haben eine geringe Quote von Nebenwirkungen. Genannt seien Johanniskraut und Ginkgo biloba (Saler u. Reichling 2008).

Johanniskraut. In Drug-Monitoring-Studien zu Johanneskrautextrakten werden nur bei 2–3 % der Patienten Nebenwirkungen wie leichte Magen-Darm-Beschwerden, allergische Reaktionen, Übelkeit, Unruhe und Hautreaktionen bei Lichtüberempfindlichkeit beschrieben.

Ginkgo biloba. In Drug-Monitoring-Studien werden bei 0,4–3,7 % der Patienten Nebenwirkungen bei Gaben von Ginkgo-biloba-Extrakten beschrieben (Saller u. Reichling 2008).

Anwendungsmöglichkeiten

Phytopharmaka zählen heute zu den Medikamenten, die weit verbreitet und der Selbstmedikation leicht zugänglich sind. „Während der medizinische Laie Phytopharmaka als ‚natürliche Arzneimittel ohne Nebenwirkungen' ansieht, haben moderne Phytotherapeutika einen hohen Anspruch bei Pharmakologie und Toxikologie. Davon ist die komplementär orientierte Phytotherapie in der vielfältigen Anwendung abgrenzbar. Eine sehr wesentliche Rolle in der Beurteilung von pflanzlichen Arzneimitteln stellt die im Gegensatz zu den Synthetika oft über Jahrhunderte tradierte Erfahrung dar" (Kraft 2008).

Atemwegserkrankungen (Pharyngitis, Laryngitis, Tracheitis, Stimmstörungen). Symptome können mit Phytopharmaka aufgrund ihrer antiphlogistischen, antibakteriellen und lokal anästhesierenden Wirkung erfolgreich behandelt werden. Eine Phytotherapie kann ergänzend zu Arzneimitteln, zur Stimmtherapie oder allein angewendet werden.

 Jede Heiserkeit, die länger als 2–3 Wochen andauert, muss fachärztlich abgeklärt werden.

Schilcher, Kammerer und Wegener (2007) empfehlen Gurgeln, schluckweises Trinken oder Lutschen mit folgenden Phytopharmaka:
- *Pharyngitis*: isländisches Moos, Kamillenblüten, Salbeiblätter, Spitzwegerichkraut, Umckaloabowurzel,
- *Laryngitis*: isländisches Moos, Kamillenblüten, Salbeiblätter, Propolis,
- Tracheitis: Kamillenblüten, Salbeiblätter.

Aufmerksamkeitsdefizit-/Hyperaktivitätssyndrom (ADHS). Nicht alle Kinder mit ADHS sprechen auf Stimulanzien an. In einer randomisierten Doppelblindstudie untersuchten Weber und Mitarbeiter (2008) deshalb bei 54 Kindern und Jugendlichen im Alter zwischen 6 und 17 Jahre mit einem standardisierten DSM-IV-Fragebogen bei gesicherter ADHS die Wirksamkeit von Johanniskraut (Hypericum perforatum; Abb. **13**). Alle Kinder nahmen zunächst eine Woche 3-mal täglich Plazebo und anschließend über 8 Wochen randomisiert entweder weiterhin Plazebo (n = 27) oder 300 mg standardisiertes Johanniskraut (0,3 % Hypericin) ein. Die Wirksamkeit der Medikation wurde anhand der 55-stufigen ADHS „Rating Scale-IV" und der 8-stufigen „Clinical Global Impression Improvement Scale" überprüft. Es ergab sich kein signifikanter Unterschied zwischen Plazebo und Verum. Seit 01.04.2009 ist Johanniskraut (bei mittelschwerer Depression) aufgrund der Nebenwirkungen verschreibungspflichtig. Präparate, die nur

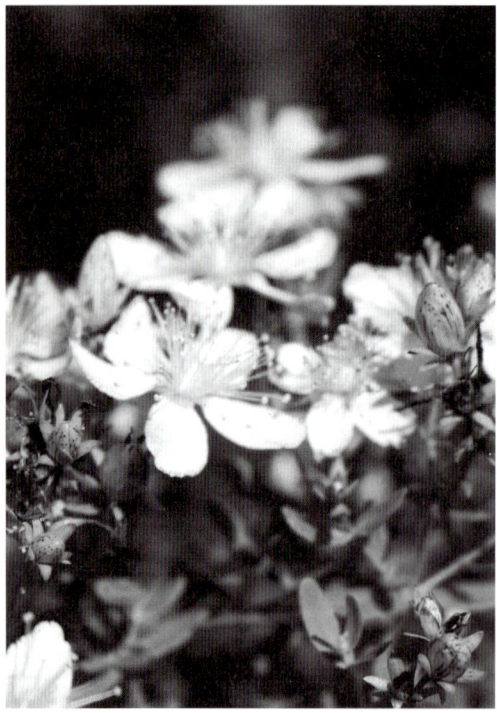

Abb. 13 Johanniskraut (Hypericum perforatum) (Quelle: Thieme Verlagsgruppe, Foto: Michael Zimmermann).

für leichte, depressive Zustände zugelassen seien, können weiter rezeptfrei erworben werden.

Demenz. Umfangreiche Studien mit *Ginkgo* zur Behandlung der Demenz werden seit vielen Jahren publiziert. Nach den Feststellungen des „Instituts für Qualität und Wirtschaftlichkeit im Gesundheitswesen" (2007) bei Alzheimer-Demenz liegen Hinweise auf einen Nutzen mit Ginkgo-biloba-Extrakt bezüglich der Besserung von Beeinträchtigungen der Aktivitäten des täglichen Lebens vor. Diese Effekte sind jedoch gering und die Mitteilungen beziehen sich auf die Daten von 2 älteren Studien. Es werden weitere Studien über die Wirksamkeit von Ginkgo bei Demenz gefordert.

Neuerdings haben Ihl und Mitarbeiter (2008) bei 410 ambulant behandelten leicht- bis mittelschweren Demenzpatienten 24 Wochen lang einmal täglich entweder 240 mg Egb 761 (Tebonin konzentriert 240 mg) oder ein Plazebo verabreicht. Die Ergebnisse werden wie folgt zusammengefasst: EGB 761 bessert sowohl die kognitive Funktion als auch die neuropsychiatrische Symptome und die Fähigkeit zur Bewältigung des Alltags.

Allerdings hat DeKosky mit einem großen Ärzteteam (2008) in einer randomisierten, doppelblind ausgeführten, plazebokontrollierten, klinischen Studie von 5 akademischen Medizinzentren in den USA bei 3061 Freiwilligen (n = 1545 mit Ginkgo biloba und n = 1524 mit Plazebo) keinen Einfluss auf die Entwicklung von Demenz beobachten können. Alle Teilnehmer der Studie waren über 75 Jahre und wurden im Mittel von 6 Jahren untersucht. Die Hälfte der Gesamtzahl erhielt Ginkgo, die anderen Teilnehmer ein Scheinpräparat.

Empfehlungen zur Behandlung der Demenz mit *weiteren Heilkräutern* werden besonders in der asiatischen Medizin ausgesprochen. Empfohlen werden u. a. Salbei, Melisse, Rosmarin, Minze, Petersilie, Liebstöckl, Dill, Thymian, Bohnenkraut und Schnittlauch. An dieser Stelle soll auf 3 Studien aus dem Jahr 2006 kurz eingegangen werden.

● So werden z. B. von einem Forschungsteam des psychiatrischen Forschungszentrums der Teheraner Universität die klinischen Effekte unterschiedlicher Heilkräuter zur Behandlung der Alzheimer-Erkrankung beschrieben, da oft unbefriedigende Ergebnisse einer medikamentösen Demenztherapie feststellbar sind (Akhondzadeh u. Abbasi 2006).

- Auch Dos Santos-Neto und Mitarbeiter (2006) haben einen systematischen Überblick über den Nutzen von Kräutermedizin bei Alzheimer publiziert und gelangten in ihrer randomisierten, kontrollierten Studie bei über 65-Jährigen zu dem Ergebnis, dass sich bei Gaben von „Melissa officinalis, Salvia officinalis und Yi-Gan San und BDW (Ba Wie Di Huang Wan)" ein therapeutischer Effekt belegen lässt.
- In einer 12-wöchigen Blindstudie haben Maruyama und Mitarbeiter (2006) bei 36 dementen Patienten die Wirkung von Donopezil allein (n = 20) und in Kombination mit 13 japanischen Heilkräutern (genannt Kami-Untan-To, KUT; n = 18) untersucht. Sie belegten eine zusätzliche Wirkungssteigerung bei Kombinationstherapie und dokumentierten dies im Mini-Mental-Status-Test und der Single-Photon-Computertomografie.

! Trotz positiver Studienergebnisse mithilfe der traditionellen asiatischen Kräutermedizin sind die beschriebenen Vielpflanzengemische, die ggf. noch für jeden Erkrankten individuell hergestellt werden, mit Zurückhaltung zu bewerten.

Anwendungsgebiete bei Demenz mit Tee

Das Teetrinken ist aus der Sicht der Naturheilkunde und Schulmedizin eine zusätzliche Behandlungsmöglichkeit, die bei vielen Erkrankungen angewendet werden kann. Der Genuss von schwarzem und grünen Tee soll Enzyme blockieren, die an der Entstehung der Erkrankung beteiligt sind.

Demenz. Nach Okello und Mitarbeitern (2004) ist regelmäßiges Teetrinken bei Demenz präventiv hilfreich. Der Genuss von schwarzem und grünem Tee soll Enzyme blockieren, die an der Entstehung der Krankheit beteiligt sind. Danach behindert schwarzer, aber auch grüner Tee die Aktivität des Enzyms Azetylcholinesterase, das den Neurotransmitter Azetylcholin zerstört. Erkrankte Mäuse erhielten mehrere Monate lang Injektionen eines Inhaltsstoffs des grünen Tees (Epigallocatechin-Gallat, EGCG), wobei die Beta-Amyloid-Playques umd rund 50 % weniger im Gehirn abgelagert wurden (Rezai-Zadeh et al. 2005). Die positive Meinung zur präventiven Wirkung bei Demenz wird auch in einer japanischen Publikation von Kuriyama und Mitarbeitern (2006) beschrieben. In einer Querschnittsuntersuchung bei 1003 über 70 Jahre alten Japanern setzte man Fragebögen ein, die Daten zum Gesundheitszustand und zum Lebensstil abfragten. Zusätzlich wurden die Befragten mithilfe des Mini-Mental-Status-Tests untersucht und die Population in Gruppen mit den Cut-offs über 28, über 26 und über 24 eingeteilt. Ein hoher Konsum von grünem Tee ging mit einer geringeren Prävalenz kognitiver Defekte einher. Dagegen zeigte sich bei schwarzem Tee und bei anderen Teesorten ebenfalls ein leichter Trend für niedrigere Prävalenzraten der kognitiven Defekte, jedoch erreichte keine andere Teesorte eine statistische Signifikanz.

! Nach bisherigen Untersuchungsergebnissen kann der Genuss von grünem Tee eine protektive Wirkung zur Vorbeugung einer Demenz haben. Allerdings ist nicht auszuschließen, dass andere Faktoren des Lebensstils dabei ebenfalls eine Rolle spielen.

Wirksamkeitsnachweis

Evidenzbasierte Metaanalysen der Phytotherapie auf der Basis pharmakologischer Grundlagen bei Kommunikationsstörungen (Stimm- und Sprachstörungen) stehen noch aus.

Auch die Wirksamkeit von Ginkgo bei Demenz zur Förderung der kommunikativen Fähigkeiten muss noch belegt werden. Sicherlich besteht eine Beziehung zu den kognitiven Ausfällen mit zunehmendem Alter.

Die Wirksamkeitsbelege der Phytotherapie sind – im Hinblick auf das Kindesalter – noch selten, die meisten Empfehlungen beruhen auf einer Jahrzehnte bis Jahrhunderte tradierten Erfahrung (Kraft 2008).

29 Progressive Muskelrelaxation

Methodik

Im Rahmen einer progressiven Muskelrelaxation (PMR; synonym: progressive Muskelentspannung) nach den Empfehlungen des amerikanischen Arztes Edmund Jacobson (1885–1976) wird durch ein willentliches und gezieltes *Anspannen*, *Spannung halten* und *Entspannen* einzelner Muskelgruppen eine allgemeine Entspannung differenziell (einzelne Muskelgruppen) oder generell (gesamtkörperlich) erreicht. Damit wird die Körperwahrnehmung gesteigert.

Es werden nacheinander einzelne Muskelpartien in einer bestimmten Reihenfolge zunächst angespannt, danach wird die Muskelspannung kurz angehalten und anschließend die Spannung gelöst. Es gibt unterschiedliche Versionen der PMR. Eine lange Version kann 20–30 min andauern, kurze Übungen benötigen nur eine Zeitdauer von etwa 3–5 min.

Die bekannte Entspannungsmethode kann in relativ kurzer Zeit erlernt werden und ist an jedem Ort, ohne großen organisatorischen Aufwand und zusätzliche Hilfsmittel erlernbar. Im Verlauf der Zeit lernt der Patient, muskuläre Entspannung herbeizuführen, wann immer er dies möchte. Die PMR kann je nach Problemstellung als alleinige Behandlungsmethode oder als Baustein innerhalb unterschiedlicher Kombinationen verschiedener Behandlungsverfahren in der Stimm- und Sprachheilkunde angewendet werden.

Im Allgemeinen wird ein Grundprogramm in Übungsschritten 16 verschiedene Muskelgruppen des Körpers jeweils für einige Sekunden lang intensiv angespannt und anschließend sofort wieder entspannt gelehrt (Olschewski 2005; Bernstein u. Borkowek 1995 zit. nach Linner 2008, S. 110) (Tab. 5). Empfohlen werden nach der Erlernungsphase 8–10 Gruppenübungstermine. Hier kann der Pati-

Tab. 5 Modifiziertes Grundprogramm der PMR und ihre Beendigung.

Vorbereitung	Für ca. eine halbe Stunde bequem hinlegen oder setzen, Augen schließen. 2-mal 7 s jeweilige Muskelpartie Bewusstmachen, nach Signalwort für 7 s Muskulatur anspannen. Anschließend Phase des Nachspürens (5-mal 7 s). Zusätzlich jeden Schritt mit Worten begleiten.
Wortwahl	Aufmerksamkeit in den dominanten Arm richten. Oberarmmuskulatur macht sich bemerkbar. Ellbogen an die untere Brustwand drücken. Anspannen und loslassen.
Schritte zur Relaxierung einzelner Muskelgruppen	1. Dominante Hand: Faust machen und anspannen. 2. Dominanten Oberarm an den Brustkorb drücken. 3. Faust machen und dominanten Unterarm anspannen. 4. Nicht dominanten Oberarm an den Brustkorb drücken. 5. Augenbrauen hochziehen. 6. Augen zusammenpressen, Nase rümpfen 7. Zähne leicht aufeinander stellen und grinsen. 8. Kinn in Richtung Brust ziehen oder Schultern hochziehen. 9. Schulterblätter annähern. 10. Bauch- und Beckenbodenmuskulatur anspannen. 11. Zehen in Richtung Knie hochziehen. 12. Dominanten Fuß leicht anheben, zur Mitte kippen und Zehen einrollen. 13. Zehen des nicht dominanten Unterschenkels zum Knie hochziehen. 14. Nicht dominanten Fuß leicht anheben, bis zur Mitte kippen und Zehen einrollen.
Ende der Übung	4: Füße und Beine bewegen. 3: Arme und Hände bewegen. 2: Rumpf und Kopf bewegen (u. a. strecken). 1: Augen öffnen.

ent auch schon allein üben. Dann wird zu individuellen, reduzierten Übungsschritten übergeleitet.

> ⚠ Die PMR gilt in den westlichen Ländern als die wich-
> tigste Entspannungsmethode neben dem autoge-
> nen Training (AT) und dem Biofeedback (Hoefert u.
> Ueleke 2009).

In den letzten Jahren wird die PMR auch bei Kindern und Jugendlichen etwa ab dem Alter von 6–8
Jahren angeboten.

Anwendungsmöglichkeiten

Aphasie. Murray und Ray (2001) beschreiben bei
einem 59-jährigen Patienten mit chronischer,
nichtflüssiger Aphasie mittleren Schweregrads
die Anwendung von progressiver Muskelentspannung einschließlich „Guided Imagery" (der Patient versucht, sich ein angenehmes Ereignis oder
sich selbst an einem schönen Ort vorzustellen).
Diese Relaxationstechniken (Entspannungstechniken) führen in Ergänzung mit der konventionellen
Sprachtherapie zu einem Abbau der Stress- und
Angstreaktionen.

Stimmstörungen. Die progressive Muskelentspannung wird besonders bei Stimmstörungen empfohlen (u. a. Spiecker-Henke 2008).

Hammer (2007, S. 166) erklärt die Inhalte der
progressiven Muskelentspannung wie folgt:

- „Die Übungen werden unter verbaler Anleitung
der Therapeutin (oder mittels Tonbandauf-
nahme) durchgeführt.
- Beginn der An- und Entspannung im Bereich
Arme und Hände, übergehend in den Bereich
Gesicht/Schultern, später Beine und Rumpf.
- Halten einer maximalen Anspannung über
etwa 5 s, anschließend abrupt maximales
Lösen der Spannung.
- Wahrnehmung der sich vertiefenden Spannung."

Die Abb. **14** vermittelt den Übungsaufbau in 3 Phasen. Man beginnt mit Übungen an großen Muskelgruppen, wie Hände, Arme, Gesichtsmuskulatur,
Schultern, Rumpf, Beine und schließlich an der
Gesamtperson.

Die progressive Muskelrelaxation kann je
nach Problemstellung einzeln oder in der Gruppe
durchgeführt werden. Ebenso kann sie als alleinige
Behandlungsmethode oder als Baustein innerhalb
einer Kombination unterschiedlicher Behandlungsmethoden angewendet werden.

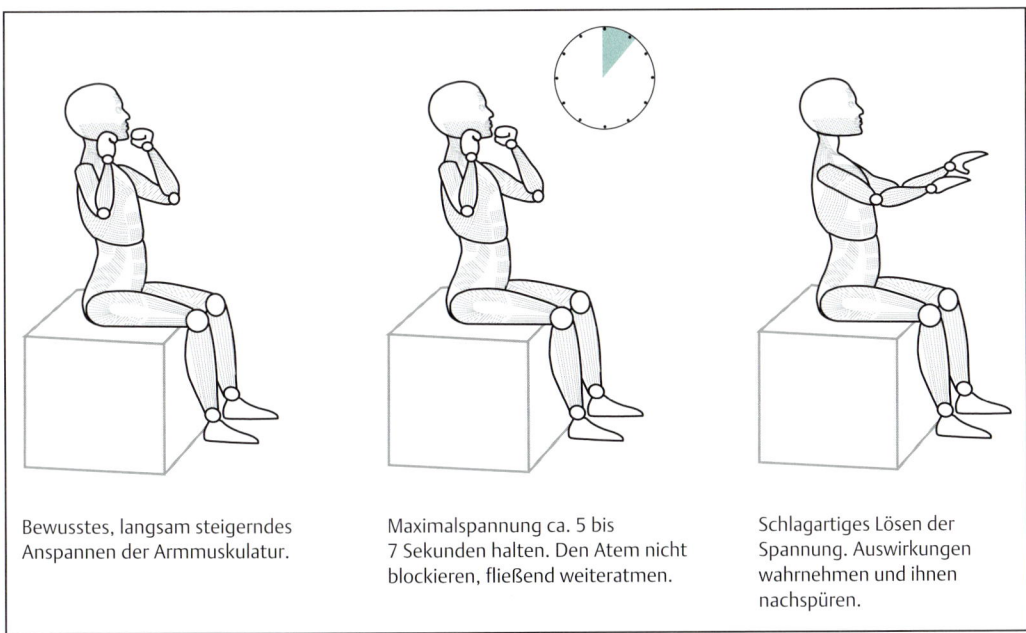

| Bewusstes, langsam steigerndes Anspannen der Armmuskulatur. | Maximalspannung ca. 5 bis 7 Sekunden halten. Den Atem nicht blockieren, fließend weiteratmen. | Schlagartiges Lösen der Spannung. Auswirkungen wahrnehmen und ihnen nachspüren. |

Abb. 14 Dreistufiges Vorgehen bei progressiver Muskelentspannung (Spiecker-Henke 2008a, S. 99).

Wirksamkeitsnachweis

Ein evidenzbasierter Wirksamkeitsbeleg der PMR anhand von Metaanalysen ist bei Aphasie und Stimmstörungen nicht bekannt. Die Erfolge der PMR als Entspannungsmethode bei Kommunikationsstörungen sind unbestritten, besonders wenn das Verfahren additiv zu anderen therapeutischen Möglichkeiten eingesetzt wird.

Experimentelle Untersuchungen der Wirkung von Atem-, Bewegungs- und Entspannungsübungen auf die Stimmqualität von stimmgesunden Personen führten Abate und Rehwinkel (2008, S. 62) mithilfe einer Frequenzanalyse (Sonografie) in einer Kursgruppe von 8 Teilnehmern (auswertbar 4 Teilnehmer, 24–45 Jahre) durch. Sie bewerteten u. a. die Ergebnisse bei *PMR* und Übungen aus dem *Qigong* (s. folgendes Kapitel). Sie gingen der Frage nach, ob sich bei den Kursteilnehmern eine Verbesserung der Stimmqualität im Vorher-Nachher-Vergleich eines Kursabends feststellen lässt. „Man kann durchaus stimmliche Unterschiede im Vorher-Nachher-Vergleich eines Kursabends erkennen, jedoch nicht immer eine Verbesserung der Stimmqualität." Einen Langzeiteffekt konnten sie jedoch nicht feststellen. Die Ergebnisse zeigten außerdem, dass Entspannungsübungen (PMR) sich nicht per se positiv auf die Stimmqualität auswirken. Abate u. Rehwinkel halten die Wirkung für typenabhängig: „Bei Personen mit hoher muskulärer Grundspannung verbessert sich die Stimmqualität, während sie sich bei Personen mit ausgeglichener oder niedriger Körperspannung verschlechtert."

30 Qigong

Methodik

Qigong mit seiner explosionsartigen Verbreitung in der ganzen Welt, ist eine Sammlung von wirksamen Ideen über menschliches Leben, Gesundheit und Heilung. Es beinhaltet Methoden zur Harmonisierung unserer vitalen Prozesse durch einzelne Bewegungen, Bewegungsabläufe, Haltungen, Selbstmassagen, Meditationen, Übungen mit Visualisierungen, Konzentrationsübungen, Heillauten u. a. (Bouteville u. Hinterthür 2005).

Qigong (Qi = Energie, Gong = beständige Übung) entspringt der Traditionellen Chinesischen Medizin (TCM) und schaut auf eine 4000-jährige Tradition zurück. Es gibt eine Vielzahl von unterschiedlichen Richtungen des Qigong, u. a. das medizinische Qigong. Die Übungen dienen der „Pflege des Lebens und des Wesens" und sind eine aktive meditative Bewegungsform zur Stärkung der Lebensenergie und Gesundheit. Als Ganzheitsmethode hat sie sich besonders zur unterstützenden Behandlung bei Stimmstörungen bewährt (Haupt 2006). Die Aufmerksamkeit gilt der Bewegung, der Atmung und dem Qi-Fluss durch die Meridiane.

Die Qigong-Übungen können in der Stimmtherapie mit der Sing- und Sprechstimme verbunden werden. Im Vordergrund stehen Atem- und Stimmübungen, die Schwerpunkte können auf die Singstimme – auch im künstlerischen Bereich – oder auf die Sprechstimme gelegt werden.

Qigong-Übungen können auch durch entsprechend ausgebildete Logopäden, Stimmtherapeuten, Sprachtherapeuten und Gesangspädagogen eingesetzt werden. Zum Teil ist das Verfahren in Praxen und Rehabilitationseinrichtungen etabliert und kann problemlos mit anderen therapeutischen Verfahren kombiniert werden.

Grundprinzipien des Qigong sind (Haupt 2006):
- holistischer Ansatz:
  Bewegung – Atmung – Bewusstheit,
- Achtsamkeit, Gelassenheit,
- Wohlgefühl – inneres Lächeln,
- den Atem fließen lassen,
- Stabilität im Os-sacrum-Bereich,
- Agilität im Brustraumbereich,
- Stärkung des Qi, der Lebensenergie.

Auf dieser Basis entwickelte Haupt (2000) eine „integrative Stimmtherapie". Qigong kann als additive Methode einbezogen werden. In diesem Zusammenhang wird auf den Stimmfunktionskreis und verschiedene Stimmtherapiemethoden verwiesen. Beide Darstellungen besitzen enge Bezugspunkte zu den komplementären Verfahren (Abb. 15).

Weber und Haupt beschreiben in Kap. 49 (S. 139 f) zusätzlich und ergänzend zu diesen Ausführungen Qigong und verknüpfen ihre Ausführungen mit der Darstellung von 4 anschaulichen Fallbeispielen.

Qigong während der Akupunkturbehandlung. Die Anwendung von Qigong während der Akupunkturbehandlung wird von Stux und Mitarbeitern (2008) empfohlen. Hier handelt es sich um ein Beispiel, wie man unterschiedliche komplementäre Verfahren kombinieren kann. Das Fließen der „Lebensenergie" wird durch die begleitende Akupunkturbehandlung gefördert.

Anwendungsmöglichkeiten

Im medizinisch(-therapeutischen) Bereich werden in erster Linie Atmungs-, Konzentrations- und Bewegungsübungen durchgeführt. Im Zusammenhang mit Kommunikationsstörungen seien genannt:
- Prävention (z. B. Stressabbau),
- funktionelle Dysphonien, organische Dysphonien,
- Stimmlippenlähmungen,
- Hypernasalität,
- Zustand nach Laryngektomie,
- Redeflussstörungen (Stottern).

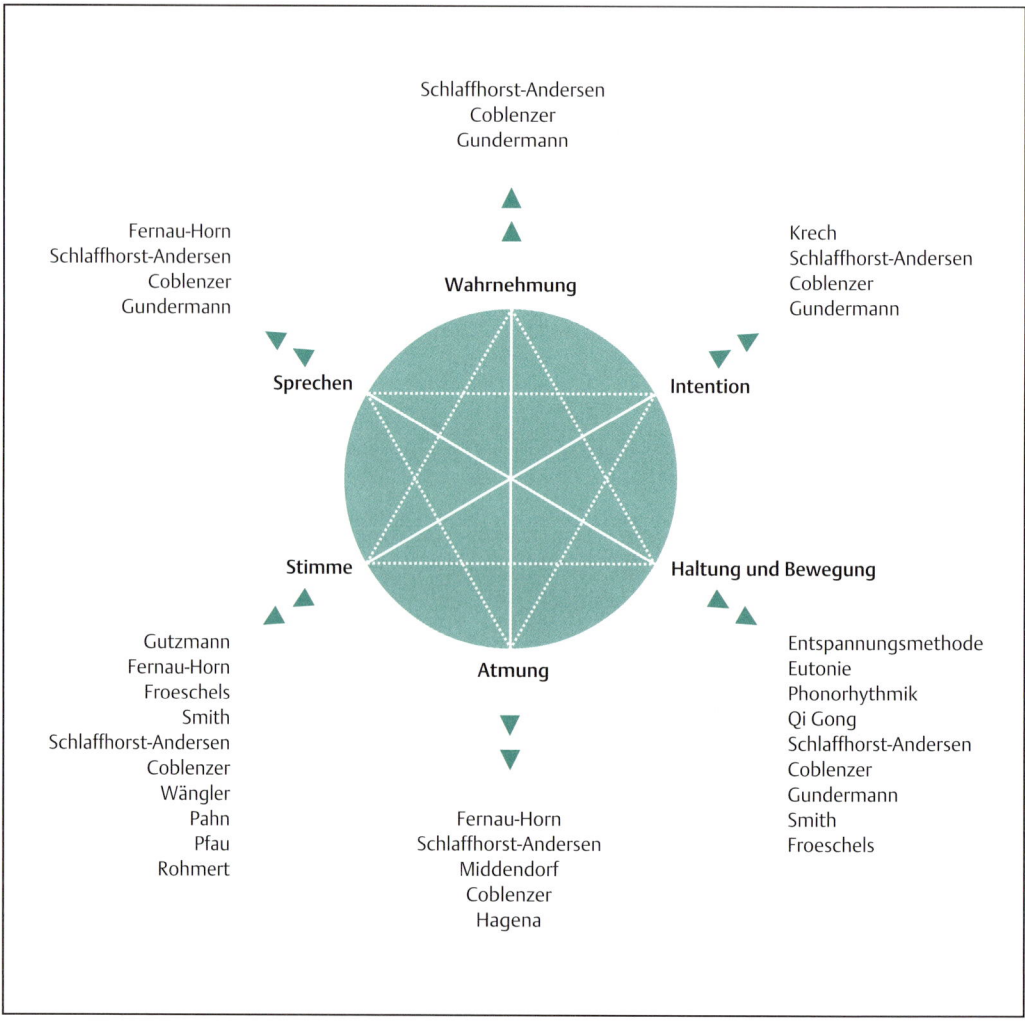

Schlaffhorst-Andersen
Coblenzer
Gundermann

Fernau-Horn
Schlaffhorst-Andersen
Coblenzer
Gundermann

Wahrnehmung

Krech
Schlaffhorst-Andersen
Coblenzer
Gundermann

Sprechen

Intention

Stimme

Haltung und Bewegung

Gutzmann
Fernau-Horn
Froeschels
Smith
Schlaffhorst-Andersen
Coblenzer
Wängler
Pahn
Pfau
Rohmert

Atmung

Entspannungsmethode
Eutonie
Phonorhythmik
Qi Gong
Schlaffhorst-Andersen
Coblenzer
Gundermann
Smith
Froeschels

Fernau-Horn
Schlaffhorst-Andersen
Middendorf
Coblenzer
Hagena

Abb. 15 Integrative Stimmtherapie (nach Haupt 2006): Stimmfunktionskreis und verschiedene Stimmtherapiemethoden.

Stimmstörungen. Die Betreuung Stimmgestörter mithilfe des Qigong in vielfältiger Art und Weise modifiziert werden. Grundsätzlich ist es günstig, an die bekannten Entspannungsübungen Qigong-Übungen anzuschließen, um den notwendigen Spannungsaufbau für die Stimmentfaltung zu erreichen (Haupt 2006). Der Qigong-Behandlung können Entspannungsübungen, wie z.B. Eutonie nach Gerda Alexander oder die eigentliche Alex-ander-Methode, vorangestellt werden. In die Bewegungsformen des Qigong können die Atmung, die Phonation (z.B. Summen, Rufen) und das Sprechen, aber auch die Singstimme, integriert werden. Voraussetzung sind dabei Kenntnisse aus der Stimmtherapie, wie z.B. Summübungen nach Spiess, Atemtherapie, Atemwurfübungen nach Fernau-Horn, die AAP nach Coblenzer etc.

Ergebnisse nach dem Einsatz von Qigong-Übungen sind (Haupt 2006):

- Die Übungen sind gut in den Alltag zu integrieren.
- Das Bewusstsein für Energiebalance wird gefördert.
- Das Körperbewusstsein wird gefördert.
- Der Wirbelsäulenaufbau und die aufrechte Haltung werden gefördert und damit auch die Verbesserung der Kehlkopfposition.
- Beweglichkeit und Gleichgewicht werden gefördert.
- Der Beckenraum wird bewusster.
- Es entstehen weniger Blockaden für die Stimmresonanzen.
- Psychische Stabilität und Ausgeglichenheit werden gewonnen.
- Selbstheilungskräfte werden aktiviert.
- Die künstlerische und sängerische Leistungsfähigkeit werden verbessert.
- Die Vorstellungskraft wird geschult.

> ❗ Grundsätzlich ist Qigong in der klinischen Anwendung ein additives und somit komplementäres Verfahren, das gemeinsam mit anderen Therapien der Schulmedizin und Logopädie eingesetzt werden kann (Kap. 49, S. 139 f).

Wirksamkeitsnachweis

Ein evidenzbasierter Beleg der Qigong-Methode anhand von Metaanalysen bei Stimm-, Sprech- und Sprachstörungen ist bis jetzt noch nicht bekannt geworden. Allerdings werden auf der Grundlage zahlreicher Einzelbeobachtungen positive Erfahrungen beschrieben. Unter anderem analysierte Haupt (2006) 200 Patienten und Kollegen, die an ihren Qigong-Kursen teilgenommen haben. Nach ihren Erfahrungen ergibt sich: ein Drittel übt intensiv weiter, ein Drittel übt etwas, ein Drittel lässt nach mit der Zeit.

Qigong kann somit als relativ sichere Methode gelten und führt u.a. zu einer Steigerung des Wohlbefindens und der Entspannung (Hoefert u. Uehleke 2009). Der additive Einsatz der Qigong-Methode mit anderen therapeutischen Maßnahmen bei Kommunikationsstörungen verbessert die Erfolgsquote.

31 Sensorische Integration

Methodik

Frau Dr. A. Jean Ayres (u.a. 2002), eine amerikanische Ergotherapeutin und Psychologin (1920–1988), begründete mit dem Konzept der sensorischen Integration eine Sichtweise der kindlichen Entwicklung.

Definition (GSID–Gesellschaft für Sensorische Integration, www.gsid.de). Sensorische Integration (SI) ist ein normaler neurologischer Prozess, bei dem das Gehirn eingehende Sinnesreize aus der Umwelt ordnet, und es dem Menschen ermöglicht, sich in seiner Umwelt angemessen zu verhalten. Die Sinnesreize werden organisiert und verarbeitet, verknüpft und interpretiert. Die SI spielt eine zentrale Rolle in der gesamten Entwicklung des Kindes von Anfang an, weil das Kind seine Erfahrungen nutzt, um Neues zu erlernen. Dies betrifft sowohl das Lernen auf motorischer Ebene (Sensomotorik), als auch die sprachliche, geistige und emotionale Entwicklung.

Vorrangig ist die sensorische Integrationstherapie eine ergotherapeutische Methode mit Kindern. Wohin steuert die sensorische Integrationstherapie? Nach Feststellungen der Ergotherapeutin Borchardt (2008) verspricht der neu eingeführte Terminus „Sensorische Verarbeitungsstörung" mit ihren Mustern
- sensorische Modulationsstörung,
- sensorische Diskriminationsstörung,
- sensorisch basierte Motorikstörung
einen wichtigen Baustein, um die weit verbreitete ergotherapeutische Methode wissenschaftlich zu überprüfen und weiterzuentwickeln.

Anwendungsmöglichkeiten

Die sensorische Integrationstherapie hat Eingang in zahlreichen Fachdisziplinen gefunden, dabei besonders im Zusammenhang mit Lern- und Verhaltensstörungen, wobei ein ergotherapeutisches Vorgehen oft mit einem logopädischen/sprachtherapeutischen Kommunikationstraining verbunden wird.

Roley und Mitarbeiter (2004) empfehlen folgende Grundprinzipien bei Entwicklungsstörungen:
- Es besteht ein theoretischer Bezugsrahmen der Ergotherapie.
- Die sensorische Integrationstherapie bietet alternative Erklärungen für Verhalten und Funktionsabweichungen.
- Sie unterstützt die kindliche Entwicklung und Verbesserung der Organisation des Zentralnervensystems.
- Sie gestattet eine Anwendung bei „Wahrnehmungsstörungen" unterschiedlicher Art und Ausprägung.

Im Einzelnen werden für den Einsatz einer sensorischen Integrationstherapie genannt:
- Aufmerksamkeitsdefizit-/Hyperaktivitätsstörung (ADHS),
- Autismus,
- Zerebralparese,
- fragiles X-Syndrom,
- Hörbehinderung,
- geistige Behinderung,
- Frühgeburt,
- Sehbehinderung (Blindheit).

So lässt sich die muskuläre Grundspannung z.B. durch lineare Beschleunigung, wie Rollbrettfahren, Trampolinspringen, Schaukeln in der Hängematte oder therapeutisches Reiten verbessern.

Die Beziehungen zwischen dem Konzept Schlaffhorst-Andersen, der Atem-Sprech- und Stimmlehre sowie der sensorischen Integrationstherapie schildert Waubert de Puiseau im Anhang in ihrem Beitrag „Durch Bewegung zu Ruhe und Konzentration" – Sprach- und Sprechtherapie bei Kindern unter Einbeziehung der sensorischen Integrationstherapie (mit Falldarstellung) im Kap. 50 (S. 151 f).

Wirksamkeitsnachweis

Die sensorische Integrationstherapie bei Kommunikationsstörungen sollte von Experten weiterhin in der Praxis angewendet werden, um zu klaren Ergebnissen über die Praxistauglichkeit zu gelangen.

Ciurea (2003) kritisiert die sensorische Integrationstherapie im Kindesalter im Rahmen der Entwicklungsneurologie und Lernstörungen und vertritt folgende Meinung:

- Tests der sensorischen Integration weisen oft Dysfunktionen nach, die durch entwicklungsneurologische Untersuchungen nicht nachvollzogen werden können.
- Lern- und Verhaltensstörungen können danach durch eine sensorische Integrationstherapie nicht erfolgreich behandelt werden.
- Dagegen beschreibt Waubert de Puiseau (2009) im Rahmen der Sprach- und Sprechtherapie durchaus positive Erfahrungen im Kindesalter (Kap. 50).

32 Sunflowertherapie

Methodik

Die Sunflower-Therapie (www.sunflowertherapie.com) – ein ganzheitlicher Ansatz für das Kindes- und Erwachsenenalter – wurde von englischen Ärzten entwickelt. Speziell für das Kindesalter wird es für Lernschwierigkeiten empfohlen. Der Name leitet sich von einem Vergleich der Kinder mit Sonnenblumensamen ab, die zunächst klein und unwichtig erscheinen, dann aber zu großer Blüte reifen können. Grundlage ist die angewandte Kinesiologie. Für eine Suche nach Dysbalancen wird ein AK-Muskeltest (Applied Kinesiology) im Verbund mit anderen Diagnosemethoden durchgeführt.

Bausteine. Als Bausteine werden Osteopathie, Chirotherapie, Massage, Akupressur, Homöopathie, Naturheilmittel, Vitamine, Mineralien, Spurenelemente und neurolinguistisches Programmieren empfohlen.

Anwendungsmöglichkeiten

Mögliche Anwendungsgebiete sind:
- Lernstörungen,
- Lese-Rechtschreib-Störungen,
- Aufmerksamkeitsdefizit-/Hyperaktivitätsstörungen (ADHS).

Wirksamkeitsnachweis

Als Wirksamkeitsnachweis wird auf 2 positive Elternbefragungen hingewiesen.

33 Tanztherapie

Methodik

Die Tanztherapie, eine künstlerische Behandlung, versteht sich als „die psychotherapeutische Verwendung von Tanz und Bewegung zur Integration von körperlichen, emotionalen und kognitiven Prozessen des Menschen" (Definition der Tanztherapie auf der Homepage des Berufsverbands der Tanztherapeuten Deutschlands).

Auch die integrative Tanztherapie kann im Bereich der Psychotherapie angesiedelt werden. Die unterschiedlichen Ansätze der Tanztherapie wurden eigenständig weiterentwickelt, sodass es heute viele unterschiedlich konzipierte Formen der Tanztherapie gibt. Die Vielfalt der Methoden und Techniken der Tanztherapie sind als Handlungsmöglichkeiten zur Feinsteuerung eines therapeutischen Prozesses unabdingbar, da sie für jeden Patienten ein individuelles Vorgehen erlauben (Willke 2007).

Die Tanztherapie benutzt Tanz und Bewegung in psychotherapeutischer Weise zur Integration von körperlichen, emotionalen und kognitiven Prozessen zur Verbesserung der Lebensqualität und Stressbewältigung. Der Ausdruck wird über die Körpersprache sichtbar, wie z.B. über die Haltung oder Bewegungsdynamik.

Das *Bewegungsspiegeln*, ist eine Hauptmethode der Tanztherapie. Deshalb kann es therapeutisch sinnvoll sein, den Patienten aufzufordern, bestimmte Bewegungen nachzuahmen.

Die *Tanzimprovisation* ist eine rhythmuszentrierte Maßnahme. Dabei zeigen sich enge Wechselwirkungen zwischen Emotion, Stimme und Ausdruck. In diesem Zusammenhang schreibt Spiecker-Henke (2008, S. 49/50): „Stimmtherapeutisch müssen wir also zunächst einmal jenes Vertrauen gewinnen, das den Patienten die große Angst aller Erwachsenen nimmt, sich in irgendeiner Form öffentlich bloß zu stellen. Dann erst können wir mit Hilfe der Tanzimprovisation beginnen, die räumlichen, zeitlichen und dynamischen Parameter auf den Gebieten von Bewegung, Atmung, Stimme und Emotion zu einer Einheit zu integrieren." Sobald dies gelungen ist, könne mithilfe der musikalischen Improvisation vieles vermittelt werden, Spiecker-Henke nennt folgende mögliche Erfahrungen:

- „Wie sich die einzelnen Körperteile koordinieren und in eine gesamtkörperliche Dynamik verwandeln.
- Welchen Einfluss dies auf Atmung und Stimme hat.
- Wie die Ausrichtung im Raum die stimmliche Funktion beeinflusst.
- Welche Auswirkungen verschiedene Tempi und rhythmische Formen auf die Bewegungsabläufe und die Koordination von Haltung und Stimme haben.
- Wie sich die Gesamtkörperbewegung auf die Stimme und den Sprechakt überträgt."

Anwendungsmöglichkeiten

Die Einsatzbereiche der Kunsttherapie sind sehr vielfältig. Im Hinblick auf Kommunikationsstörungen seien genannt:

- Demenz,
- Stimmstörungen,
- Stottern.

Demenz. Unzweifelhaft fördert Tanzen die Freude an der interpersonellen Kommunikation und rhythmische Musik ist gut geeignet zur Förderung der kommunikativen Fähigkeiten. Positiv ist dabei der menschliche Kontakt und auch das Führen beim Tanzen wirkt unterstützend. Es gibt auch Selbsthilfegruppen, die auch Tanzabende für demente Menschen anbieten. Nach eigenen Beobachtungen führt eine Tanztherapie zur Verbesserung der kommunikativen Fähigkeiten bei Demenz und kann deshalb als Kommunikationstraining angesehen werden (Böhme 2008).

Stimmstörungen und Stottern. In Einzelbeobachtungen wird von Tanztherapeuten immer wieder darauf hingewiesen, dass eine integrierte Tanztherapie in der Gesamtbehandlung eine wertvolle Hilfe darstellt. Körper und Stimme sind untrennbar verbunden und werden besonders bei Sprechberufen angewendet.

Wirksamkeitsnachweis

Ein evidenzbasierter Nachweis über die Wirksamkeit der Tanztherapie bei Kommunikationsstörungen ist nicht bekannt. Die Tanztherapie steht wissenschaftlichen Untersuchungen aufgeschlossen gegenüber, sodass Wirksamkeitsnachweise für die Praxis zu erwarten sind. Grundsätzlich besitzt die Tanztherapie eine wichtige Brückenfunktion bei der Betreuung von Kommunikationsgestörten.

34 Tomatis-Therapie, Mozart-Effekt

Tomatis-Therapie

Methodik

Alfred A. Tomatis (1920–2001), ein französischer Arzt, praktizierte zuerst in Paris als HNO-Arzt, bevor er ein Audio-Psycho-Phonologie-Therapie- und Ausbildungszentrum gründete. Manchmal wird die Tomatis-Therapie auch als Tomatis-Hörkur oder auch als Mozart-Therapie bezeichnet. Er entwickelte eine bis heute umstrittene eigene Theorie über Hörwahrnehmungen (www.tomatis.de, www.tomatis-group.com/). Diese komplementärmedizinische Theorie führte ihn zu der Entwicklung der sog. Klangtherapie zur Rehabilitation von Hör-, Sprach- und Stimmstörungen. Besonderen Stellenwert nimmt die Förderung der Hörwahrnehmungen ein. Eine Buchveröffentlichung lautet „Das Ohr, die Pforte zum Schulerfolg: Schach dem Schulversagen" (2004).

Die Tomatis-Methode beruht auf einer „Tomatis-Hörkur", die das Wahrnehmungssystem anregen soll. Dazu gehören auch spezielle Kopfhörerübertragungen von Mozart-Musik, gregorianischen Gesängen und Stimmaufnahmen der eigenen Mutter.

Grundlagen der Methode nach Tomatis (Audio-Psycho-Phonologie, APP) sind:

- Die Ursache für Entwicklungsdefizite oder gestörtes Verhalten eines Kindes liegen im mangelhaft ausgeprägtem Horchverhalten.
- Wird der Fötus intrauterin nicht ausreichend durch die Stimme der Mutter stimuliert, kann das zentrale Nervensystem nicht ausreifen.
- Die Therapie besteht im Nachvollzug der intrauterin nicht vollständig absolvierten Entwicklungsschritte der auditiven Wahrnehmung.
- Es wird ein „elektronisches Ohr" für technisch veränderte Musik-, Klang- und Sprachangebote (über Kopfhörer) empfohlen.

Klangtherapie. Berard (1982) und Nyffenegger (1997) haben die Methode von Tomatis weiterentwickelt und sprechen von einer Klangtherapie. Die Klangtherapie unterscheidet sich vom Hörtraining nach Tomatis durch die bewusste Beschränkung auf medizinische und relevante Aspekte. Letztlich beruhen die Effekte sowohl von Hörtraining als auch von der Klangtherapie auf 3 Wirkprinzipien: Hochpassfilterung, Lateralisation und Sprachrückkopplung (Rosenkötter 2003).

Tomatis-Methode in Polen. Auf Empfehlung des Instituts für Physiologie und Pathologie des Ohres in Warschau wurden 2005 200 psychopädagogischen Zentren im ganzen Land beauftragt, die Tomatis-Methode bei Lernstörungen aller Art durchzuführen. Dafür wurden 200 Geräteeinheiten erworben und 200 Pädagogen, Sprachtherapeuten und Psychologen in Kursen mit der Tomatis-Methode vertraut gemacht (www.tomatis.de).

Anwendungsmöglichkeiten

Aus sozialpädiatrischer Sicht nennt Rosenkötter (2003) u. a. folgende Indikationen für ein Hörtraining und eine Klangtherapie:

- auditive Wahrnehmungsstörungen,
- Sprachentwicklungsstörungen,
- Hyperakusis,
- Störungen der auditiven Aufmerksamkeit.

Aus phoniatrisch-pädaudiologischer Sicht werden von Böhme (2008) auditive Verarbeitungs- und Wahrnehmungsstörungen genannt und auf unspezifische Einwirkungen hingewiesen.

Darüber hinaus wird die Tomatis-Therapie u. a. bei Lese-Rechtschreib-Schwäche, Dyskalkulie, Sprach- und Stimmstörungen sowie bei Verhaltensstörungen und Tinnitus empfohlen.

Wirksamkeitsnachweis

Wissenschaftliche anerkannte Grundlagen für die Methode nach Tomatis fehlen. Allerdings wird neuerdings über eine Metaanalyse von 231 Kinder berichtet (www.tomatis.de), die testpsychologisch einen positiven Effekt auf die Entwicklung der Kinder beschreibt.

Stellungnahme der Deutschen Gesellschaft für Neuropädiatrie, ADANO in der Deutschen Gesellschaft für Hals-Nasen-Ohrenheilkunde, Kopf- und Gesichtschirurgie sowie Deutsche Gesellschaft für Phoniatrie und Pädaudiologie (2000) (www.dgpp.de: „Hörtraining" nach Tomatis mit „Klangtherapie"):

„Das Hörtraining nach Tomatis beruht auf theoretischen Vorstellungen, die nicht nachvollziehbar und wissenschaftlich nicht haltbar sind. Die Bedeutung des Hörens und der Hörwahrnehmung werden in zum Teil mystischer Weise überbetont und daraus Therapietechniken abgeleitet, deren Wirksamkeit bisher nicht evaluiert ist. Das Hörtraining ist daher in seiner Gesamtheit nicht zu empfehlen. Damit wird nicht unterstellt, dass bei Kindern und Jugendlichen, die nach der Tomatis-Methode behandelt wurden, keinerlei (unspezifische) Effekte auftreten können."

> **!** Das Verfahren nach Tomatis, einschließlich Klangtherapie, wird überwiegend kritisch beurteilt. Ein Ausnutzen „unspezifischer Aspekte" als ein möglicher Weg von komplementären Verfahren bei auditiven Verarbeitungs- und Wahrnehmungsstörungen wird allerdings empfohlen. Der exakte wissenschaftliche Wirksamkeitsnachweis der Tomatis-Therapie ist allerdings noch nicht erbracht worden (Böhme 2008).

Mozart-Effekt

Als „Mozart-Effekt" wird der Effekt bezeichnet, dass sich das räumliche Vorstellungsvermögen durch das Hören und Spielen klassischer Musik, insbesondere der Musik von Wolfgang Amadeus Mozart, verbessern soll. Dabei handelt es sich somit um ein passives Hören von Musik von einer Zeitdauer von 10 min.

Der Mozart-Effekt hat bei Fachleuten und Nichtfachleuten für Furore gesorgt. Der Begriff wurde und wird in der Literatur sehr häufig besprochen (Google: ca. 846 Einträge, PubMed 36 Einträge: Stand 01.11.2008).

Die zahlreichen Veröffentlichungen über den vermuteten Einfluss von Mozart-Musik auf die Intelligenz und das Gedächtnis haben auch das Kommunikationsmanagement bei zahlreichen Störungen im Kindesalter (u.a. Lernstörungen, auditive Verarbeitungs- und Wahrnehmungsstörungen) erreicht.

Eine heute umstrittene Untersuchung mit 36 Probanden (Rauscher et al. 1993) hatte ergeben, dass nach Mozart-Hörgenuss das ermittelte visuell-räumliche Vorstellungsvermögen im dreidimensionalen Raum zunimmt. Dabei erzielte die Gruppe, die Mozarts Klaviersonate in D-Dur für 2 Klaviere (alte Nummerierung: KV448; neue Nummerierung: KV375a) gehört hat, ein signifikant besseres Ergebnis. Diese Resultate konnten jedoch in wissenschaftlichen Untersuchungen nicht wiederholt werden. Nach Spitzer (2006) ergeben die vorliegenden Daten keinen Hinweis auf den sog. Mozart-Effekt, es stellt sich keine besondere Wirkung bestimmter Musikstücke auf die Intelligenz ein. Dies spricht nicht gegen eine aktive Beschäftigung mit Musik, die allen Menschen gut tut und damit die Lebensqualität verbessert. Auf der Grundlage einer umfangreichen Metaanalyse von Hetland (2000) belegt diese sehr sorgfältige Studie, dass im Vergleich zu Ruhe- und Entspannungsübungen trotzdem ein schwacher, aber statistisch bedeutsamer Effekt vorliegt (Jäncke 2008).

> **!** Als Mozart-Effekt wird ein Phänomen bezeichnet, das die räumliche Vorstellungskraft durch zuvor gehörte klassische Musik, insbesondere Mozart-Musik, verbessern soll. Die aktuelle wissenschaftliche Diskussion beschäftigt sich trotz Gegenstimmen immer wieder mit dem Mozart-Effekt und seinen Auswirkungen auf die neurobiologischen Hirnfunktionen.

Wirksamkeitsnachweis

Der Mozart-Effekt ist trotz zahlreicher Untersuchung umstritten, obwohl in einer Metaanalyse ein schwacher, aber statistisch bedeutsamer Effekt ermittelt wurde (Hetland 2000). Von der wissenschaftlichen Medizin wird der Mozart-Effekt allerdings abgelehnt.

35 Yoga

Methodik

Yoga ist eine indische philosophische Lehre mit ganzheitlichem Ansatz, die eine Reihe geistiger und körperlicher Übungen wie Yama, Niyama, Asanas, Pranayama, Pratyahara, Krirys, Meditation und/oder Askese umfasst. Einige meditative Formen von Yoga legen ihren Schwerpunkt auf die geistige Konzentration, andere mehr auf körperliche Übungen und Positionen (die Asanas) und Atemübungen (Pranayama), einige Richtungen betonen die Askese (Wikipedia; Stand: 10.03.2009). In der 2. Hälfte des 20. Jahrhunderts hat sich ein nicht an eine einzelne Schule gebundener Typus von Yoga herausgebildet. Der Schwerpunkt ist dabei eher meditativ oder körperbezogen. Die modernen Yoga-Richtungen betonen Ansätze wie körperliche Fitness, heilende Wirkung, Stimmübungen, Bewusstseinserweiterung und die geistige Entwicklung.

Methodische Elemente

Je nach Stufe und damit verbundener Zielsetzung kommen folgende methodische Elemente zum Einsatz (Hoefert u. Ueleke 2009):

- Körperhaltung,
- Atemtechnik,
- Gesten (mudras).

Im Speziellen soll lediglich auf Mudras und Lachyoga eingegangen werden.

Hand-Mudras – Yoga mit den Fingern. Hand-Mudras sind Symbole und Gesten der Hände mit heilenden Wirkungen und spirituellen Inhalten und werden in die Yoga-Praxis integriert (u. a. Hirschi 2008; Waesse u. Kyrein 2008). Sie sollen über die symbolische Wirkung hinaus den Organismus beeinflussen. Pop-Stars wie Madonna und Manager wie Bill Gates verwenden den positive Einfluss.

Mudras lassen sich von unterschiedlichen Ansätzen erklären. Neben spirituellen Ansätzen spielen medizinische Faktoren eine Rolle. Beispielsweise nehmen die sensiblen Enden der Nervenbahnen an den Hände und Fingerspitzen im Gehirn einen besonderen Platz ein und können einen Einfluss auf Körperfunktionen ausüben. Die *sensiblen Mechanorezeptoren* an der Haut der Fingerspitzen sind besonders dicht und reagieren auf feine Berührungen, Diskrimination, Druck und Vibration besonders empfindlich.

Mudras können als Ergänzung zu anderen Therapien eingesetzt werden.

Eine Mudra kann zwischen 1–15 min ohne Verkrampfung gehalten werden. Von den zahlreichen Möglichkeiten unterschiedlicher Hand- und Fingerstellungen sollen 4 Mudras in Anlehnung an Waesse u. Kyrein 2008) kurz beschrieben werden:

- „dhyani-mudra" (Symbol der Meditation): Vier Finger der linken Hand werden auf die rechte Hand gelegt. Die Kuppen der leicht gestreckten Daumen berühren sich sanft (Abb. **16a**).
- „jnana-mudra" (Symbol der Weisheit): Die Kuppen von Daumen und Zeigefinger werden aneinander gelegt, die übrigen Finger sind leicht gestreckt (Abb. **16b**).
- „apan-mudra" (Bauchenergie-Mudra): Die Kuppen von Daumen, Mittel- und Ringfinger werden ohne Druck aneinandergelegt. Alle 3 zeigen dabei nach oben. Zeige- und kleine Finger bleiben gestreckt (Abb. **16c**).
- „mukula-mudra" (Schnabelhand): Die Kuppen aller 5 Finger werden aneinander gelegt. Dabei wird tief, gleichmäßig und ruhig geatmet (Abb.**16d**).

Lachyoga. Hierbei handelt es sich um eine Form des Yoga, bei der das grundlose Lachen im Vordergrund steht. Die Lachyogaübungen sind eine Kombination aus Dehn- und Atemübungen, verbunden mit fiktiven und pantomimischen Übungen, die zum Lachen anregen. Beim Lachyoga soll der Mensch über die motorische Ebene zum Lachen kommen, ein anfangs künstliches Lachen soll so in echtes Lachen übergehen (Wikipedia; Stand: 10.10.2009).

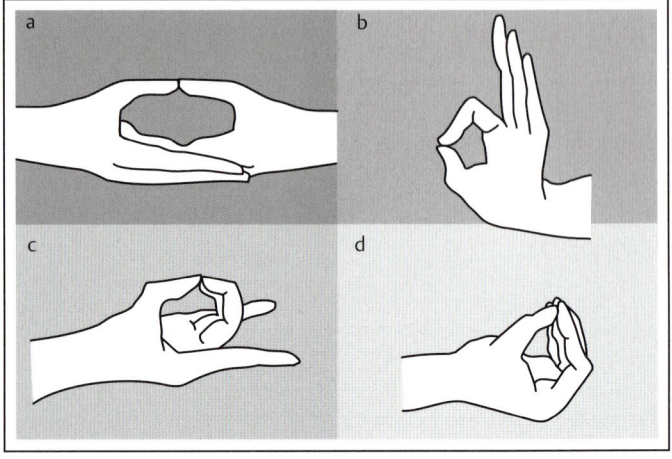

Abb. 16 a–d Hand-Mudras – Yoga mit Fingern.
a „dhyani-mudra",
b „jnana-mudra",
c „apan-mudra",
d „mukula-mudra".

Anwendungsmöglichkeiten

Grundsätzlich hat Yoga positive Auswirkungen auf die physische und psychische Gesundheit und wird zu präventiven Zwecke als ausgleichende Wirkung bei Stress etc. empfohlen. Damit ist Yoga als eine Entspannungsmethode anzusehen. Zusätzlich können Atemübungen integriert werden.

Yoga wird häufig bei Sprach- und Stimmstörungen im Rahmen der praktischen Tätigkeit bei Logopäden und Sprachtherapeuten eingesetzt und empfohlen.

Stimmstörungen. In Praxen von Logopäden und Sprachtherapeuten wird Yoga in die Vielfalt der bekannten Stimmtherapien als Zusatzmodul mit Erfolg integriert. Es werden auch im deutschsprachigen Raum in verschiedenen Städten Seminare und Workshops mit der Thematik „Yoga und Stimme" angeboten. Dabei werden Stimmübungen und Tönen von Vokalen mit Körperübungen eine besondere Rolle eingeräumt.

Stottern. Zur Behandlung von Stottern wird Yoga, speziell auch Finger-Yoga (Hand-Mudras), in Praxen von Therapeuten angewendet.

Aphasie. Lynton und Mitarbeiter (2007) empfehlen auf der Grundlage ihrer Erfahrungen bei 3 Aphasiepatienten im Rahmen einer Stroke-Reha-bilitation Kundalini-Yoga. Es erfolgte 2-mal wöchentlich über einen Zeitraum von 12 Wochen eine Therapie unter Kontrolle der „Boston Aphasie Untersuchung" und „O'Connor Tweezer Deterity Test". Es konnte unter dieser Behandlung eine Verbesserung festgestellt werden.

Aufmerksamkeitsdefizit-/Hyperaktivitätsstörung (ADHS). Jensen und Mitarbeiter (2004) sowie Haffner und Mitarbeiter (2006) beschreiben eine tendenzielle Verbesserung bei Jungen mit ADHS.

Es wird empfohlen, die Übungen nach Anleitungen qualifizierter Yogalehrer zu praktizieren. In Deutschland bieten Volkshochschulen und andere öffentliche Bildungseinrichtungen Yogakurse zu verschiedenen Formen des Yoga an, zumeist geleitet von ausgebildeten Yogalehrern.

Wirksamkeitsnachweis

Ein evidenzbasierter Nachweis einer Anwendung von Yoga bei Sprach-, Sprech- und Stimmstörungen ist nicht bekannt geworden. Allerdings ist der außerordentliche Wert im Rahmen einer Entspannungstherapie als komplementäres Verfahren und gleichzeitige additive Anwendung bei Kommunikationsstörungen unbestritten.

36 Zaubertherapie

Methodik

Zaubertherapie ist ein ganzheitliches Vorgehen mit sehr fantasievollen Aspekten. Zaubertricks mit unterhaltsamen Illusionen sind eine hervorragende Möglichkeit, sofort Kontakt aufzunehmen und ein Kommunikationstraining durchzuführen. Als Sparten und Arten der Zauberkunst werden genannt: Taschenspieler, Straßenzauberei, Bühnenmagie, Großillusionen, Zauberei mit Musikuntermalung, Manipulation, Tischzauberei, Kartenkunst, Mentalmagie, Comedy-Zauberei und Kinder-Zauberei (Wikipedia; Stand: 30.12.2008). In einer historischen Darstellung soll als Beispiel das Gaukler-Taschenspieler-Bild von Hieronymus Bosch (1475–1480) Folgendes verdeutlichen. Vor einer Mauer hat ein Gaukler seinen Stand aufgeschlagen. Das Publikum beobachtet aufmerksam, wie er aus dem Mund eines alten Mannes einen Frosch hervorzuzaubern scheint. Gleichzeitig stiehlt ein Gehilfe des Zauberers hinter dem Mann stehend die Börse des Mannes.

Klinik-Clown. Die Arbeit als Klinik-Clown unterscheidet sich stark von einem Auftritt im Zirkus einem öffentlichen Auftritt oder bei einer Betriebsfeier. Vielmehr stellen sich hier die Klinik-Clowns individuell auf jeden Patienten ein und erhalten auch vor ihren Auftritten spezielle Informationen über die Patienten (s. auch S. 77).

Anwendungsmöglichkeiten

Mögliche Anwendungsgebiete sind:
- Sprachentwicklungsstörungen,
- Aphasie,
- Aufmerksamkeits-/Hyperaktivitätssyndrom,
- Mehrfachbehinderung,
- Einsatz in Kinderkrankenhäusern,
- Einsatz in Senioren- und Pflegeheimen.

> **!** Die Zaubertherapie ist ein gut geeignetes, ganzheitliches Hilfsmittel zur Förderung einer handlungsorientierten und lustbetonten Sprachförderung im Kindes- und Erwachsenenalter. Es kann eine Einzel- oder Gruppentherapie stattfinden.

Projekt Magic. David Copperfield (Magier; geb. 16. September 1956) empfahl bereits 1982 die Zaubertherapie und ist seit Jahrzehnten Schirmherr der amerikanischen Behindertensportler bei den Paralympics. Er rief mit dem Projekt „Magic" ein Programm ins Leben, bei dem Kinder in Krankenhäusern durch das Erlernen von Zauberkunststücken Motivation und Selbstvertrauen zurückerwerben. Somit erfolgt durch Zaubertherapie ein Kommunikationstraining, das bei zahlreichen Erkrankungen Anwendung findet. Durch die Zaubertherapie soll den Kindern mithilfe verschiedener Tricks ein Kommunikationsmittel gegeben werden und zum Anderen trainiert das Zaubern sowohl Konzentrationsvermögen als auch Fein- und Grobmotorik der Kinder.

Das Projekt Magic wird seit Jahren auch im deutschsprachigen Raum verwirklicht, u.a. bei Behinderten (Rollstuhlfahrer) und in Krankenhäusern (u.a. Rehabilitationskliniken). Dabei werden die motorische Geschicklichkeit und das Selbstvertrauen positiv beeinflusst. Eine Vernetzung von logopädischen, ergo- und physiotherapeutischen Verfahren ist somit möglich.

> **!** Die Idee, die Zauberei als Medium zu verwenden, findet besonders im Kindesalter weit verbreitete Anwendung.

Wirksamkeitsnachweis

Ein evidenzbasierter Nachweis ist für die Praktizierung einer Zaubertherapie im Kindes- und Erwachsenenalter aus verständlichen Gründen nicht möglich, da das Verfahren vorwiegend den emotionalen Bereich erfasst. Eine Unterstützung der Sprachtherapie im Kindesalter oder als Kommunikationstraining bei anderen Kommunikationsstörungen als additive Zusatzbehandlung ist unbestritten.

37 Interdisziplinärer Arbeitskreis für komplementäre Verfahren und Kommunikationsstörungen (komplementäre Stimm- und Sprachheilkunde) im Kindes- und Erwachsenenalter (München)

Am 19. März 2009 gründete der Verfasser dieser Monografie einen interdisziplinären Arbeitskreis für „Komplementäre Verfahren und Kommunikationsstörungen (Komplementäre Stimm- und Sprachheilkunde) im Kindes- und Erwachsenenalter (München)". Die Bezeichnung „Komplementäre Stimm- und Sprachheilkunde" wurde vom Verfasser dieser Monographie eingeführt.

Für die Zukunft ist Folgendes vorgesehen: Auf der Grundlage von Kurzvorträgen werden interdisziplinäre Sachfragen diskutiert. Es erfolgen Besprechungen in den Seminar- und Praxisräumen der beteiligten Mitglieder. Dabei wird eine Einbeziehung nationaler und internationaler Entwicklungen auf dem Gebiet der komplementären Verfahren bei Sprach-, Sprech-, Stimm- und Schluckstörungen im Kindes- und Erwachsenenalter angestrebt.

Der interdisziplinäre Arbeitskreis wird vorzugsweise von Otorhinolaryngologen, Phoniatern/Pädaudiologen, Logopäden, Sprachheilpädagogen, Patho- und Psycholinguisten sowie weiteren interessierten Fachdisziplinen besucht. Auf ein ausgewogenes fachliches Verhältnis zwischen Schulmedizin und komplementären Verfahren wird Wert gelegt.

Der Arbeitskreis „Komplementäre Stimm- und Sprachheilkunde" verfolgt keine berufspolitischen Ziele. Es werden bewusst Kontakte zu Kooperationspartnern unterhalten und aufgebaut.

Der Arbeitskreis hat sich folgende Ziele gesetzt:

- Interdisziplinäre Weiterentwicklung der additiven Möglichkeiten komplementärer Verfahren bei Kommunikationsstörungen im Kindes- und Erwachsenenalter.
- Einbeziehung positiver Plazeboeffekte und neuropsychologisch begründeter Grundsätze der Individualität auf erfolgszentrierte Erwartungshaltungen der Betroffenen.
- Anwendung der schrittweisen Entscheidungsfindung in evidenzbasierten Kategorien.
- Entwicklung eigener Erfahrungen.
- Förderung praktischer und wissenschaftlicher Empfehlungen.
- Zusammenarbeit mit Kooperationspartnern.

Aufgrund des großen Erfolgs der Gründungsversammlung im März 2009 sind weitere Arbeitsgruppenbesprechungen vorgesehen. Am 17. September 2009 hat ein zweites Treffen in München stattgefunden. Ebenso konnte eine Übertragung dieses Diskussionsforums in das benachbarte Ausland nach Salzburg erfolgen.

38 Abschließende Feststellungen

Wer heilt? Wer hat Recht?

Die klassische Komplementärmedizin und die Naturheilkunde werden seit Jahrzehnten als Erfahrungswerte international in die Stimm- und Sprachheilkunde integriert. In der Zwischenzeit haben sich Herangehensweisen und Methoden in der Praxis weiter etabliert, wobei auch erste Forschungsansätze erkennbar werden.

> ❗ Im deutlichen Kontrast zur Anwendung und Relevanz von komplementären Verfahren bei Sprach-, Sprech-, Stimm- und Schluckstörungen ist die Evidenz aus spezifischen Studien äußerst bescheiden. Allerdings lassen sich oft komplementäre Verfahren als Bestandteil einer multimodalen Therapie additiv in das Gesamtkonzept integrieren. Die alleinige Anwendung eines komplementären Verfahrens ist oft nicht ausreichend. Deshalb gilt: komplementär ja, ausschließlich (nur in Ausnahmefällen) oder apodidaktisch nein. Grundsätzlich gilt somit: Die Datenlage der Komplementärmedizin bei Kommunikationsstörungen ist noch lückenhaft.

Auch wenn vielfach überzeugende Wirkungsnachweise einer komplementären Behandlung fehlen, lassen sich viele Menschen von einer Therapie mit komplementären Verfahren nicht abhalten. Sicherlich ist die Erklärung zum Teil im emotionalen Bereich zu suchen. Hinzu kommt, dass bis zu 80 % aller (banalen) Krankheitsfälle ohne jegliches Zutun eines Arztes oder Therapeuten von selbst eine Heilungstendenz zeigen.

Grundsätzlich muss Folgendes festgestellt werden: Die Anwendung von komplementären Verfahren bei Kommunikationsstörungen beruht auf zahlreichen Einzelbeobachtungen und nur auf einer begrenzten Zahl von Studien mit einer größeren Teilnehmerzahl. Was dabei besonders auffällt, ist, dass bei einer bestimmten Indikation je nach Quelle verschiedene komplementäre Therapieformen angegeben werden. Einige dieser komplementären Verfahren sind eine additive Therapieoption zur Schulmedizin. Somit kann unterschieden werden:

- alleinige Behandlung mit Hilfe eines komplementären Verfahrens gilt als Ausnahme,
- Anwendung eines komplementären Verfahrens als additive Therapieoption gemeinsam mit nichtkomplementären Verfahren (zum Beispiel der Schulmedizin) sind überwiegend im Gebrauch.

> ❗ Ein großer Teil der komplementären Verfahren kann durchaus als Bestandteil einer multimodalen Therapie in das Gesamtkonzept bei Kommunikationsstörungen integriert werden. Darüber hinaus kann ein komplementäres Verfahren als alleinige Therapieoption eingesetzt werden. Allerdings ist bei einem Teil der komplementären Verfahren (wie z. B. Geisterheilung, Ohrkerzen) eine kritische Distanz erforderlich.

Allgemeine Kritik an komplementären Methoden bei Sprach-, Sprech-, Stimmstörungen

Nachfrage und Angebot von Behandlungsmaßnahmen zur *Entwicklungsförderung* haben in Deutschland Konjunktur. Ergebnisse von Elternbefragungen zeigen, dass rund ein Viertel der Kinder ohne perinatale Risikobelastung bis zum Alter von 8 Jahren mit einer oder mehreren Therapieformen Erfahren hat oder noch machen wird (Schlack 2001, S. 6).

Die Neufassung der *Richtlinien des Gemeinsamen Bundesausschusses* über die Verordnung von Heilmitteln in der vertragsärztlichen Versorgung („Heilmittelrichtlinien", 2004) nennt u. a. folgende, nichtverordnungsfähige Heilmittel im Sinne dieser Richtlinien:

- Maßnahmen, deren therapeutischer Nutzen nach Maßgabe der BUB-Richtlinie nicht nachgewiesen ist:
  - Hippotherapie,
  - isokinetische Muskelrehabilitation,
  - Höhlentherapie,
  - Musik- und Tanztherapie,
  - Magnetfeldtherapie ohne Verwendung implantierter Spulen,
  - Fußreflexzonenmassage,
  - Akupunkturmassage,
  - Atlas-Therapie nach Arlen,
  - Mototherapie,
  - Zilgrei-Methode,
  - Atemtherapie nach Middendorf.
- Indikationen, bei denen der Einsatz von Maßnahmen nicht anerkannt ist, obwohl deren therapeutischer Nutzen nachgewiesen ist: u. a. Lese-Rechtschreib-Schwäche, sonstige isolierte Lernstörungen.
- Maßnahmen, die der persönlichen Lebensführung zuzuordnen sind.

Es ist notwendig, einer inflationären Ausweitung therapeutischer Interventionen entgegenzutreten, um zu einem rationalen Einsatz der verfügbaren Mittel zu kommen (Schlack 2001, S. 10).

Schlussfolgerungen für Therapeuten

Aus der Sicht der Humanmedizin werden komplementäre (alternative) Verfahren immer wieder kritisiert und besonders die ungenügende Evidenz erwähnt. Zum Teil werden die Auseinandersetzungen auch sehr emotional geführt. Aufgabe dieser Monografie ist es nicht, in diese internationalen und interdisziplinären Diskussionen einzugreifen. *Vielmehr soll am Beispiel der komplementären Stimm- und Sprachheilkunde ein Überblick über den derzeitigen Wissensstand gegeben werden.* Nachdrücklich sei Folgendes festgestellt:

- Organische Erkrankungen müssen nach humanmedizinischen Grundsätzen behandelt werden und bedürfen einer ärztlichen Abklärung und Behandlung.
- Funktionelle Störungen, Borderline-Befunde und Befindlichkeitsstörungen können je nach Befund mithilfe komplementärer Verfahren behandelt werden. Oft ist auch ein additiver komplementärer Zusatzweg bei organischen Erkrankungen hilfreich.
- Grundsätzlich gilt in der Anwendung von komplementären Verfahren bei Kommunikationsstörungen eine differenzierte Betrachtung und Anwendung.
- Mithilfe der komplementären Stimm- und Sprachheilkunde können oft der Evidenzlevel 4a und 4b (Kap. 1, S. 4) erreicht werden. Dagegen wird ein Evidenzlevel 1 fast nie erreicht. Multizentrische, verblindete Studien sind somit die Ausnahme.
- Die Anwendung der ICF als bio-psycho-soziales Modell erleichtert das Verständnis von komplementären Verfahren bei Sprach-, Sprech-, Stimm- und Schluckstörungen.

> **!** Die in dieser Monografie geschilderten, komplementären Verfahren sind fast immer therapieorientiert. Eine diagnostische Anwendung ist nur in Ausnahmesituationen möglich.

Der therapeutische Einsatz der komplementären Verfahren bei Stimm- und Sprachstörungen lässt sich mit einem Beispiel vergleichen:

In einem Interview wurde der weltberühmte Pianist Arthur Rubinstein gefragt, ob er denn noch übe, das habe er doch nicht mehr nötig. „Wenn ich einen Tag nicht übe", sagte er, „merke ich es selbst. Wenn ich drei Tage nicht übe, merkt es meine Frau. Wenn ich eine Woche nicht übe, merkt es das Publikum" (Jäncke 2008, S. 311). Diese Regel lässt sich natürlich auch zum Teil auf komplementäre Verfahren in ihrer Anwendung übertragen.

Im Zusammenhang mit einer Relaxationstherapie (Meditation, progressive Muskelrelaxation, Biofeedback) und Akupunktur bei Kommunikationsstörungen gelangt Ptok (2007, S. 109) zu folgenden Schlussfolgerungen für Therapeuten:

- Immer prüfen: Gibt es aktuelle Studien, die es gerechtfertigt erscheinen lassen, Relaxationsverfahren oder Akupunktur zusätzlich mit einzusetzen.
- Vor dem Einsatz den Patienten fragen, welche Einstellungen und Meinungen er zu alternativen Verfahren hat. Patienten, die solchen Verfahren ablehnend gegenüberstehen, profitieren vermutlich eher weniger davon.
- Vermutlich sei es sinnvoll, diese Übungen häufig durchzuführen (zumindest gelte dies für die progressive Muskelrelaxation). Ptok schreibt: „So sollte wahrscheinlich mindestens 5 Wochen lang ein Relaxationstraining erfolgen, bevor positive Effekte für die Kommunikationsfähigkeit erwartet werden können."
- Wichtig sei, die jeweils entsprechenden Richtlinien und Vorschriften zu beachten, auch zum besseren Schutz vor Kunstfehlervorwürfen.

Analysiert man die zahlreichen komplementären Verfahren bei Kommunikationsstörungen, gelangt man zu ganzheitlichen Methoden mit unterschiedlicher praktischer Bedeutung. Unbestritten stehen die sehr unterschiedlichen Entspannungstechniken, die Musiktherapie mit ihren vielen Anwendungsvarianten und die manuelle Therapie im Vordergrund.

Entspannungstechniken. Die sehr unterschiedlichen Entspannungstechniken, wie Atemtherapie, Eutonie, Yoga, Qigong, autogenes Training, Alexander-Technik, progressive Muskelrelaxation, Meditation, Feldenkrais zielen auf eine Unempfindlichkeit gegenüber Erregungen (Stress) und lassen sich sehr gut mit anderen therapeutischen Verfahren kombinieren. Für jedes Verfahren gibt es wiederum ausgesprochene Experten, die zusätzlich zum eigenen therapeutischen Vorgehen mit einbezogen werden können.

Musiktherapie. Die Musiktherapie im Kindes- und Erwachsenenalter bietet ebenfalls facettenreiche, therapeutische Anwendungsmöglichkeiten bei Stimm-, Sprech- und Sprachstörungen. Generell kann zwischen einer aktiven und rezeptiven Musiktherapie unterschieden werden. Früher wurde die rezeptive Musiktherapie als passive Musiktherapie bezeichnet. Musiktherapie ist ein eigenständiger Heilberuf.

Grundsätzlich gilt für die Musiktherapie, dass durch die Fähigkeit, starke Emotionen hervorzurufen, eine Möglichkeit für Heilung und Wohlbefinden gegeben ist.

Manuelle Verfahren. Die manuellen Verfahren haben Eingang in die Therapie von Kommunikationsstörungen als Zusatzbehandlung gefunden. Es sei z.B. auf die Manualtherapie bei Stimmstörungen sowie die Osteopathie einschließlich manueller Faszilitation und Kraniosakraltherapie verwiesen. Das notwendige Wissen kann in Kursen erworben werden. Eine Zunahme der unterschiedlichen Anwendungsmöglichkeiten mithilfe der manuellen Therapie ist zu erwarten.

Akupunktur. Die Akupunktur bei Stimm- und Sprachstörungen wird immer wieder als Begleittherapie, z.B. bei psychogener Aphonie, empfohlen.

Literatur

Abate M, Rehwinkel J. Tief durchatmen. Experimentelle Untersuchung der Wirkung von Atem-, Bewegungs- und Entspannungsübungen auf die Stimmqualität von stimmgesunden Personen [Diplomarbeit]. Rorschach: Schweizer Hochschule für Logopädie Rorschach (SHLR); 2008

Albert ML, Sparks RW, Helm NA. Melodic intonation therapy for aphasia. Arch Neurol 1973; 29(2)

Altenmüller E et al. Zur Neurobiologie des Singens und der Wirkung von Gesang. In: von Fuchs M, Hrsg. Singen und Lernen. Kinder- und Jugendstimme. Bd 1. Berlin: Logos; 2007: 91–105

Ayres J. Bausteine der kindlichen Entwicklung. Berlin: Springer; 2002

Akhondzadeh S, Abbasi SH. Herbal medicine in the treatment of Alzheimer's disease. Am J Alzheimers Dis Other Demenz 2003; 21(2): 113–118

Astin JA. Why patients use alternative medicine. Result of a national study. J of Am Medical Association 1998; 279(19): 1548–1553

Bandler R, Grinder J. Neue Wege der Kurzzeit-Therapie: Neurolinguistische Programme. 13. Aufl. Paderborn: Junfermann; 2002

Bernstein WA, Borkowek TD. Entspannungstraining: Handbuch der progressiven Muskelentspannung. München: Pfeiffer; 1995

Berwanger D. Ordnungsschwellentraining. In: von Suchodoletz W, Hrsg. Therapie der Lese-Rechtschreib-Störung (LRS). 2. Aufl. Stuttgart: Kohlhammer; 2006: 135–164

Beushausen U. Evidenz-basierte Praxis in der Logopädie – Mythos und Realität. Forum Logopädie 2005; 19(2): 6–11

Bjelakovic G et al. Mortality in randomized trials of antioxidant supplements for primary and secondary prevention: systematic review and metaanalysis. JAMA 2007; 297(8): 842–857

Bogaardt H. Einsatz von Oberflächen-EMG als Biofeedback in der Behandlung pharyngealer Schluckstörungen. In: Seidel S, Stanschus S Hrsg. Dysphagie – Diagnostik und Therapie. Idstein: Schulz-Kirchner; 2009

Böhme G. Auditive Verarbeitungs- und Wahrnehmungsstörungen. 2. Aufl. Bern: Hans Huber; 2008

Böhme G. Förderung der kommunikativen Fähigkeiten bei Demenz. Bern: Hans Huber; 2008

Borchardt K. Wohin steuert die Sensorische Integrationstherapie? Ergotherapie und Rehabilitation 2008; 47(11): 15–19

Bosing W. Hieronymus Bosch. Köln; Taschen 2004

Bouteville M, Hinterthür P. Qigong. In: van den Berg F, Hrsg. Angewandte Physiologie 5: Komplementäre Therapien verstehen und integrieren. Stuttgart: Thieme; 2005; 326–344

Brockmann A, Meißner G. Alternative Medizin. Köln: Dumont; 2006

Brunner M et al. Neue Wege in der Sprachtherapie bei Lippen-Kiefer-Gaumenspalten. Sprache Stimme Gehör 2006; 20: 116–122

Buchmann J. Kraniosakrale Therapie – Fiktion oder Möglichkeit? Manuelle Medizin 2007; 45: 21–25

Bühring P. Ganzheitliche Therapie gewünscht. Deutsches Ärzteblatt 2001; 98(20): 1109

Bürgi V, Deutsch M. Delphintherapie? Raten Sie ab? Schweizer Ärztezeitung 2008; 89(32): 1381–1383

Ciurea I. Motorisch auffällige Kinder. Kinderärztliche Praxis 2003; 74: 527–530

Codoni S. Möglichkeiten und Grenzen der CranioSacral-Therapie in der täglichen logopädischen Praxis. Internationaler Craniosacralkongress Rheinfelden. Zeitschrift up-date 2002; 2–8. Im Internet: www.scodoni.ch; Stand: 16.07.2009

Collins EN. Akupunktur in der Hals-Nasen-Ohren-Heilkunde. Teil 1: Erkrankungen und funktionelle Störungen im Bereich von Trachea, Larynx, Pharynx und Mund. HNO 2007; 55: 245–253

Coulter MK, Dean ME. Homeopathy for attention deficit/hyperactivity disorder or hyperkinetic disorder. Cochrane Rev 2007; 4: CD005648

Crary M et al. Functional benefits of dysphagia therapy using adjunctive sEMG Biofeedback. Dysphagia 2004; 19: 160–164

Denk-Linnert DM. Funktionelle Therapie oropharyngealer Dysphagien nach Kopf-Hals-Tumoren. In: Böhme G, Hrsg. Sprach-, Sprech-, Stimm- und Schluckstörungen. 4. Aufl. München: Elsevier, Urban & Fischer; 2006; 402–427

Dekosky ST et al. Ginkgo biloba for Prevention of Dementia. JAMA 2008; 300(19): 2253–2262

Dos Santos-Neto L et al. The use of herbal medicine in Alzheimer's disease – systematic review. Evid Based Complement Alternat Med 2006; 3: 441–445

Dreher H, Spindler E. Rechnen und lernen mit der kybernetischen Methode. Bd 1: Grundlagen. Band 2: Praxis. Rottenburg: Rottenburger; 2006

Duft J. Notker der Arzt. Klostermedizin und Mönchsarzt im frühmittelalterlichen St.Gallen. St. Gallen: Verlag der Buchdruckerei Ostschweiz; 1972

Eisenberg DM, Davis R, Ettner S et al. Trends in alternative medicine use in the United States 1990–1997. JAMA 1996; 280: 1569–1575

Ernst E. A systematic review of systematic reviews of homoepathy. Brit J Clin Pharmacol 2002; 54: 577–582

Ernst E et al. The desktop guide to complementary and alternative medicine. 2. ed. Edinburgh: Mosby; 2006

Ernst E. Kommentar. „Ernsthafte Zwischenfälle nach Akupunktur". MMW-Fortschr Med 2009; 151(13): 18

Feldenkrais M. Bewusstheit durch Bewegung. Der aufrechte Gang. Frankfurt/Main: Suhrkamp; 1978

Feldenkrais M. Die Entdeckung des Selbstverständlichen. Frankfurt/Main: Suhrkamp; 1987

Friese K-H et al. Komplementäre Hals-Nasen-Ohrenheilkunde. Ein Handbuch für die Praxis. Heidelberg: Haug; 1998

Friese K-H. Homöopathie in der HNO-Heilkunde. 4. Aufl. Stuttgart: Hippokrates; 2005

Fritschi J. „Zukunft mit Komplementärmedizin". Schweizerische Ärztezeitung 2009; 90(1/2): 16–18

Förstl H. Mehr Licht – weniger Probleme mit weniger Psychopharmaka. Dtsch Med Wochenschr 2008; 133(33): 1665

Ganß M. Die therapeutischen Möglichkeiten von Kunsttherapie bei Menschen mit Demenz. Musik-, Tanzund Kunsttherapie 2007; 18(2): 100–107

Gesellschaft für Sensorische Integration. Im Internet: www.gsid.de/; Stand: 16.07.2009

Gleditsch JM. Lehrbuch und Atlas der MikroAkuPunktSysteme (MAPS). 2. Aufl. KVM Dr. Kolster & Co.; 2007

Gleditsch JM. Persönliche Mitteilung; 2009

Gold C, Wigram T, Elefant C. Music therapy for autistic spectrum disorder. Cochrane Database of Systematic Reviews , Issue 2. Art. No.: CD004381. DOI: 10. 1002/14651858. CD004381.pub2

Graf FP. Homöopathie und die Gesundhaltung von Kindern und Jugendlichen. Freiburg: Sprangsrade; 2003

Haffner J et al. Zur Wirksamkeit körperorientierender Therapieverfahren bei der Behandlung hyperaktiver Störungen: Ergebnisse einer kontrollierten Pilotstudie. Zschr f Kinder- und Jugendpsychiatrie und Psychotherapie 2006; 34(1): 37–47

Hammer SS. Stimmtherapie mit Erwachsenen. 3. Aufl. Heidelberg: Springer; 2007

Haupt E. Stimmt's. Stimmtherapie in Theorie und Praxis. 4. Aufl. Idstein: Schulz-Kirchner; 2006

Haus R. Musiktherapie für hörgeschädigte Kinder. In: Pfahl C, Koch Temming H, Hrsg. Musiktherapie mit Kindern. 2. Aufl. Bern: Hans Huber; 2008

Hauswald B, Gleditsch J, Langer H. HNO-Akupunkturkurs. Dresden: Skript (86 Seiten); 2009

Hedland L. Listening to music enhances spatial-temporal reasoning: evidence for the "Mozart effect". J of Aesthetic Education 2000; 34: 105–148

Von Heymann W, Kohes C. Was ist der „kraniosakrale Rhythmus"? Manuelle Medizin 2006; 44(3): 177–183

Hillecke Th, Dulger A. Was heißt „evidenzbasiert"? Musiktherapeutische Umschau Online 2007; 28

Hirschi G. Mudras für Körper, Geist und Seele. Yoga mit dem kleinen Finger. Anleitungsbuch und 68 Übungsarten. Königsfurt: Urania; 2008

Hoefert H-W, Uehleke B. Komplementäre Heilverfahren im Gesundheitswesen. Bern: Huber; 2009

Huckebee ML. Biofeedback-Monitierung zur Effektivierung der Schluckrehabilitation. In: Stanschus S, Hrsg. Methoden in der Klinischen Dysphasiologie. Idstein: Schulz-Kirchner; 2002: 9–40

Hülse M, Hölzl M. Effektivität der manuellen Medizin in der HNO. 2004; 52: 227–234

Hülse M, Losert-Bruggner B. Muskelverspannungen im Phonationstrakt, ausgelöst durch Kiefergelenksstörungen und/oder funktionelle Halswirbelstörungen. Im Internet: http://www.dr-losert-bruggner. de/publikationen/Muskelverspannungen%20im%20 Phonationstrakt,%20...09-2005.pdf; Stand: 16.07.2009

Ihl R et al. A 240-mg once-daily Formulation of Gingko biloba Extract Egb 761 is effective in both Alzheimer's Disease and vascular Dementia: results from a randomized controlled trial. Alzheimer's & Dementia 2008; 4 (Suppl 2): T165–T166

Jäncke L. Macht Musik schlau? Bern: Huber; 2008

Jensen PS et al. The effects of yoga on the attention and behavior of boys with attention-deficit/hyperactivity disorder (ADHD). J Atten Disord 2004; 7(4): 205–216

Jungblut M, Gerhard H, Aldridge D. Die Wirkung einer spezifischen musiktherapeutischen Behandlung auf die sprachlichen Leistungen eines chronisch kranken Globalaphasikers – eine Falldarstellung. Neurol Rehabil 2006; 12(6): 339–347

Kegel G. Störungen der Sprach- und Zeitverarbeitung. Konsequenzen für Diagnose undTherapie. Im Internet: http://www.psycholinguistik.uni-muenchen.de/publ/ stoer_sprach_zeit.html; Stand: 16.07.2009

Kooijman PGC. Muscular tension and body posture in relation to voice handicap and voice quality in teachers with persistent voice complaints. Folia Phoniatr Logop 2005; 57: 134–147

Kooijman PGC. Manuelle Faszilitation als diagnostisches und therapeutisches Element bei Dysphonien. A – Kurs. Leipzig, 21.–22. November 2008

Kraft K. Phytopharmaka bei Kindern – Indikationen, Möglichkeiten, Grenzen. Kinderärztliche Praxis 2008; 79(5): 282–289

Kuriyama Sh et al. Green tea consumption and cognitive function: a cross-sectional study from the tsurugaya project. Am J Clin Nutr 2006; 83: 355–361

Laures J, Shistler R. Complementary and alternative medical approaches to treating adult neurogenic communication disorders: a review. Disabl Rehabil 2004; 36(6): 315–325

Lee L et al. Use of acupunctur for the treatment of adductor spasmodic dysphonia: a preliminary investigation. J of Voice 2003; 17(3): 411–424

Lehmkuhl G. Therapie der Aufmerksamkeitsdefizit-/Hyperaktivitätsstörung. Antwort auf Leserbrief. MMW – Fortschr Med 2007; 149(23)

Liebermann J. Principles and techniques of manual therapy: application in the management of dysphonia. In: Harris T, Harris S, Rubin JS, Howard DM, eds. The Voice Clinical Handbook. London: Whurr; 1998; 91–138

Lieberman J et al. Laryngeal Manipulation. In: Sataloff RF, ed. Professional Voice. Vol. II. 3. ed. San Diego/Oxford: Plural Publishing; 2005; 1061–1079

Linner MA. Entspannungstechniken. In: Melchart D, Brenke R, Dobos G, Gaisbauer M, Saller R, Hrsg. Naturheilkunde. Leitfaden für die ärztliche Aus-, Fort- und Weiterbildung. Stuttgart: Schattauer; 2008: 105–117

Lundgren K (Guest Editor). Complementary and Alternative Approaches in Treating Communication Disorders.

Seminars in Speech and Language. Stuttgart: Thieme; 2004: 25(2)

Luo WP, Huang HY. Clinical observation on treatment of cerebral infarction-induced broca aphasia by Tiaoshen Fuyen acupuncture therapy combined with language training. Zhongguo Zhen Jiu 2008; 28/3: 171–175

Lynton H, Kligler B, Shiflett S. Yoga in stroke rehabilitation: a systematic review and results of a pilot study. Top Stroke Rehabil 2007; 14(4): 1–8

Maruyama M et al. Benefits of combinino donepezil plus traditional japanese herbal medicine on cognition and brain perfusion in Alzheimer's disease: a 12-week observer-blind, domepezil monotherapy controlled trial. J Am Geriatr Soc 2006; 54/5: 869–871

Melchart D, Brenke R, Dobos G et al. Naturheilkunde. Leitfaden für die ärztliche Aus-, Fort- und Weiterbildung. Stuttgart: Schattauer; 2008

Meissner K. Placeboeffekt in der Inneren Medizin – Wirkung statt Schein. Kolloquium Forschung Komplementärmedizin. München: Klinikum rechts der Isar; 01.07.2008

Meng A. Akupressur. In: van den Berg F, Hrsg. Angewandte Physiologie 5: Komplementäre Therapien verstehen und integrieren. Stuttgart: Thieme; 2005: 261–269

Merzenich M et al. Temporal processing deficits of language-learned impaired children ameliorated by trainings. Science 1996; 271: 77–81

Middendorf I. Der Erfahrbare Atem – Eine Atemlehre. 9. Aufl. Paderborn: Junfermann; 2007

Münch G. Die Manuelle Stimmtherapie (MST): Eine Therapie die „berührt". Idstein: Schulz-Kirchner; 2003

Münch G. Die erweiterte Manuelle Stimmtherapie mit neuen Techniken. Idstein: Schulz-Kirchner; 2006

Murray LL, Ray AH. A comparison of relaxation training and syntax stimulation for chronic nonfluent aphasia. J Comun Disord 2001; 34(1-2): 87–113

Nelson SH, Blades-Zeller E. Feldenkrais für Sänger. Kassel: Bosse; 2004

Niepel A, Neuhauser F. Die Rolle der Gartentherapie. Gartentherapie. Idstein: Schulz-Kirchner; 2007.

Niepel A. Garten und Therapie. Im Internet: www.garten-therapie.de; Stand: 16.07.2009

Ogal HP, Kolster BC, Gleditsch JM. Ohrakupunktur für Praktiker. Stuttgart: Hippokrates; 2003

Okello EJ et al. In vitro anti-beta-secretase and dual antcholinesterase activities of Camelia sinensis L. (tea) relevant to treatment of dementia. Phytother Res 2004; 18(8): 624–627

Oldenschläger G, Bucher HC, Donner-Banzhofff N et al. Clinical Evidence Concise. Bern: Huber; 2007

Olschewski A. Progressive Muskelentspannung. Bindlach: Gondrom; 2005

Pfahl Chr, Koch-Temming H. Musiktherapie mit Kindern. 2. Aufl. Bern: Huber; 2008

Piron A. Techniques osteopathiques appliquees a la phoniatrie. Biomecanique fonctionelle et normalisation du larynx. Tome 1. Lyon: Symmetrie; 2007

Ptok M et al. Stottern – Pathogenese und Therapie. Deutsches Ärzteblatt 2006; 103(18): A1216–2398

Ptok M. Naturbasierte Therapieverfahren bei Kommunikationsstörungen: Ein Überblick. Sprache Stimme Gehör 2007; 31: 94–98

Ptok M. Relaxationstherapie und Akupunktur bei Kommunikationsstörungen. Sprache Stimme Gehör 2007; 31: 104–111

Ptok M. Alternative Therapie bei neurogenen Kommunikationsstörungen: Wie wirksam sind Relaxationstherapie und Akupunktur? Laryngo-Rhino-Otol 2008; 87: 857–860

Ptok M, Meisen R. Basale auditorische Funktionen bei Schülerinnen und Schülern der 3. und 4. Jahrgangsstufe. Laryngo-Rhino-Otol 2008; 87: 257–264

Rauscher FH, Shaw GL, Ky KN. Music and spatial task performance. Nature 1993; 365: 611

Rezai-Zadeh K et al. Green tea epigallocatechin-3-gallate (EGCG) modulates amyloid precursor protein deavage and reduces cerebral amyloidosis in Alzheimer transgenic mice. J Neurosci 2005; 25(38): 8807–8814

Riemersma-van der Lek et al. Effect of bright light and melatonin on cognitive and noncognitive function in ederly residents of group car facilities. JAMA 2008; 299: 2642–2655

Roley SS et al. Sensorische Integration. Grundlagen und Therapie bei Entwicklungsstörungen. Berlin: Springer; 2004

Rosenkötter H. Auditive Wahrnehmungsstörungen. Stuttgart: Klett-Cotta; 2003

Rosenmayr, E.-M. In: Schwarz, V. et al. 2001

Roy N et al. Muscle tension dysphonia and spasmodic dysphonia: the role of manual laryngeal tension reduction in diagnostic and management. Ann Otol Rhinol Laryngol 1996; 105(11): 851–856

Rubin JS et al. The Effects of Posture on Voice. In: Sataloff RT, ed. Professional Voice. Vol. II. 3. ed. San Diego/Oxford: Plural Publishing; 2005; 1079–1085

Ruhrberg P. FM Alexander-Technik. In: van den Berg F, Hrsg. Angewandte Physiologie 5: Komplementäre Therapien verstehen und integrieren. Stuttgart: Thieme; 2005: 656–671

Saller R, Reichling J. Phytotherapie. In: Melchart D, Hrsg. Naturheilkunde. Stuttgart: Schattauer; 2008

Särkämö T et al. Music listening enhances cognitive recovery and mood after middle cerebral artery stroke. Brain 2008; 13(3): 866–876

Schaefer K. Eutonie Gerda Alexander. In: van den Berg F, Hrsg. Angewandte Physiologie 5: Komplementäre Therapien verstehen und integrieren. Thieme: Stuttgart; 2005: 603–631

Schilcher H, Kammerer S, Wegener T. Leitfaden Phytotherapie. 3. Aufl. München: Urban & Fischer; 2007

Schimmelpfennig E. Elemente des Neurologischen Programmierens (NLP) in der Stimmtherapie. Die Sprachheilarbeit 2003; 48(6): 250–258

Schlack G. Inflation funktioneller Therapien im Kindesalter. Kinderärztliche Praxis 2001; 72; 6–11

Schlauck G. From singing to speaking: helping aphasic patients in speak again. Mozart & Science. 2. Internationaler Kongress der interdisziplinären Musikwirkungsforschung. Wien: Vortrag; 16.–19.11.2008

Schmid-Tatzreiter E. Einsatz von Pferden in der logopädischen Therapie. In: Spracherwerb – Sprachverlust. Im Gespräch. Internationaler Fachkongress Logopädie. AKH Wien: Abstract; 5.–7.10.2007: 43–44

Schmidel V, Augustin M. Leitfaden Naturheilkunde. 5. Aufl. München: Urban & Fischer; 2008

Schneeweiß B. Stressbewältigung durch Ernährung – was ist möglich? Kinderärztliche Praxis 2003; 72: 6–11

Schulte D. Die F.M. Alexander-Technik als Ansatz in der Stottertherapie. Forum Logopädie 2003; 17(5): 6–13

Schultz JH. Das autogene Training. 20. Aufl. Stuttgart: Thieme; 2003

Schwarz V, Stengel I, Strauch Th. Logopädische Stimmtherapie und Atemarbeit nach I. Middendorf (nach dem Konzept von Eva-Maria Rosenmayr.). In: Böhme G, Hrsg. Sprach-, Sprech-, Stimm- und Schluckstörungen. Band 2: Therapie. 3. Aufl. München: Urban & Fischer; 2001: 149–151

Scott J, Barlow R. Akupunktur in der Behandlung von Kindern. Kötzing: Verlag für Ganzheitliche Medizin Dr. Erich Wühr; 2003

Seidel KM. Förderung von stotternden Kindern und Jugendlichen durch aktives Musizieren in einer Rock- und Pop-Band. Musik-, Tanz- und Kunsttherapie 2006; 17(4): 167–177

Shang A et al. Placebo-controlled trials of Chinese herbal medicine and conventional medicine – comparative study. Int J Epidemiol 2007; 13(3): 1086–1092

Simon P. Bewusstheit durch Bewegung – Die Feldenkrais-Methode in der Stimmtherapie. In: Bahr R, Iven C, Hrsg. Sprache – Emotion – Bewusstheit. Idstein: Schulz-Kirchner; 2006: 311–315

Singer W, Ricard W. Hirnforschung und Meditation. Ein Dialog. Frankfurt/ Main: Suhrkamp; 2008

Singh S, Ernst E. Gesund ohne Pillen. Was kann die Alternativmedizin? München: Hanser; 2009: 112

Sommer B, Völkel U. Akupunktur. In: Leitfaden Naturheilkunde. 5. Aufl. München: Urban & Fischer; 2003; 32–86

Spiecker-Henke M. Rhythmuszentrierte Maßnahmen – Bewegung, Stimme und Sprache in Harmonie. Sprache Stimme Gehör 2008; 3: 42–56

Spiecker-Henke M. Körperzentrierte Maßnahmen in der Stimmtherapie. Sprache Stimme Gehör 2008; 3: 90–109

Spindler-Dreher E, Dreher H. Kybernetische Methode. Kindergartenfibel Rottenburg: Rottenburger Verlag. 2003, 2005

Spitzer M. Musik im Kopf. Stuttgart: Schattauer; 2006

von Spredi F, Martius P, Förstl H. Kunsttherapie bei psychischen Störungen. München: Urban & Fischer; 2005

Stanschus S, Seidel S. Rehabilitation pharyngealer Schluckstörungen unter Verwendung von Oberflächen-EMG: Fünf Fallstudien. Forum Logopädie 2002; 16: 6–11

Steflitsch W, Steflitsch M. Aromatherapie. Wissenschaft – Klinik – Praxis. Wien: Springer; 2007

Stoppe G, Maeck L. Nicht-pharmakologische Therapie bei Alzheimer-Demenz. Die Psychiatrie 2007; 4: 33–36

Stuhmann NC, Schade G. Manualtherapeutische Intervention bei zervikogener Dysphonie – Chirotherapy in functional dysphonia. In: Gross M, Kruse E, Hrsg. Aktuelle phoniatrisch-pädaudiologische Aspekte 2007. Bd. 15. Norderstedt: Books on Demand; 2007; 37–39

Stux G et al. Akupunktur. Lehrbuch und Atlas. 7. Aufl. Heidelberg: Springer; 2008

von Suchodoletz W. Therapie der Lese-Rechtschreib-Störung. Traditionelle und alternative Behandlungsverfahren. 2. Aufl. Stuttgart: Kohlhammer; 2006

von Suchodoletz W. Störungen des Redeflusses. Stottern und Poltern. In: Remschmidt u. a. Therapie psychischer Störungen bei Kindern und Jugendlichen. Stuttgart: Thieme; 2008; 244–250

Sunflower Deutschland e.V. Sunflower Therapie. Im Internet: www.sunflowertherapie.com/; Stand: 16.07.2009

Tallal P et al. Language comprehension in language-learned impaired children improved with acoustically modified speech. Science 1996; 271: 81–84

Tomatis AA. Das Ohr, die Pforte zum Schulerfolg: Schach dem Schulversagen. 4. Aufl. Dortmund: Modernes Lernen; 2004

Tomatis Developpement SA. Willkommen auf der deutschen Tomatis-Homepage. Im Internet: www.tomatis. de; Stand: 16.07.2009

Trapl M. Einsatz von Biofeedback und Elektrostimulation in der Dysphagietherapie. Zur Sprache gebracht. Salzburg: Symposium zum Tag der Logopädie 2008; 07.–08.03.2008

Tummel B. Brainfood – was ist dran am Modewort? Kinderärztliche Praxis 2003; 74: 470–473

Uber H, Steiner A. Lach dich locker. München: Goldmann; 2006

Waesse H, Kyrein M. Yoga. München: Gräfe und Unzer; 2008

Weber W et al. Hypericum perforatum (St. Johnswort) for attention-deficit/hyperactivity disorder in children and adolescents: a randomized controlled trial. JAMA 2008; 299(22): 2633–2641

Wedekind W. Lichttherapie bei Alzheimer hilfreich. Positive Forschungsresultate lassen Anwendung sinnvoll erscheinen. Ärztezeitschrift für Naturheilverfahren 2006; 47(3)

Weissacher E, Heuser J. Biofeedback. München: Hugendubel; 2008

Wider B. Mehr als Kaffeesatzlesen? MMW Fortschritte der Medizin 2009; 151(3–4): 31–32

Wiener Krankenanstaltenverbund. Gartentherapie im Geriatriezentrum Am Wienerwald. Im Internet: www. wienkav.at/kav/gzw/texte_anzeigen.asp?id=5724; Stand: 16.07.2009

Wiesing U. Wer heilt, hat Recht? Über Pragmatik und Pluralität in der Medizin. Stuttgart: Schattauer; 2004

Willke E. Tanztherapie. Bern: Huber; 2007

Winchgen J. Kommunikation und Gesprächsführung für Pflegeberufe. 2. Aufl. Hannover: Kunz; 2006

Xudong G. The influence of acupuncture modalities on the treatment of senile dementia: a brief review. Am J Acupuncture 1996; 24: 105–109

Yiu E et al. A randomized treatment-placebo study of the effectiveness of acupuncture for benign vocal pathologies. J of Voice 2006; 20(1): 144–156

Xiu Y, Wang L, He J. Acupuncture for dysphagia in acute stroke. Cochrane Database Syst Rev. 2008; 16 (3): CD006076

Zantopp J. Musiktherapie. Im Internet: www.zantopp.de/ jennifer; Stand: 16.07.2009

Zollmann C, Vickers A. Users and practioners of complementary medicine. BMJ 1999; 318: 836–838

Fallbeschreibungen aus der Praxis

„Case Studies" zum Thema „Komplementäre Verfahren und Kommunikationsstörungen im Kindes- und Erwachsenenalter" sollen die oben stehenden Ausführungen ergänzen und anhand von praktischen Beispielen erläutern. Es zeigt sich anhand dieser Einzelfalldarstellungen die außergewöhnliche Vielfalt von komplementären Verfahren bei Stimm-, Sprech-, Sprach- und Schluckstörungen.

Grundsätzlich sind komplementäre Verfahren als additive und/oder ergänzende Verfahren bei der schulmedizinischen und logopädischen Behandlung einsetzbar und individuell erforderlich.

Die Fallbeschreibungen sind aus der Sicht unterschiedlicher Fachdisziplinen verfasst worden (Otorhinolaryngologie, Phoniatrie/Pädaudiologie/Fachärzte für Sprach-, Stimm- und kindliche Hörstörungen, Logopädie, Psycholinguistik, Atem-, Sprech- und Stimmlehre, Atempädagogik, Gesangspädagogik, Kunstpädagogik/Kunsttherapie).

39 Akupunktur bei Dysphonie – Ein Fallbericht bei einer funktionellen Stimmstörung

S. Ott

Anamnese

Patientin, 64 Jahre, Beruf Lehrerin für sprechintensive Fächer, Nichtraucherin, energischer Typ, stark eingespannt in schwierige Familienangelegenheiten. Beruflich sehr belastet, ein Unterrichtsbesuch mit Beurteilung wurde vom Ministerium angekündigt. Eine Maßnahme, die sie nach vielen Jahren der erfolgreichen Lehrtätigkeit nicht nachvollziehen kann und die sie sehr stark beeinträchtigt. Schlafstörungen mit Grübeln.

Erstvorstellung mit seit 5 Wochen bestehender Heiserkeit, ohne Infekt, begleitet von Globusgefühl und Räusperzwang. Seit einem Jahr mehrere Episoden mit kurzfristiger Heiserkeit für mehrere Tage mit Gefühl der Atemnot und Verkrampfung im Hals.

In der sonstigen Eigenanamnese ist lediglich ein Krampfaderleiden bekannt. Sie stehe viel im Unterricht und habe am Abend oft ein Spannungsgefühl in den Beinen.

Eingangsbefund

Reizlose Schleimhautverhältnisse in den oberen Atemwegen.

Lupenlaryngoskopie: Glatte und reizlose Stimmlippen, am freien Stimmlippenrand leicht ödematös.

Videostroboskopie: Zunächst durch heftigen Würgereflex verspannte Situation mit unzureichend langer Phonation. Anwendung des Akupunkturpunktes KG 24 (symptomatischer Punkt zur Unterdrückung des Würgereflexes, s. u.). Danach videostroboskopische Untersuchung gut möglich. Vollständiger Glottisschluss, seiten- und zeitgleiche Stimmlippenschwingungen, verkürzte Amplituden, Randkantenverschiebungen beidseits sichtbar.

Auditiver Stimmbefund: Stimmklang im Anamnesegespräch stark wechselnd von rau, selten knarrend bis lediglich nur belegt mit Phasen neurasthenischer Behauchtheit. Im Verlauf der Therapie, v. a. im Gespräch über angenehme Themen, reiner und sonorer Stimmklang mit festem Stimmeinsatz. Sprechstimmlage zeitweise erhöht, Artikulation etwas eng bei gesamtkörperlicher Anspannung; Atmung kostoabdominal, guter Atemrhythmus beim Sprechen mit rechtzeitigen und unhörbaren Atempausen.

RBH (*R*auigkeit, *B*ehauchtheit, *H*eiserkeitsgrad): 1-0-1/1-1-1

Stimmstörungsindex (SSI) nach Nawka et al.: Selbsteinschätzung der Gesprächigkeit: 8.

1	2	3	4	5	6	7	8	9	10
stiller Zuhörer		normaler Sprecher				äußerst gesprächig			

SSI (12 stimmbezogene Items werden in einem Ranking von 0–4 jeweils subjektiv bewertet. Der SSI-Score ist die Summe der 12 Einzelbewertungen der Items und so ergibt sich eine Skala von minimal 0 = beschwerdefrei bis maximal 48 = höchstgradige Symptomatik): Prätherapeutischer SSI Score 10, am Therapieende 3 Monate später posttherapeutischer SSI Score 6.

Elektroakustische Stimmanalyse: Mittlere Sprechstimmlage mit 223 Hz leicht erhöht, Stimmumfang von 100–500 Hz altersentsprechend, Stimmdynamik mit 35 dB eingeschränkt, Tonhaltedauer mit 18 Sekunden unauffällig.

Spektrogramm (Breitbandanalyse mit gehaltenem Vokal /a/): Jitter ohne Befund; Shimmer 5,57 % pathologisch (Norm 1–3 %), Signal-zu-Rausch-Verhältnis ohne Befund.

Übriger symptombezogener Untersuchungsbefund: Tonschwellenaudiogramm zeigt beidseits Normalgehör.

HWS-Beweglichkeit in Rotation, Flexion/Extension und Seitwärtsneigung nicht eingeschränkt; Induration der Skalenus- und Trapeziusmuskulatur mit Druckschmerzhaftigkeit.

An den Unterschenkeln und Füßen Hautveränderungen bei chronisch venöser Insuffizienz.

Diagnose

Funktionelle Dysphonie mit überwiegend hyper-funktioneller Symptomatik. Neuromuskuläre Hypertonie im Nacken. Psychosomatische Störung durch dauerhafte seelische Anspannung, Sorge und Erschöpfungssymptomatik.

Therapieplanung

Die Therapie der Wahl der funktionellen Stimmstörung ist die logopädische/sprachheilpädagogische Behandlung. Komplementär kommt die Akupunktur in Betracht. Im vorliegenden Fall ist das psychovegetative und sekundär neuromuskuläre Gleichgewicht gestört und als Ursache für die Stimmstörung anzusehen. Die Akupunkturbehandlung hat das Ziel, das gestörte Gleichgewicht der beiden Pole Yin und Yang wieder herzustellen, sie wirkt seelisch ausgleichend, muskulär entspannend, aufgestaute schädigende Energie und Emotionen werden abgeleitet, positive Energie wird zugeführt.

Nach Erläuterung der Therapiemöglichkeiten bei Stimmstörung entscheidet sich die Patientin für die Akupunkturbehandlung. Sie vertraut dieser Behandlung und hatte bereits bei einer anderen Diagnose mit Akupunktur Erfolg. Die zusätzliche logopädische/sprachheilpädagogische Behandlung kann im Bedarfsfall noch eingeleitet werden.

Individuelle Akupunktur

Die Akupunktur wird nicht nach vorgegebenen Schemata durchgeführt. Die folgende Aufstellung stellt eine Punktauswahl dar. Welche und wie viele Punkte angewendet werden, wird individuell entsprechend der Symptomkonstellation und der aktuellen Konstitution des Patienten entschieden. Eine Zwischenanamnese und ein Zwischenbefund erlaubt es, die Akupunktur der aktuellen Symptomatik jeweils anzupassen. Körper- und Ohrakupunktur werden kombiniert. Die Akupunkturnadeln verbleiben 20–30 min.

Körperakupunktur (Abb 17 a–c)

Lenkergefäß 20 (Syn.: Du Mai 20; LG 20/Du 20)

Lage: im Schnittpunkt des Scheitels und der Verbindungslinie zwischen beiden Ohrspitzen.
Indikation: u.a. vegetative Dystonie; klärt und beruhigt den Geist.

Nach der Empfehlung von Frau Dr. B. Hauswald, Dresden, wende ich diesen Punkt bei allen Akupunkturbehandlungen als erste Nadel an. Der Punkt entspannt und beruhigt zunächst die Patienten bei Ankunft in der Praxis und bereitet sie gut auf die Akupunktur vor. Nach der Stimulation von LG 20 werden die nachfolgenden Punkte besser toleriert. Im vorliegenden Fall ist LG 20 für die Symptomkonstellation auch spezifisch zur ableitenden Behandlung indiziert (s. u.).

Niere 27 (Ni 27)

Lage: parasternal in einer Vertiefung am Unterrand der Klavikula, 2 Cun lateral der Medianlinie.

> ■ **Cave** Gefahr des Pneumothorax deshalb schräge Stichrichtung, 0,5 Cun Stichtiefe. ■

Indikation: bei Stimmstörungen als Nahpunkt.
Cun: chinesischer Begriff für ein Fingerrelativmaß, 1 Cun entspricht einer Daumenbreite.

Magen 9 (Ma 9)

Lage: am Vorderrand des M. sternocleidomastoideus in Höhe der Schildknorpeloberkante, medial der A. carotis communis.

> ■ **Cave** Verletzungsgefahr der Halsgefäße, deshalb schräge Stichrichtung empfohlen; 0,5 Cun Stichtiefe. ■

Indikation: lokale Störungen.

Dünndarm 17 (Dü 17)

Lage: zwischen dem Vorderrand des M. sternocleidomastoideus und dem Kieferwinkel.

> ■ **Cave** Verletzungsgefahr wie bei Ma 9. ■

Indikation: bei Stimmstörungen und Globusgefühl als Nahpunkt; Punktwahl bei Erkrankungen des Rachens und des Kehlkopfs; wirkt antiödematös.

Gallenblase 21 (Gb 21)

Lage: in der Mitte der Linie zwischen Akromion und Processus spinosus C7.
Indikation: hervorragende muskelrelaxierende Sofortwirkung bei Nackenverspannungen; lässt Ödeme abschwellen.

Alternativ und ergänzend kann eine besonders druckempfindliche Muskelverhärtung am Nacken punktiert werden (Triggerpunkt-Akupunktur).

Dünndarm 3 (Dü 3)

Lage: am lateralen Ende der Handtellerquerfalte, Einstich von proximal in die Hautfalte bei lockerem Faustschluss.
Indikation: Nackenverspannungen, Einschränkung der HWS-Beweglichkeit; ableitende Behandlung bei seelischer Anspannung. Dü 3 wirkt gut in Verbindung mit Punkt LG 20 und Punkt Leber 3, der im vorliegenden Fall wegen der Dermatose bei venöser Insuffizienz nicht gestochen werden kann.

Gallenblase 20 (Gb 20)

Lage: kaudal des Os occipitale in einer Vertiefung zwischen den Ansätzen des M. sternocleidomastoideus und des M. trapezius.
Indikation: entspannt sofort bei akuten Muskelverspannungen im Nacken und Halsbereich; gibt meist sofort das Gefühl der Erleichterung; wirkt gut bei akut auftretender Heiserkeit, ausgelöst durch Muskeldystonie.

Konzeptionsgefäß 17 (Syn.: Ren mai 17; Kg 17/ Ren 17)

Lage: Mittellinie Sternum, Höhe Mamillen (Mann).
Indikation: wird eingesetzt als „Meisterpunkt" der Atmung, bei Stimmstörung, bei psychovegetativen Störungen, reguliert das *Qi* im Thorax.
Qi: chinesischer Begriff im weitesten Sinne für Kraft, Energie.

Konzeptionsgefäß 22 (Syn.: Ren mai 22; Kg 22/ Ren 22)

Lage: im Zentrum der Fossa suprasternalis, 0,5–0,8 Cun bei stark rekliniertem Kopf, vorsichtig nach kaudal.

■ Cave Gefahr der Mediastinumverletzung, Pneumothorax. ■

Indikation: Globusgefühl, Schleim, macht die Kehle frei, Stimmstörung.

Milz 9 (Mi 9)

Lage: in der Vertiefung unter dem Condylus medialis tibiae, Lokalisierung bei gebeugtem Knie.
Indikation im vorliegenden Fall: Stimmlippenödem, unterstützend bei Varikosis. Allgemein: beseitigt Feuchtigkeit, reguliert das Flüssigkeitsgleichgewicht, bewegt das *Qi*.

Niere 3 (Ni 3)

Lage: Mitte zwischen Achillessehne und höchster Erhebung des Malleolus medialis.
Indikation: bei chronischen Erkrankungen des Rachens/Kehlkopfs als Fernpunkt; reichert das Yin an. In diesem Fall zur Förderung der Regenerationskräfte, Minderung der beruflichen Ängste, Erlangung des erholsamen Schlafes.

Konzeptionsgefäß 24 (Kg 24)

Lage: oberhalb des Kinns in der ventralen Medianlinie, im Sulcus mentolabialis.
Indikation: Anwendung bei der stroboskopischen Untersuchung zur Unterdrückung des Würgereflexes.

Nadel bleibt während der ganzen Untersuchung in situ.

Ohrakupunktur (Abb. 17 d)

Besonders wichtig ist die Punktsuche bei der Ohrakupunktur, da nur die aktuell irritierten Punkte gestochen werden. Sie erfolgt mit der Very-Point-Technik, das bedeutet Absuchen nach empfindlichen Punkten in den entsprechenden Arealen, hier an der Ohrmuschel, durch feinschlägiges, tangentiales Tupfen mit der Nadelspitze, Patient stimmt meist einer Irritation zu. Hier eine Punktauswahl für den vorliegenden Fall.

Shen Men (Punkt 55, Tor der Götter)

Lage: etwas kranial der Spitze der Fossa triangularis, am Rand der Unterseite des Crus anthelicis superius.
Indikation: besonders wirksamer Antistresspunkt, stark psychisch ausgleichend; analgetisch, beruhigende Wirkung auf Muskelverspannungen des Bewegungsapparates.

Frustrationspunkt

Lage: vor der aufsteigenden Helix, 3–4 mm kranial der Mulde des kranial/nasal auslaufenden Tragus.
Indikation: psychische Belastungen.

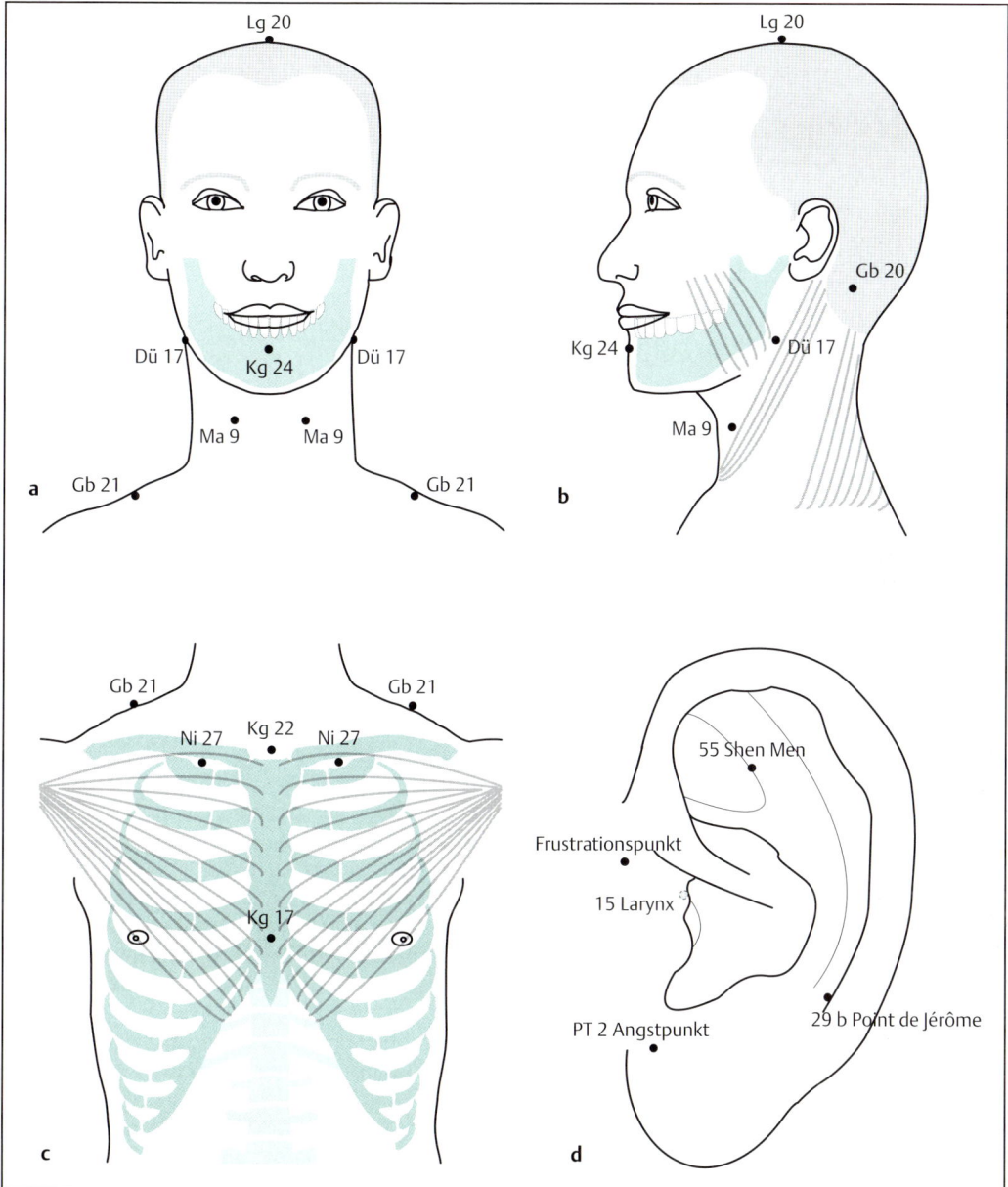

Abb. 17 a–d Punktauswahl an Kopf, Hals und Thorax.
a Kopf und Hals aus frontaler Perspektive: Lg 20, Kg 24, Dü 17 beidseits, Ma 9 beidseits, Gb 21 beidseits.
b Kopf und Hals aus schräg-seitlicher Perspektive: Dü 17, Ma 9, Lg 20, Gb 20, Kg 24.
c Thorax aus frontaler Perspektive: Kg 22, Kg 17, Ni 27.
d Punktauswahl am Ohr.

Larynx (15)

Lage: Höhe des Meatus- Oberrandes am inneren Tragusrand.
Indikation: Dysphonie, Laryngitis, Globusgefühl.

PT 2 (Angstpunkt, Sorge)

Lage: 3–4 mm kaudal der vorderen Begrenzung der Incisura intertragica.
Indikation: wichtiger psychotroper Punkt, Sorge, Angst.

Point de Jérôme (Punkt 29b, Entspannungspunkt)

Lage: Schnittpunkt postantitragale Furche und Scapha am Übergang zum Lobulus.
Indikation: vegetativ ausgleichend bei psychosomatischen Störungen, bei seelischen Belastungen, seelisch und schmerzbedingten reflektorischen Muskelverspannungen, Schlafstörungen.

Therapieverlauf

Die ersten Sitzungen erfolgten engmaschig, 2 Behandlungen pro Woche, danach Intervalle von bis zu 2 Wochen.

Nach der 3. Akupunktursitzung gibt die Patientin spontan eine Stimmverbesserung an. Nach 5 Sitzungen keine Heiserkeit mehr, allgemeines Wohlbefinden, keine Verspannungen mehr. Möchte Fortführung der Akupunktur zur Festigung des Therapieerfolgs.

Vor der 7. Sitzung empfindet die Patientin ihre Stimme wieder schlechter. Stimme belegt, leise, behaucht, fast weinerlich. Die psychogene Komponente der Stimmstörung wird deutlich. Der bevorstehende Unterrichtsbesuch belastet die Patientin sehr. Über dieses Thema besteht ein Mitteilungsbedürfnis, ein ausführliches Gespräch findet statt. Akupunktur weiter gewünscht.

8. Sitzung: Die psychische Belastung ist abgefallen und die Stimme ist subjektiv fast ganz gut.

Nach der 10. Sitzung Beendigung der Akupunktur mit gutem subjektivem Ergebnis und gutem Stimmbefund.

Abschlussbefund. Stimmlippen noch diskret ödematös, Stroboskopie ergibt ein symmetrisches Schwingungsbild mit normalen Amplituden.
Auditiver Stimmbefund: Stimmklang rein und dicht, zeitweise leicht gepresst. Sprechstimmlage mit 163 Hz deutlich tiefer als im Eingangsbefund

(223 Hz), Dynamikbreite mit 36 dB noch eingeschränkt.

Spektrogramm: Jitter ohne Befund; Shimmer 3,86 % gebessert, aber noch pathologisch (Norm 1–3 %); Signal-zu-Rausch-Verhältnis ohne Befund. Nackenmuskulatur weich.

Ergebnis. Der Stimmbefund hat sich gebessert. Die Patientin fühlt sich gut behandelt.

Empfehlungen und Diskussion

Bei den komplementären Verfahren spielt die Interaktion zwischen Patient und Therapeut eine außerordentlich wichtige Rolle. Der Patient muss Vertrauen sowohl zum Verfahren selbst als auch zum Therapeuten haben.

Die Akupunktur stellt ein invasives Verfahren dar, bei dem mit einer beträchtlichen Anzahl von subkutanen Reizen gearbeitet wird. Für schreckhafte, ängstliche Patienten eignet sich die Akupunktur nicht. Der Therapieerfolg wird auch ausbleiben bei Patienten, die während der Behandlung außer einem Pieks durch die Haut keine Empfindungen haben. Patienten hingegen, die für Akupunktur empfänglich sind, bemerken beim korrekten Stechen eines Punktes ein sog. *De-Qi*-Gefühl (fortgeleitetes Elektrisieren entlang dem Meridianverlauf) und während der Behandlung ein Wärmegefühl, Durchströmungsgefühl oder Gefühl der Erleichterung und Entspannung. Bei ihnen wächst in der Regel der Wunsch nach weiteren Sitzungen bis zur Symptomfreiheit. Eine Therapiemotivation seitens des Arztes ist nicht erforderlich.

In dem dargestellten Fall handelt es sich um eine bisher weitgehend kompensierte funktionelle Stimmstörung bei Sprechberuf, die durch die familiären und beruflichen Belastungen längerfristig symptomatisch wurde. Das aktuell eher psychosomatische Erkrankungsbild ließ sich erfolgreich allein durch Akupunktur behandeln.

Die Akupunktur erfordert viel Einfühlungsvermögen. Das Störungsbild des Patienten muss ganzheitlich erfasst werden. Die Behandlung wird individuell zusammengestellt und im Verlauf ggf. modifiziert. Während der ca. 30-minütigen Behandlung befindet sich der Patient in einer bequemen Liegeposition bei angenehmem Raumklima und gedimmter Beleuchtung, abgetrennt vom übrigen Praxisbetrieb. Der Patient soll die Möglichkeit haben, sich ganz der Akupunktur zuzuwenden und die Reaktionen auf die Nadelung bewusst wahrzunehmen. Er soll nicht abgelenkt sein, Begleitpersonen sind nur bei Kindern erlaubt. Lesen oder Verweilen im Wartezimmer mit liegenden Nadeln halte ich für obsolet.

Punkte am Hals und am Ohr sind besonders sensibel. Um dem Patienten die Furcht vor dem Einstich zu nehmen, ist eine behutsame Annäherung durch Palpation mit leichter Hautmassage empfohlen. Auch beruhigendes Kommentieren lenkt vom Einstich ab.

Pro Sitzung sollte die Anzahl von 15 Nadeln möglichst nicht überschritten werden. Bei empfindlichen Patenten empfiehlt es sich, weniger und nur die aktuell wichtigsten Punkte zu stechen.

Patienten mit psychogenen Stimmstörungen haben häufig ein großes Mitteilungsbedürfnis. Der Arzt muss sich bei der zeitlichen Planung der Therapiesitzungen von vornherein darauf einstellen, dass neben dem Setzen der Nadeln auch ein gewisser Raum für ein Gespräch bleibt. Dieses soll am besten vor der Nadelung stattfinden.

Eine nicht zu vernachlässigende Wirkung bei einer Akupunkturbehandlung ist die verbale und körperliche Zuwendung des Arztes. Ein mechanistisches, gehetztes Stechen verspricht nicht den gewünschten Erfolg.

Die Therapieintervalle sollen keinem festen Plan unterworfen sein. Zwar haben sich Strategien bewährt – je akuter die Symptomatik, desto kürzer die Behandlungsintervalle (2–4 Tage) und je chronischer die Symptome, desto länger die Intervalle (1 Woche bis 10 Tage) –, es zeigt sich aber, dass gerade Patienten in Stresssituationen die Behandlungstage gerne selbst und auch kurzfristig

festlegen wollen. Die Akupunkturbehandlung soll eine stets bereitstehende Hilfestellung und keine zusätzliche Belastung darstellen.

Literatur

Angermaier M. Leitfaden Ohrakupunktur. 4. Aufl. München: Urban & Fischer; 2007

Gleditsch J. Akupunktur in der HNO-Heilkunde. Stuttgart: Hippokrates; 1999: 123–125

Gleditsch J. MAPS, Mikro Aku Punkt Systeme. Stuttgart: Hippokrates; 2002

Hauswald B. Kurs 71 – Akupunktur in der Hals Nasen Ohren Heilkunde. Bad Reichenhall: 3. Jahrestagung der Deutschen Akademie für Hals-Nasen-Ohren-Heilkunde, Kopf- und Hals-Chirurgie; 23.05.2004

Hecker U. Lehrbuch und Repetitorium Ohr-, Schädel-, Mund-, Hand- Akupunktur. 3. Aufl. Stuttgart: Hippokrates; 2002

Kampik G. Propädeutik der Akupunktur. 4. Aufl. Stuttgart: Hippokrates; 1998

Nawka T, Gondermann U, Wiesmann U. Deutsche Fassung des Voice Handicap Index (VHI). Aktuelle phoniatrisch-pädaudiologische Aspekte 2002/2003. Band 10. Heidelberg: Median-Verlag; 2002: 131–136

Pollmann N. Kursbuch Akupunktur. 2. Aufl. München: Urban & Fischer; 2007

Pollmann N. Basislehrbuch Akupunktur. München: Urban & Fischer; 2002

Rubach A. Propädeutik der Ohrakupunktur. 2. Aufl. Stuttgart: Hippokrates; 2000

40 Atemtherapie nach Middendorf bei Stimmstörungen

E.-M. Rosenmayr-Khemiri

Entwicklung und Etablierung des Erfahrbaren Atems nach Middendorf

Der Erfahrbare Atem als Methode wurde von Ilse Middendorf vor und nach dem II. Weltkrieg entwickelt und methodisch gefestigt, nachdem sie bereits viele Jahre – von der Gymnastik her kommend – nach Wegen suchte, den Menschen tiefer und mehr innerlich anzusprechen. Die tiefgreifenden Wirkungen des Atems sind in anderen Kulturen seit langem bekannt und werden gerne als Kräfte stärkend und aufbauend sowie gesundheitspflegend geschätzt und genutzt.

Anfang des 20. Jahrhunderts beobachten wir im Westen wieder eine Hinwendung zu mehr Körperbewusstsein und zu ganzheitlicher Sichtweise in vielen verschiedenen Bereichen. Strömungen in der Gymnastik beginnen sich zu entwickeln (wie Jahn, Medau, Gindler u.a.), in der Psychotherapie gelingt es Wilhelm Reich, den Körper deutlicher mit einzubeziehen sowie mit speziellen Atemweisen zu arbeiten. Clara Schlaffhorst und Hedwig Andersen entwickeln eine Möglichkeit, über Atem und Stimme ganzheitlich auf den Menschen einzuwirken und in Kunst und Kultur erobert sich die wiedergefundene Betrachtungsweise des Körpers bedeutende Ausdrucksformen. Ilse Middendorf wird von ihrem Lehrer Cornelius Veening – selbst ein Schüler von Schlaffhorst/Andersen – ermutigt, einen eigenen Atemweg, eine eigene Atemlehre zu begründen, was sie auch verwirklicht und 1965 mit der Gründung des ersten Ausbildungsinstituts in Berlin dokumentiert (Faller 2006).

Inzwischen finden sich in verschiedenen Ländern Ausbildungsinstitute etabliert, die es sich zum Ziel gesetzt haben, diese Atemlehre zu verbreiten. Im Mai 2009 ist Frau Prof. Ilse Middendorf im Alter von 98 Jahren verstorben.

Der Erfahrbare Atem gibt den Menschen „ein Leitseil", um gesundheitsfördernd, persönlichkeitsentwickelnd sowie bewusstseinsbildend an sich zu arbeiten.

Grundlagen und Gesetzmäßigkeiten des Erfahrbaren Atems

Die Grundpfeiler der Arbeit werden von Ilse Middendorf wie folgt beschrieben:

Sammeln – Empfinden – Atmen. Die Fähigkeit, eine Balance zu finden zwischen Hingabe und Achtsamkeit in der Atemarbeit schult die bewusste Anwesenheit im Augenblick auf verschiedenen Ebenen, verhilft zur sog. Durchlässigkeit für die Atembewegungen und verändert die äußere wie die innere Haltung. Atemerfahrungen werden reflektiert und verbalisiert, sind somit erinnerbar, wiederholbar und vertiefbar. Durch das „Lauschen" auf den Atem entsteht eine hochpräsente Achtsamkeit (Middendorf 1987).

Der zugelassene Atem. Die Atemweise in der Arbeit im Erfahrbaren Atem bezeichnet Middendorf als den zugelassenen Atem, im Unterschied zur Atemweise des unbewussten Atems und des willentlichen Atems.

Zum einen fließt der Atem von Natur aus autonom, unbewusst, unwillkürlich und vegetativ gesteuert. Zum anderen kann der Atem bewusst verändert und zielgerichtet in einem gewissen Rahmen willentlich gesteuert werden. Sich des Atems gewahr werden, jedoch diesen nicht bewusst zu steuern, ihn zu lassen, zeichnet die Atemweise im Erfahrbaren Atem aus. „Wir lassen den Atem kommen, wir lassen ihn gehen und warten, bis er von selbst wiederkommt (Middendorf 1987, S. 27). Somit werden die Gesetzmäßigkeiten des unbewussten Atems erfahrbar gemacht, bewusst gemacht, jedoch ohne Einsatz einer willkürlichen Steuerung.

Die Atemräume. Die erspürte Atembewegung entfaltet sich in den 3 Atemräumen unterschiedlich und beschreibt immer wieder ähnlich reflektierte Charakteristika:

- Der „Untere Atemraum" umschließt Füße, Beine, Becken. Erdung, Fundament und Vitalkraft werden erfahrbar.
- Der „Mittlere Atemraum" umschließt den Raum vom Nabel bis zur Brustbeinspitze. Ich-Kraft und Persönlichkeitsentfaltung werden erfahrbar.
- Der „Obere Atemraum" umschließt den Rumpf oberhalb der Brustbeinspitze bis zum Schädeldach. Persönliche Entfaltung und Gestaltung sowie Kommunikation werden erfahrbar.

Die 3 benannten Atemräume lassen den Innenraum erfahrbar werden und verdeutlichen die Körpergrenzen hin zum Außenraum (Middendorf 1987; Faller 2006).

Atemrhythmus. Der natürliche, gesunde Atemrhythmus zeigt sich als impulshafter Einatem, als erfüllter und kraftvoller Ausatem und als lebendige Atemruhe.

Dehnungen. „Das Dehnen löst sowohl durch das Raum schaffen, als auch durch direkte Impulse der Mechanorezeptoren an das Atemzentrum den Einatem aus" (Faller 2006, S. 23). Weiches Dehnen und wieder Lösen in verschiedenen Körperregionen lassen ein verstärktes Innenraumgefühl und Weite empfinden sowie eine Lösung von Spannungen. Die Durchlässigkeit von Atembewegungen wird durch Dehnungen unterstützt (Middendorf 1987).

Druckpunkte. Durch Druck auf verschiedene Punkte entsteht reflexartig eine Atembewegung, die eine Empfindung von Atemraum und Atemkraft hervorruft. Füße, Hände und Gesicht gehören zu den bevorzugt behandelten Körperregionen für die Druckpunktearbeit (Middendorf 1987).

Vokalatemraumarbeit. Durch stimmloses (schweigendes) oder stimmhaftes Tönen von Vokalen entsteht in einer entsprechenden Körperregion gesetzmäßig ein Vokal-Atem-Bewegungsraum. Das schweigende Aufnehmen eines Vokals und das anschließende Tönen führen zu deutlich wahrnehmbaren Körperempfindungen, wie Atembewegungen, Weite, Temperaturempfindungen, verstärkte Organtätigkeit etc. Ein ähnliches Phänomen wird bei der Arbeit mit Konsonanten erlebt, jedoch werden nicht Räume beschrieben, sondern Anschlagstellen, Verengungen, Zentrierungen oder Verbindungen und Lösungen (Middendorf 1987).

Bewegung aus dem Atem und Atemkraft. Wenn der zugelassene Atem entstehen kann, das Empfindungsbewusstsein dafür vorhanden ist, die Balance zwischen Hingabe und Achtsamkeit gehalten werden kann, formen sich Bewegungen aus dem Atem von selbst.

Die Sammlung auf eine bestimmte Körperregion lässt dort Atemkraft entstehen, die sich in verschiedene Richtungen entfalten wird: absteigender Atem – die beruhigende Atemkraft, aufsteigender Atem – die belebende Atemkraft, horizontaler Atem – die zentrierende Atemkraft. Bewegung aus dem Atem führt zum Atemtanz (Middendorf 1987).

> **!** Sammeln – Empfinden – Atmen – der Erfahrbare Atem.

Forschungsstand

Die Arbeits- und Forschungsgemeinschaft für Atempflege e. V. (www.afa-atem.de/forschungsprojekte, Stand: 15.05.2009) benennt verschiedene Studien zur Wirksamkeit der Atemtherapie – nicht spezifiziert – zu unterschiedlichen Themen, wie z. B. Asthma, Burnout-Prophylaxe, chronischen Rückenschmerzen.

Eine Dissertation zum Thema: „Atemtherapie nach I. Middendorf in der Schweiz," eine wissenschaftliche Bestandsaufnahme aus Patientensicht (Universität Zürich 2002) lässt sich zum Thema der Erfahrbare Atem finden, hat aber wie tituliert eine Bestandsaufnahme zum Inhalt.

Somit bezieht sich die Arbeit am Erfahrbaren Atem auf Erfahrungsberichte und reflektiertes Erleben und Empfinden in der Arbeit.

Atemtherapie nach Middendorf in der Stimmtherapie

Die Schulung des Empfindungsbewusstseins (*sammeln – empfinden – atmen*) ermutigt Stimmpatienten zu einem eigenverantwortlichen Umgang mit sich selbst und zur Selbsthilfe in vielen verschiedenen Situationen. Somit kann dieser Prozess in der Stimmtherapie durch atempädagogische Übungen und Verfahrensweisen wesentlich unterstützt werden, verhilft weiter zu mehr Lebendigkeit und Anschluss an die Regenerierungskräfte im Menschen.

Die pulsierende Kraft des Atems, das Kontinuum des *„Weit und Schmal"* und die *Durchlässigkeit der Atembewegungen* lassen die Erschließung der *Atemräume* als Innenraumempfindung und in ihrer Abgrenzung zueinander erfahren. Die körperlichen Empfindungen erweitern sich durch Erleben, Erinnerungen und persönliche Erfahrungen. Durchlässigkeit und Weite lassen sehr oft auch eine Entlastung im Kehlkopfbereich entstehen und eine Regulierung der Körperspannungsverhältnisse. Physis und Psyche werden im Atemerleben integriert. Somit reflektieren Stimmpatienten über sehr persönliche Erfahrungen zum Erleben der Atemräume, die aber über einen langen Zeitraum betrachtet immer wieder wohlbekannte, sich wiederholende Themen anklingen lassen. Als Beispiel sei die immer wiederkehrende Rückmeldung zu Erdung, zu Fundament und zu Vitalkraft in ihrer positiven Ausprägung in der Arbeit am unteren Atemraum erwähnt sowie der Bezug zu Sportaktivitäten und Kampfkunst, in denen diese Kräfte genutzt werden.

„Weit und Schmal" findet sich in der Betonung „Weit" in der Arbeit mit *Dehnungen* wieder. Das weiche Dehnen wird von Stimmpatienten als spannungslösend und die Elastizität im gesamten Körper fördernd empfunden. Weichheit und Nachgiebigkeit in der Muskulatur und in den Gelenken unterstützen den Aufbau von Resonanz und Weite im Ansatzrohr über diese Herangehensweise. Die Dreidimensionalität der Atembewegungen – Atembewegungen in allen Richtungen – wird in dieser Arbeit sehr deutlich und lässt Stimmpatienten oft mit Erstaunen erfahren, dass Atembewegungen auch im Rücken wahrzunehmen sind.

Das Wiederfinden des ursprünglichen *Atemrhythmus* verhilft Stimmpatienten letztlich dazu, die individuelle Atemqualität wieder zu entdecken und den Ausatem, getragen vom Einatem, als Kraft wahrzunehmen. Diese Atemkraft als Basis für Stimmkraft nimmt Bezug zu den Atemräumen, lässt die sog. *Ausatemrichtungen (absteigender Atem – aufsteigender Atem – horizontaler Atem)* entstehen, die wiederum der Stimmkraft unterschiedliche Qualitäten verleihen. Als Beispiel sei der aufsteigende Ausatem mit Bezug zum „Unteren Raum" genannt, der (auch) in Form der Phonation eine Haltungsveränderung und Aufrichtung des Menschen bewirkt. Die Weiterentwicklung dieses Weges findet sich in der Arbeit „Atem-Tonus-Ton" wieder (Höller-Zangenfeind 2004).

Die *Vokalatemraumarbeit* erinnert an die Arbeitsweise in der Eurythmie oder an die Arbeitsweise in der Vokalgebärdenatmung, unterscheidet sich aber wesentlich davon, da die Atembewegung im Vordergrund steht. Das aus dem getönten Vokal und stimmhaften Konsonanten entwickelte Sprechen, akzentuiert durch Anschlagstellen, Verengungen, Zentrierungen und Verbindungen durch stimmlose Konsonanten, weist eine Ähnlichkeit mit alten Weisen des Rezitierens auf. Die Vokal-Atem-Bewegungsräume verdeutlichen in der Empfindung die Region, den Körperraum und legen somit den Fokus auf eine besondere, ganz persönliche Qualität der Wahrnehmung. Viele Stimmpatienten reflektieren über die Erfahrung, dass Enge, Druck und Kloßgefühl im Kehlkopfbereich und Halsbereich sich zu lösen beginnen. Eine Entlastung im gesamten Ansatzrohrbereich kann entstehen. Als Folge kann sich wiederum Resonanz entwickeln, verstärken und ausbreiten.

> **!** Im Zusammenhang mit der Stimmtherapie verdeutlicht sich in Kombination mit bekannten Methoden der Stimmtherapie ein Weg, auf dem die Ressourcen eines Menschen im Vordergrund stehen, auf dem der ganz persönliche Zugang zu dieser Arbeitsweise miteinbezogen und die individuelle Entscheidung des Einlassens respektiert wird.

Fallbeispiel 1: Partnerarbeit

Analyse. Frau N. wurde mir mit der phoniatrischen Diagnose „Hyperfunktionelle Dysphonie bei Sprechberuf" – Lehrerin – überwiesen. Ihren Beruf übe sie schon sehr lange aus, dieser würde sie aber nun im Alter von 55 Jahren sehr viel Kraft kosten und das starke Engagement, das sie einmal getragen hätte, sei verloren gegangen. Eine deutliche Sprechanstrengung wird auffällig, eine Schwerpunktverlagerung in den „Oberen Raum", die wiederum eine Veränderung des Atemrhythmus und eine Nichtausnutzung der Atemkraft im „Unteren Raum" nach sich zieht. Trotzdem ist die Vitalkraft – Atemkraft und Lebenskraft – deutlich wahrzunehmen, scheint aber etwas irritiert und zurückgehalten zu sein. Der Atemrhythmus zeigt einen schnappenden Einatem sowie einen fallenden Ausatem und nur manchmal die Atempause. Da die Tragkraft aus dem „Unteren Raum" nicht genutzt wird, fehlt der Stimme Kraft, Präsenz und Resonanz. Eine Stimmkraftverstärkung ist zwar möglich, wird aber nur aus dem „Oberen Raum" gestützt und verdeutlicht wiederum die starke Sprechanstrengung.

Vorgehen. Eine Atemtherapie als Partnerarbeit wird durchgeführt. Bereits in den ersten Arbeitssitzungen werden die hohe Motivation und die sensible wie intensive Reflexionsfähigkeit der Patientin deutlich. Diese verhelfen ihr in den Gesprächen nach den durchgeführten Übungen zu begleiteten Wahrnehmungsprozessen und Erkenntnissen.

Schon die *Dehnungsübungen* lassen der Patientin die räumliche Ausdehnung und Weite in jede Richtung erfahren und geben dem „Leib" eine deutliche Präsenz. Einfache Übungen, wie *„der Fußtanz"* oder *„Füße über den Boden gleiten lassen"* (durch den Raum schleifend bewegen) bringen den unteren Atemraum wieder in die Bewusstheit. Die Patientin berichtet über Empfindungen der Wärme, der Weitung und über die Freude, den Bodenkontakt wieder wahrzunehmen.

Beckenkreise und Schwungübungen lassen Beckenkraft entstehen und geben Geräuschen sowie getönten Silben Vitalkraft, Stimmstärke und Resonanz. Der Kehlkopfbereich entlastet sich und der Atem als tragende Kraft wird erfahren. Die horizontalen Achsen, aufbauend vom Boden, von den Füßen über den Beckenboden, den Zwerchfellboden, die Schulterachse bis zur Mundbodenachse und zur okularen Achse werden über die Atembewegung für die Patientin spürbar. Die *raumgreifenden, kreisenden Bewegungen* stärken den wieder erinnerten Präsenzraum und verbinden die Atemräume.

Lust und Freude an der wiederentdeckten eigenen Vitalkraft lassen Engagement und Lebendigkeit neu aufkeimen. Die aufsteigende Atemkraft bringt Spannungsregulierung und Aufrichtung, sodass sich horizontale Achsen und vertikale Achse verbinden. Im Sitzen unterstützt diesen Prozess die *„Trichterübung"*, die in kreisenden Bewegungen das Sich-in-den-Raum-lehnen und die horizontalen Ebenen betont und die Aufrichtung in vertikaler Richtung begleitet sowie Rumpf, Wirbelsäule und Brustbein mobilisiert. Somit werden der Patientin über den Fokus auf die Atembewegungen (atmen – sammeln – empfinden) Weitung im Innenraum und im Außenraum bewusst.

Zwerchfellarbeit und *Arbeit im „Mittleren Raum"* unterstützen die persönlichen Kräfte und das weiche In-sich-hinein-Lehnen gibt Frau N. Kraft, Sicherheit und Ruhe sowie die Vorfreude auf das Wieder-aus-sich-heraus-treten. Die *„Hintere Mitte"* wird durch Händeauflegen belebt, das

Zwerchfell kann sich auch in diesem Bereich lösen und die Empfindung von Sicherheit und Rückhalt wird verstärkt. Frau N. verbalisiert deutlich diese wiederentdeckten Körperempfindungen und Zustände. Der Atemrhythmus beginnt sich zu regulieren, die Schnappatmung lässt sich nicht mehr wahrnehmen und im gleichen Maße wird der Ausatem bewusster, fällt nicht mehr ab und beginnt sich zu formen. Frau N. beginnt, ihre sich entwickelnde Atempause zu genießen.

Die Arbeit mit den *„Fingerdruckpunkten"* verstärkt diese Prozesse und Wahrnehmungen und bietet „Handwerkszeug" für die bevorstehenden Unterrichtssituationen, ebenso die Arbeit *„Weit und Schmal"* über die *Dehnung der Hände*. Das Tönen auf „U", auf „O", auf „E", auf „I" und auf „A" in der bekannten Weise der Vokalatemraumarbeit begeistert die Patientin, da weder Singen noch Sprechen als Anforderung an sie herangetragen werden und alleinig die Atembewegung sowie die Atemräume im Fokus der Wahrnehmung stehen. Die Erfahrungen zu den Atemräumen werden durch die *Vokalatemraumarbeit* weiter vertieft und die Muskelgruppen der inneren und äußeren Kehlkopfmuskulatur werden entlastet.

Frau N. berichtet von einer fortschreitenden Lösung der Sprechanstrengung, Regulierung der Atmung und spürbaren Zwerchfellkraft. Die Freude an der kreativen Gestaltung ihres Lebens, die Wiederentdeckung der ursprünglichen Motivation in ihrer Arbeitssituation wachsen und finden in der Arbeit *„Atem und Bewegung"*, „Entfaltung aus dem Oberen Raum" ihren Ausdruck. Ausdrucksarbeit, individueller „Ausdruckstanz", getragen vom Atem, der die Bewegung momenthaft, authentisch und sich entfaltend in den Raum entlässt, berühren in der Betrachtung. Stimmarbeit atempädagogisch fundiert, kombiniert mit den bekannten Verfahren in der Stimmtherapie, lassen Resonanz und Tragfähigkeit entstehen, regulieren den Einsatz von Muskelkraft und helfen, regulierend sowie vorsorgend an sich zu arbeiten.

Ergebnis. Nach 15 Therapieeinheiten und erfolgter phoniatrischer Kontrolluntersuchung zeigte sich ein unauffälliger Befund. Die Patientin setzt ihre atempädagogische Arbeit fort, indem sie immer wieder an Seminaren zum Erfahrbaren Atem teilnimmt.

> ! Partnerarbeit – Atemhocker.

97

Fallbeispiel 2: Atembehandlung

Analyse. Herr P. wurde mir mit der phoniatrischen Diagnose „Hypofunktionelle Dysphonie mit sekundärer Hyperfunktion bei Sprechberuf" – Universitätsdozent – überwiesen. Seinen Beruf übe er noch nicht sehr lange aus (1 Jahr), dieser würde ihn aber im Alter von 32 Jahren absolut überfordern, bezogen auf die Dozententätigkeit und die Sprechpräsentation. Kollegen sowie Studenten würden immer wieder nachfragen, da sie ihn nicht verstünden und die stetigen Wiederholungen würden ihm sehr viel Kraft rauben. Er habe nie ausdrucksstark und laut gesprochen, dies sei ihm auch fremd und er würde lautes Sprechen mit unangenehmen Erinnerungen aus seiner Kindheit verbinden. Eine deutliche Sprechanstrengung wird auffällig. Gesamtkörperlich sind sehr flache und wenig raumgreifende Atembewegungen sichtbar, die Stimme klingt sehr resonanzarm, leicht knarrend und wenig vital, Sprechmelodie und Plastizität in der Artikulation sind nur wenig ausgeprägt. Vitalkraft und Spannkraft lassen sich zwar erahnen, werden aber erstmal nicht deutlich.

Vorgehen. Nach einer ausführlichen atempädagogischen und stimmtherapeutischen Anamneseerhebung und Diagnostik vereinbare ich mit Herrn P., dass wir einige Stunden klassische atempädagogische Arbeit auf der Atemliege durchzuführen. Durch die *„Begrüßung" meiner Hände* und das gleichzeitige *„Bauchstreichen"* begegne ich Herrn P. auf einer nonverbalen, tieferen und wesentlicheren Ebene, doch die Atembewegung zieht sich zurück, ja verschwindet fast ganz, der Atemimpuls ist nicht zu erspüren. Eine starke Unterspannung in Physis und Psyche sowie in der kognitiven Aufmerksamkeit ist zu erkennen. Immer wieder vermittle ich *„tragen lassen"*, sich von der Liege tragen lassen, sich vom eigenen Atem tragen lassen, unterstützt durch meine Hände. Langsam ist zu spüren, dass der Körper großflächiger und fester aufzuliegen beginnt und scheinbar an Gewicht auf meiner Hand zunimmt.

Herr P. bemerkt, dass sein Atem etwas kraftvoller zu fließen beginnt und sich die Atembewegungen langsam ausbreiten. Ein Atemimpulszentrum entsteht dadurch im „Mittleren Raum". Durch die Maßnahmen und Griffe der Hände wird es verstärkt und gefestigt. Somit kann der *„Untere Atemraum" im Liegen* gekräftigt werden, *Beinarbeit, Fußarbeit, Beckenarbeit* und *Kreuzbeinansprache* helfen Herrn

P., seine Vitalkraft zu entdecken. Durch die Ansprache über die Hände entsteht ein Atemgespräch, auf das sich Herr P. erstaunlich gut einlassen und darüber reflektieren kann. Die Hände helfen Herrn P., Dehnungen zu erfahren, Räume zu eröffnen, die Körperachsen wahrzunehmen und v. a. Vitalisierung zu erspüren. In den reflektierenden Gesprächen wird auch der Stimmklang vitaler und die knarrenden Anteile in der Phonation verringern sich. Deutlich ist festzustellen, dass der Patient wesentlich wacher, aufmerksamer und achtsamer „sich über den Atem selbst erfährt". Über die aufkeimende Vitalkraft entwickelt sich eine innere Freude weiterzugehen, Themen aus der Vergangenheit ziehen zu lassen oder sich zu entscheiden, an anderer Stelle damit weiterzuarbeiten.

Die Hände bereiten die Atemräume vor – „Unterer Atemraum", „Mittlerer Atemraum", „Oberer Atemraum" – und geben der sich mehr und mehr kräftigenden Atembewegung die Unterstützung zur Ausbreitung und zum Pulsieren durch den ganzen Körper. Die *Gestaltung der Atemräume* wird *im Liegen* weiter gefördert durch das schweigende Einsetzen der Vokale in gewohnter Weise der *Vokalatemraumarbeit*. Über die Hände wird die Arbeit am Knochengerüst unterstützt. Sehr raumgreifende, tiefe Atembewegungen entstehen. Dem Patienten gelingt es, achtsam und gesammelt zu bleiben und sich somit von innen zu betrachten, behaglich, angstlos und neugierig. Der ureigene Atemrhythmus bildet sich heraus und das Atemgespräch erhält immer mehr Kraft sowie Leichtigkeit. Atemsubstanz entsteht. Das „M" zu tönen im Sinne der Vokalatemraumarbeit rundet die Arbeit auf der Atemliege ab. Das „M" schweigend aufzunehmen und im Anschluss zu tönen bringt spürbare Vibration durch den Körper, lässt die Körperwände deutlich werden, vitalisiert, regt die Körperspannung an und bereitet so auf die folgende Arbeit am Hocker vor. Im Verlauf finden immer wieder kurze Arbeitsphasen auf der Atemliege statt, die dem Patienten ganz spezielle Erfahrungen verdeutlichen.

Auch die *Arbeitsweise in aufrechter Position* beinhaltet die Grundprinzipien der Atemarbeit für diesen Patienten, nämlich Erdung, Vitalkraft, Körperachsen, Atemräume, Atemzentrum, Impulskraft des Atems, Zwerchfellkraft, Atemrichtungen und Entfaltung. In Kombination mit bekannten Stimmtherapiemethoden wird an Stimmkraft, Plastizität, Sprechtechnik, Sprecherpräsenz und Stimmhygiene gearbeitet. Die Freude an der Gestaltung und am

Ausdruck bringt Herrn P. zur Rezitation von Haikus auf atempädagogischer Grundlage, ausgehend von der Vokalatemraumarbeit, Atembewegungen in den Atemräumen und unter Einbeziehung sprecherzieherischer Gestaltungsmöglichkeiten. Herr P. entwickelt seine authentische Sprechmelodie und die Freude an seiner resonanzreichen Stimmgebung.

Ergebnis. Nach einem halben Jahr Atemtherapie nach Middendorf und Stimmtherapie und erfolgter phoniatrischer Kontrolluntersuchung zeigte sich noch eine moderate Tendenz zur Hyperfunktion, die knarrenden Anteile in der Stimmgebung waren nicht mehr hörbar.

> **!** Atembehandlung – Atemliege – Einzelbehandlung – Hands-on-Behandlung.

Literatur

Berufsverband für Atemtherapie und Atempädagogik e. V. Im Internet: www.afa-atem.de; Stand: 15.05.2009

Berufsverband für Atemtherapie und Atempädagogik e. V. Im Internet: www.afa-atem.de/forschungsprojekte; Stand: 15.05.2009

Faller N. Atem und Bewegung. Wien: Springer; 2006

Höller-Zangenfeind M. Stimme von Kopf bis Fuß. Innsbruck: Studienverlag; 2004

Ilse-Middendorf-Institute für den Erfahrbaren Atem. Im Internet: www.erfahrbarer-atem.de; Stand: 15.05.2009

Meier S. Atemtherapie nach I. Middendorf in der Schweiz. Eine wissenschaftliche Bestandsaufnahme aus Patientensicht [Dissertation]. Zürich: Universität Zürich; 2002

Middendorf I. Der Erfahrbare Atem. Paderborn: Junfermann; 1987

Middendorf I. Der Erfahrbare Atem in seiner Substanz. Paderborn: Junfermann; 1998

41 Biofeedbacktherapie bei Dysphagie

E. Wagner-Sonntag

Methode

Biofeedback ist ein in der Psychologie/Lerntheorie entwickeltes Verfahren, das nicht unmittelbar nachvollziehbare Vorgänge im Körper misst und über Rückmeldung (Feedback) sichtbar oder hörbar macht. Ein Gerät misst die jeweiligen physiologischen Ereignisse, z.B. die Muskelspannung, wandelt sie in optische oder akustische Signale um und macht sie mithilfe eines Lautsprechers oder Computerbildschirms für den Patienten wahrnehmbar. Über das bewusste Wahrnehmen optischer, akustischer oder sensorischer Reize und Training können so Änderungen körperlicher Vorgänge willentlich erreicht werden. Dies geschieht nach den Prinzipien der operanten Konditionierung. Unerwünschte Dysregulationen (wie Kopfschmerzen, Bluthochdruck, Inkontinenz) können dann beherrschbar werden. Dies wurde u.a. auch für die Änderung des Muskeltonus, der Pulsfrequenz, des Atemrhythmus, der Hauttemperatur und der Hirnströme nachgewiesen. Seit den 1970er-Jahren wird das Verfahren zunehmend in der Verhaltenstherapie und Psychosomatik genutzt, um diese internen (psycho-)physiologischen Vorgänge über die visuelle oder auditive Rückmeldung veränderbar zu machen, ohne dass weitere (Neben-)Wirkungen entstehen, wie es bei einer pharmakologischen Therapie der Fall sein könnte (Crider et al. 2005; Nestoriuc et al. 2008).

EMG-Biofeedback

Eine Methode des Biofeedback, die Oberflächen-Elektromyografie („surface electromyography", abgekürzt sEMG) ist die Ableitung der Muskelspannung mittels Elektroden, die auf die Haut über dem Muskelbauch geklebt werden (Abb. **18**). Hier wird die muskuläre Aktivität als Rückmeldesignal verwendet. Sie wird hauptsächlich in der Rehabilitation verwendet. Die Muskelspannung wird gemessen und als Kurve am Bildschirm dargestellt. Im Gegensatz zur Ableitung mit Nadelelektroden (ein Verfahren, das in der Neurophysiologie ge-

Abb. 18 Elektrodenposition.

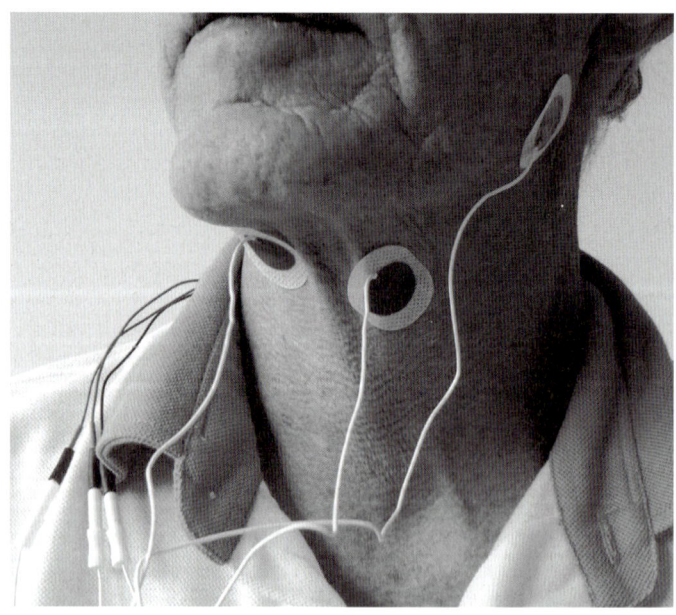

nutzt wird) werden beim Oberflächen-EMG die Spannungsunterschiede mehrerer motorischer Einheiten und meist mehrerer Muskeln gemessen. Die Messgenauigkeit ist daher relativ grob: Die sichtbare Kurve stellt ein aus vielen Einzelsignalen komponiertes und geglättetes Signal dar. Die in einem Roh-EMG nach unten zeigenden, negativen Ausschläge werden in der geglätteten Darstellung der besseren Interpretierbarkeit wegen nach oben „geklappt" dargestellt (Bogaardt 2008).

Auch in der Sprachtherapie wird das Verfahren seit den 1970er- und 1980er-Jahren genutzt (Draizar 1984). Die Messwerte können nicht als Absolutwerte interpretiert werden, da sie von vielen Faktoren abhängig sind, u.a. von der Hautbeschaffenheit und Hauttemperatur der Probanden/Patienten, von der Platzierung und der Lage der Elektroden zueinander (Steele 2004). Die Muster des sEMG geben daher lediglich Aufschlüsse über die Art der muskulären Aktivitäten (z.B. kurze, schwache Anspannung, langanhaltende Aktivität). Der Patient lernt, diese Muster der gewünschten Bewegung zuzuordnen. Die heute in der Sprachtherapie verwendeten Geräte haben in der Regel 2 Mess- und 1 Referenzelektrode. Der Patient ist über die Oberflächenelektroden mit einem Rechner verbunden und verfolgt am Bildschirm oder einem in der Hand gehaltenen kleinen Monitor die Amplitude und Dauer der gemessenen Muskelaktivität (Abb. 19). Für sehbehinderte Menschen kann über ein auditives Signal der Grad der Muskelspannung rückgemeldet werden: Der Ton wird höher, anschwellend oder lauter, wenn die Muskelaktiviät zunimmt. Wir nutzen das sEMG in der Rehabilitation also intraindividuell, als *relativen* Vergleich der Performance *eines* Patienten. Die Aussagen zum Lernerfolg lassen sich erweitern, wenn dem

Patienten auch in den weiteren Sitzungen das gewünschte Signal zunehmend gelingt, wenn er die Zielbewegung ausführt.

> ! Biofeedback kann unbewusste körperliche Vorgänge oder schwer auszuführende Bewegungen über das optische oder akustische Signal eines Oberflächen-EMG (sEMG) sichtbar bzw. hörbar machen.
> Es liefert keine absoluten, sondern nur relative Werte.
> Die Patienten lernen, die Zielbewegungen auszuführen, indem sie bestimmte sEMG-Muster produzieren.

Biofeedback in der Dysphagietherapie

1991 wurde erstmals in einer Fallstudie der Einsatz von sEMG in der Dysphagietherapie beschrieben (Bryant 1991). Das Biofeedback wurde bei einer Patientin zum Training des Mendelsohn-Manövers eingesetzt, die erfolgreiche Rehabilitation als möglicher Erfolg des Biofeedbacktrainings diskutiert. Das Mendelsohn-Manöver ist eine Schlucktechnik, bei der die Kehlkopfhebung während des Schluckens willkürlich verlängert wird, um die Öffnung des oberen Ösophagussphinkters zu verbessern (Bartolome 2006).

Seitdem wird dieses Verfahren in der Dysphagietherapie auf verschiedene Weisen genutzt: zum Training der Muskelkraft, zum Training von Schlucktechniken und zur gezielten Entspannung.

Training der Muskelkraft (Larynxelevation, Zungenkraft). In diesem Fall wird das (visuelle oder auditive) Feedback dazu genutzt, dem Patienten den Grad der Muskelspannung (entsprechend der ein-

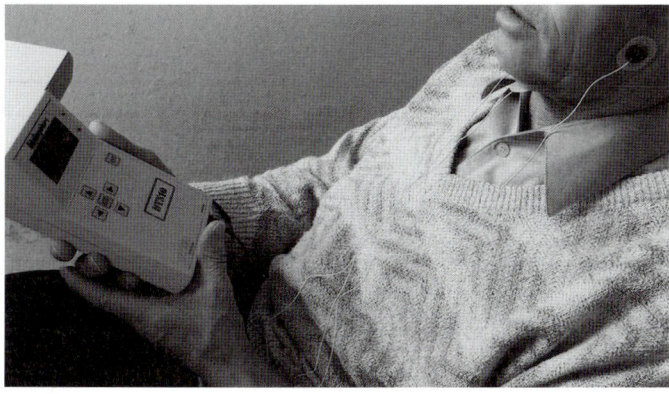

Abb. 19 Patient mit Gerät.

gesetzten Kraft), z.B. bei der Zungenrückenhebung oder der Kehlkopfhebung, anzuzeigen. Dieses Training kann auch als Vorübung zum Mendelsohn-Manöver genutzt werden.

Training von Schlucktechniken, wie dem Mendelsohn-Manöver. Der Patient kann dadurch erkennen, ob er die Kehlkopfhebung beim Schlucken über einige Sekunden halten kann, wie es beim Mendelsohn-Manöver (Abb. **20**) erforderlich ist. Dies entspricht einem Dauertonus, sichtbar als relatives Plateau einer Kurve oder hörbar als Dauersignalton einer bestimmten Tonhöhe.

Gezielte Entspannung. Im Rahmen der Dysphagietherapie werden häufig Übungen zur Verbesserung der Motilität und der Kraft, z.B. der Zungen- oder Kehlkopfmuskulatur, durchgeführt (s.o.). Entsprechend den Prinzipien des motorischen Lernens müssen diese Übungen repetitiv eingesetzt werden, um ihre Wirksamkeit entfalten zu können. Dabei kann es zu Überanstrengung durch Fehlspannungen, v.a. im Bereich der Mundboden-, Hals- und Kehlkopfmuskulatur kommen. Mittels Biofeedback kann den Patienten die gezielte Entspannung dieser Muskeln möglich werden. Über ein visuelles oder auditives Feedback kann der Patient kontrollieren, ob er die entsprechenden Muskeln entspannt.

Das Biofeedbacktraining in der Dysphagietherapie wird nicht als alleinige Technik eingesetzt, sondern wird v.a. als Hilfsmittel genutzt, um Patienten schneller mit ungewohnten Bewegungen/Schlucktechniken vertraut zu machen (Bryant 1991). Die Patienten haben meist Probleme, zu spüren, wie sie eine Bewegungen ausführen müssen, damit das Ziel – kräftige Bewegung oder

Schlucktechnik – erreicht wird. Es fehlt die direkte Rückmeldung über die Muskelaktivität, alle verbale Rückmeldung durch den Therapeuten ist nur indirekt beschreibend und bietet daher für das motorische Lernen zu wenig spezifische Hilfe. Der Patient tappt gewissermaßen im Dunkeln, was die Ausführung der Schlucktechnik anbelangt.

Das Biofeedbacktraining muss daher immer von einem Therapeuten angeleitet werden. Diese muss die Zielbewegung kontrollieren und dem Patienten helfen, das Feedbacksignal zu verstehen, d.h. es mit den trainierten Bewegungen in Übereinstimmung zu bringen. Ist dieser Transfer gelungen, kann das Biofeedbacktraining auch als selbstständiges Üben bzw. als Heimtraining ohne therapeutische Begleitung fortgesetzt werden. Bis dahin muss der Erfolg der Zielbewegung jeweils vom Therapeuten überprüft werden, da das sEMG-Signal zwar eine verlängerte Muskelspannung anzeigt, aber nicht, ob es sich dabei um die gewünschte Bewegung, z.B. ein Mendelsohn-Manöver, handelt. Einige Autoren gehen davon aus, dass der Transfer in den Alltag mit dieser selbstständigen Trainingsphase besser gelingt als nur mit angeleitetem Training.

Nach der Theorie des motorischen Lernens dient das Biofeedbacksignal dem Patienten als Hilfsmittel, um die (noch) nicht vorhandene Propriozeption für die gewünschten Bewegungen aufzubauen; es sollen über das externe Signal die internen sensomotorischen Netzwerke angeregt werden. Sind die Netzwerke aufgebaut, wird das externe Signal nicht mehr benötigt, die Bewegung wurde erfolgreich gelernt. Es findet sozusagen eine Neukalibrierung der Propriozeption statt (Huckabee u. Cannito 1999).

Abb. 20a, b sEMG.
a Bei Entspannung.
b Bei Mendelsohn-Manöver.

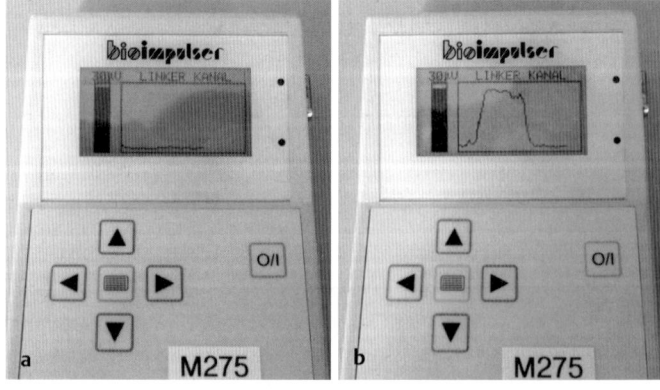

Studienlage

In der Rehabilitation wird das sEMG-Biofeedback genutzt:

- zum Bewusstmachen bestimmter Bewegungen,
- zum Erlernen neuer Bewegungen,
- zur Kräftigung bestimmter Bewegungsmuster.

Einzelne Studien belegen einen guten Erfolg des Biofeedbacktrainings in der Dysphagietherapie zumindest für einzelne Patienten oder Patientengruppen (Crary et al. 2004; Stanschus et al. 2005). Allerdings fehlen bislang aussagekräftigere, größere, kontrollierte Studien. Die Trainingshäufigkeiten und Therapiebedingungen werden nicht ausreichend kontrolliert, verschiedene Patientengruppen in den Studien gemixt (Bogaardt 2009). Weder wurde das Biofeedback bislang gegen eine andere Methode getestet, noch gegen Plazeboübungen. So bleiben die Berichte über die Effektivität nach den strengen Maßstäben der evidenzbasierten Medizin nur bedingt aussagekräftig (Bauer u. Peter 2009). Für den therapeutischen Alltag bietet diese Methode jedoch bei ausgewählten Patienten eine erfolgversprechende Unterstützung.

Untersucht und belegt wurden bisher:

- die gute Korrelation zwischen verschiedenen Schluckmanövern und der Elektrodenplatzierung über der suprahyoidalen Muskulatur (Ding et al. 2002),
- eine lineare Beziehung zwischen der aufgewendeten Muskelkraft und der Intensität des Signals (Steele 2004),
- sEMG-Studien zur Wirksamkeit einzelner Schluckmanöver (Yoshida et al. 2007).

Vaiman und Eviatar (2009) versuchten zu zeigen, dass das sEMG über den therapeutischen Einsatz hinaus auch als diagnostisches Instrument genutzt werden kann, um Dysphagien von normalem Schlucken zu unterscheiden.

Übungsaufbau in der Dysphagietherapie

Der Patient wird zunächst mit dem Biofeedbackgerät vertraut gemacht. Ihm wird die Positionierung der Elektroden erklärt. Die Haut des Patienten wird an den Stellen, an denen die selbstklebenden Elektroden angebracht werden, mit Alkohol von Fett und Hautpflegemitteln gereinigt, dann die Elektroden aufgeklebt. Üblicherweise werden 2 Elektroden am Mundboden (über der suprahyoidalen Muskulatur) und die Referenzelektrode am Unterkieferknochen angebracht. Das Gerät wird eingeschaltet (eventuelle Patientendaten und Übungssequenzen eingegeben) und man erklärt dem Patienten den Bildschirm. Schon kleinste Muskelanspannungen werden am Bildschirm sichtbar. Der Patient wird zunächst gebeten, zwischen völliger Ruhe/Entspannung – entsprechend einer Nulllinie oder Linie minimaler Aktivität auf dem Monitor – und Aktivitäten wie Sprechen, Anpressen der Zunge an den Gaumen, /K/-Artikulation und Schlucken zu wechseln. Bei diesen Aktivitäten wird jeweils eine mehr oder weniger ausgeprägte Kurve oder ein Peak auf dem Monitor zu erkennen sein. Nach dieser Übungssequenz zum Kennenlernen des Geräts und des Feedbackprinzips kann mit dem eigentlichen Biofeedbacktraining begonnen werden.

Zieldefinition

Für den Patienten sollte immer klar sein, welches motorische Ziel in der Therapiesitzung angestrebt wird. Je nach Zielsetzung und motorischen Fähigkeiten des Patienten beginnt man mit Vorübungen zum Mendelsohn-Manöver oder mit dem Mendelsohn-Manöver selbst.

Der Patient wird z.B. in der Vorübung dazu aufgefordert, das /K/ im Wort „Hecke" besonders anhaltend zu artikulieren. Das entsprechende sEMG-Muster – ein „Berg mit kleinem Plateau" soll immer wieder erzeugt werden, wenn das Übungswort in der richtigen Weise gesprochen wird. Im weiteren Verlauf soll der Patient dieses Muster erzeugen, wenn er schluckt – ein Mendelsohn-Manöver.

Fallbeispiel

Herr F., ein 64-jähriger Patient, wurde uns zur Rehabilitation bei Zustand nach Infarkt der dorsolateralen Medulla oblongata links zugewiesen. Die Hauptsymptome des daraus resultierenden Wallenberg-Syndroms waren zu Beginn der Therapie eine Sensibilitätsstörung auf der kontralateralen Körperseite, eine Stimmstörung und eine schwere Dysphagie. Die Dysphagie war gekennzeichnet durch einen schwer auslösbaren Schluckreflex, eine eingeschränkte Kehlkopfhebung und eine Öffnungsstörung des oberen Ösophagussphinkters. Es kam regelmäßig zur postdeglutitiven Aspiration von retiniertem Material. Der Patient musste vollständig über eine PEG-Sonde ernährt werden, seinen Speichel musste er in regelmäßigen Abständen ausspucken.

In der Therapie wurde neben Übungen zur Verbesserung der Schluckreflexauslösung v. a. der Glottisschluss, die Zungenschubkraft und die Kehlkopfhebung trainiert. Um die Öffnung des oberen Ösophagussphinkters zu verbessern, wurde mit Herrn F. das Mendelsohn-Manöver geübt. Dieses gelang ihm lediglich intermittierend, sodass der Eindruck entstand, dass der Patient nur ungefähr wusste, wie er ein Mendelsohn-Manöver durchführen sollte. Deshalb wurde ab der 3. Therapiestunde das Biofeedbacktraining eingeführt. Da Herr F. kognitiv nicht beeinträchtigt war, konnte er die Anweisungen und Vorübungen ohne Schwierigkeiten umsetzen.

Schon innerhalb der folgenden 2 Übungsstunden gelangen ihm zunehmend länger gehaltene Schlucke, ab der 3. Stunde konnte er die Schlucke in Mendelsohn-Technik regelmäßig produzieren. Analog dazu gelangen die ersten mit Nahrung durchgeführten Schluckversuche ohne Aspirationszeichen. In den folgenden Sitzungen konnte das Essen und Trinken in kleinen Mengen unter Biofeedbackkontrolle begonnen werden. Nach 10 Therapieeinheiten mit dem Biofeedbackgerät konnte eine teilorale Ernährung gewährleistet werden.

Da das Therapieziel für das Biofeedbacktraining – Erlernen des Mendelsohn-Manövers – erreicht war, konnte der vollständige Kostaufbau dann ohne weiteres Biofeedbacktraining erarbeitet werden. Die PEG-Sonde wurde entfernt.

Zusammenfassung

Die therapeutische Erfahrung hat gezeigt, dass Biofeedback als komplementäre Methode in der Behandlung von Dysphagien für ausgewählte Patienten sinnvoll ist. Es sind jedoch dringend kontrollierte Therapiestudien an großen Patientengruppen notwendig, um über die Expertenempfehlung hinausreichende Aussagen zur Effektivität im Sinne der evidenzbasierten Medizin machen zu können.

Literatur

Bartolome G. Grundlagen der funktionelle Dysphagietherapie (FDT). In: Bartolome G, Buchholz D, Feussner H, Hannig C, Neumann S, Prosiegel M, Schröter-Morasch H, Wuttge-Hannig A, Hrsg. Schluckstörungen – Diagnostik und Rehabilitation. 3. Aufl. München: Urban & Fischer; 2006: 247–371

Bauer S, Peter S. Die Effektivität von sEMG-Biofeedback beim Erlernen des Mendelsohn-Manövers durch nicht-dysphagische Probanden – eine Reliabilitätsstudie. In: Stanschus S, Hrsg. Studien in der Klinischen Dysphasiologie. Idstein: Schulz-Kirchner; 2009:15–61

Bogaardt H. Einsatz von Oberflächen-EMG als Biofeedback in der Behandlung pharyngealer Schluckstörungen. In: Seidel S, Stanschus S, Hrsg. Dysphagie – Diagnostik und Therapie. Ein Kompendium. Idstein: Schulz-Kirchner; 2009: 199–215

Bryant M. Biofeedback in the treatment of a selected dysphagic patient. Dysphagia 1991; 6: 140–144

Crider A, Glaros AG, Gevirtz RN. Efficacy of biofeedback-based treatments for temporomandibular disorders. Appl Psychophysiol Biofeedback 2005; 30: 333–345

Crary MA, Carnaby GD, Groher ME, Helseth E. Functional benefits of dysphagia therapy using adjunctive sEMG biofeedback. Dysphagia 2004; 19: 160–164

Ding R, Larson C, Logemann JA. Surface electromyographic and electroglottic studies in normal subjects under two swallow conditions: normal and during the Mendelssohn maneuver. Dysphagia 2002; 17: 1–12

Draizar A. Clinical EMG feedback in motor speech disorders. Arch Phys Med Rehabil 1984; 65: 481–484

Huckabee ML, Cannito M. Outcomes of swallowing rehabilitation in chronic brainstem dysphagia: a retrospective evaluation. Dysphagia 1999; 14: 93–109

Nestoriuc Y, Rief W, Martin A. Meta-analysis of biofeedback for tension-type headache: Efficacy, specificity, and treatment moderators. J Consult Clin Psychol 2008; 76: 79–96

Stanschus S, Kuhn W, Büßelberg N. Notwendigkeit und Möglichkeiten der Verlaufsdokumentation bei Rehabilitation pharyngealer Schluckstörungen bei Schlaganfall-Patienten. Aphasie und verwandte Gebiete Gebiete 2005; 1/2: 29–50

Steele C. Treating dysphagia with sEMG Biofeedback. The ASHA Leader 2004; 2: 23

Vaiman M, Eviatar E. Surface electromyography as a screening method for evaluation of dysphagia and odynophagia. Head & Face Medicine 2009; 5: 9

Yoshida M, Groher ME, Crary MA et al. Comparison of surface electromyographic (sEMG) activity of submental muscles between the head lift and tongue press exercises as a therapeutic exercise for pharyngeal dysphagia. Gerodontology 2007; 24: 111–116

42 Einsatz komplementärer Verfahren im Konzept Schlaffhorst-Andersen – Eutonie nach Gerda Alexander

M. Saatweber

Das Konzept Schlaffhorst-Andersen

Dem Konzept Schlaffhorst-Andersen liegt seit seiner Entstehung Anfang des 20. Jahrhunderts ein Menschenbild zugrunde, das den Menschen in seiner Einheit aus Körper, Geist und Seele beschreibt. Im praktischen Umgang mit den Funktionen von Atmung, Stimme, Sprechen/Singen, Bewegung und Aufrichtung geht es um die ganzheitliche, ganzkörperliche oder fokussierte Wahrnehmung derselben als Voraussetzung für jegliche Veränderung.

Alle Methoden des Konzepts Schlaffhorst-Andersen wie z. B. das Schwingen, atemverbundene oder atemrhythmische Bewegungsübungen, das Tönen sowie Lautübungen fördern, unterstützt durch die Art der Anleitung, die Eigenwahrnehmung. Sie verbessern die Einschätzung der motorischen und sensorischen Fähigkeiten des Körpers, d. h., sie vermitteln ein verfeinertes Körperbewusstsein. Dieses so erworbene Körperbewusstsein ist Grundlage für alle therapeutischen und pädagogischen Interventionen.

Darauf aufbauend nutzt das Konzept Schlaffhorst-Andersen die Wechselwirkungen von Atem-, Stimm- und Bewegungsfunktionen sowie emotionalen Vorgängen.

Erkenntnisse der medizinischen Wissenschaften wie der Physiologie und Neurobiologie und die der Psychologie und der Kommunikationswissenschaften belegen heute auf beeindruckende Weise die Erkenntnisse der beiden Gründerinnen Clara Schlaffhorst (1863–1945) und Hedwig Andersen (1866–1957). Somit ist die Therapie nach Schlaffhorst-Andersen, wie sie im Folgenden an zwei Fallbeispielen beschrieben werden soll, medizinisch begründbar und in ihren Ergebnissen mess- und erklärbar.

Wie weit darüber hinaus Methoden und Übungen nach Schlaffhorst-Andersen komplementären Verfahren nahe stehen und in die Therapie mit einbezogen werden, soll am Beispiel der Eutonie nach Gerda Alexander aufgezeigt werden.

Eutonie nach Gerda Alexander

„Die Eutonie setzt mit ihren Übungen am muskulären Tonus an, erfasst aber den Menschen in seiner Unteilbarkeit, in seiner gesamten Leiblichkeit ebenso wie in seiner geistig-seelischen Spannkraft" (Schaefer 1995, S. 5). Die Gründerin der Methode, Gerda Alexander (1908–1994), bemühte sich um eine bewusste Regulierung des Gesamttonus zu einer Spannungsbalance, um dadurch zur Entfaltung der Persönlichkeit und zu einem wirklichkeitsgerechten sozialen Verhalten zu führen. So geht es nicht nur um Regelung der Organfunktionen, sondern um die bestmögliche psychophysische Ausbalancierung des Menschen in all seinen Lebenslagen.

Der Begriff *Eutonie* (von Eu = gut, harmonisch und Tonus = Körperspannung) wurde von Gerda Alexander geprägt. Eutonie bedeutet also einen Weg zur körperlichen Selbstwahrnehmung, ein Üben in ruhiger Aufmerksamkeit, ein Suchen nach Spannungsbalance. „Es bezeichnet den Zustand größtmöglicher Ausgeglichenheit, den ein Mensch erreichen kann und in dem er mit sich und seiner Umwelt leben sollte" (Kjellrup 2006, S. 11).

In der Eutonie wird wenig über die Atmung geredet, aber sie ist stets mit einbezogen. So sollte man versuchen, im Rhythmus der Übungen zu atmen. Jede Übung hat ihre Wirkung auf die Atmung, kann sie hemmen oder stimulieren (vgl. Kjellrup 2006).

> **!** Eutonie ist keine Symptombehandlung, sondern sie regt einen Lernprozess an, durch den der Mensch zu einem besseren Umgang mit sich und seiner Umwelt befähigt wird.

Fallbeispiel 1: Stottern

Das Störungsbild. Stottern ist eine Störung des Redeflusses. „Redeflussstörungen können ein Oberflächenphänomen unterschiedlicher Grundstörungen sein, insofern kann die Störung aus unterschiedlichen Blickwinkeln theoretisch betrachtet werden und es entstehen verschiedenartige therapeutische Zugangswege mit einiger Berechtigung nebeneinander" (Johannsen 2006, S. 98). Hieraus folgt, dass der Therapeut und der Patient gemeinsam auf der Basis einer die Therapie vorbereitenden Diagnostik einen Behandlungsweg festlegen müssen, der seitens des Therapeuten immer wieder auf seine Effizienz überprüft werden muss.

Bezogen auf das dem Konzept Schlaffhorst-Andersen zugrundeliegende ganzheitliche Menschenbild liegt der Schwerpunkt der Therapie bei stotternden Kindern, Jugendlichen und Erwachsenen nie auf den gezeigten Symptomen oder Sprechmustern. Wahrnehmungsschulung, Schulung des Körperbewusstseins, Sensibilisierung für Bewegungsabläufe, Sensibilisierung für Stimm- und Sprechfunktionen haben einen wesentlichen Stellenwert. Hinführen zum Spannungsausgleich, zur Eutonisierung der Gesamtkörpermuskulatur, besonders jedoch der Atem-, Stimm- und Artikulationsmuskulatur sind oberstes Ziel. Das rhythmische Prinzip in der Atmung wird nicht nur zur Verbesserung der Atemfunktion genutzt, sondern ist Grundlage jeglicher Bewegung, auch der Sprechbewegung.

Die Anwendung dieser Grundprinzipien dient in der Stotterertherapie nach Schlaffhorst-Andersen vornehmlich der Stärkung der Persönlichkeit des Stotternden mit dem Ziel, ihn aussagefähig zu machen, ihn zu sich, zu seiner Person zurückzuführen.

Der Patient. Es wird die Rede sein von einem 19-jährigen Jugendlichen. Ich nenne in Jonas B. Jonas hatte zu Therapiebeginn bereits eine typische „Stottererkarriere" hinter sich. Er war 4. Kind einer renommierten Einzelhandelskaufmanns-Familie mit 3 älteren Brüdern. Beide Eltern waren rund um die Uhr im Geschäft eingebunden, was der Mutter durchaus ein schlechtes Gewissen bereitete. Im Grundschulalter zeigten sich die ersten massiven Stottersymptome (ausgeprägtes Stottern mit Dehnungen), sodass die erste Therapie in der Städtischen Sprachheilambulanz angegangen wurde,

erfolglos. Während der Gymnasialzeit folgten weitere Therapien bei Logopädinnen, die kurzfristige Erleichterung, aber keinen von Eltern und Kind erwarteten Erfolg bescherten.

Aufgrund massiver schulischer Probleme (trotz sehr guter Allgemeinbegabung) und zunehmend aggressivem Verhalten in der Schule und zu Hause wurde eine Umschulung in ein Internat in Süddeutschland veranlasst. In der Zeit dort fand keine Therapie statt. Da auch diese Maßnahme nicht die erwartete „Verbesserung" herbeiführte, kehrte Jonas im Alter von 14 Jahren in seine Heimatstadt zurück, wo er dann allerdings die Realschule besuchte. Dort wechselte er nach der 10. Klasse wieder ins Gymnasium und kam dann, ein Jahr vor dem Abitur, zu mir zur Therapie, die sich (mit verschiedenen Unterbrechungen aus unterschiedlichen Gründen) über ca. 3 Jahre erstreckte. Nach dem erfolgreich bestandenen Abitur studierte Jonas Elektrotechnik, ist heute zufriedener Familienvater zweier Töchter, der Beruf und Familie bestens meistert.

Seine Sprache ist nicht symptomfrei, was auch nicht das Ziel der Therapie war. Aber Jonas ist in allen Kommunikationssituationen fähig, sich zu behaupten, die Aussagen, die er machen möchte, zu wagen, sich sprachlich und emotional der jeweiligen Situation zu stellen und sich mit seiner ganzen Person einzulassen. Befragt nach dem für ihn wichtigsten Ergebnis der Therapie kam die Antwort: „Ich spüre meine Stimme in meinem Körper und das macht mich sicher."

Die Therapie. Diagnose: Stottern mit Dehnungen. Starke artikulatorische Mitbewegungen. Hoch- und Flachatmung in der Ruheatmung. Stark gestaute Sprechatmung. Gepresste Stimme. Fester Kiefer, geringe Artikulationsbewegung. Mund- und Schnappatmung.

Der erste Text, den Jonas mir vorlas, war für mich Zuhörende eine Qual. Die Worte kamen mit Riesenabständen, gestoßen, gepresst, gestaut. Der ganze Körper des Patienten war ein Krampf.

So ergaben sich die ersten Nahziele:

- Eutonisierung der Gesamtkörpermuskulatur,
- Stabilisierung der Mittelkörperspannung,
- Atemrhythmisierung: Vertiefung der Ausatmung; Ermöglichung eines unwillkürlichen Einatemimpulses, Atempause,
- Spannungsausgleich innerhalb der Artikulationsmuskulatur,
- Durchlässigkeit für den Einsatz der Stimme.

Im weiteren Verlauf der Therapie wurden die seitens des Patienten als angstauslösend bezeichneten Situationen beleuchtet und Überwindungsstrategien erarbeitet:

- Angst vor Sprechpausen, weil der Zuhörer „aussteigen" könnte,
- telefonieren,
- einkaufen mit der Notwendigkeit, Wünsche verbal zu äußern,
- Ansprechen fremder Personen,
- Referate halten und andere verbale schulische Leistungen,
- in Diskussionen zu den eigenen Aussagen stehen.

Es zeigte sich für den Patienten relativ schnell, dass die Veränderung von Atem-, Stimm-, Sprech- und Bewegungsfunktionen in direktem Zusammenhang mit den als psychisch belastend empfundenen Situationen stand. Schaffte er es, den Atem fließen zu lassen, Stimm- und Sprechmuskulatur nicht zu verkrampfen, die Stimme im Körper zu verankern, wuchs der Mut, sich der Situation zu stellen und sich auch verbal zu behaupten.

Nachfolgend sollen einige Übungen aus dem Konzept Schlaffhorst-Andersen und der Eutonie Gerda Alexander vorgestellt werden, die ihn auf diesem Weg begleitet haben.

Übungsauswahl

Eutonisierung der Gesamtkörpermuskulatur

Nachfolgende Übungen sind der *Eutonie nach Gerda Alexander* entnommen.

Strecken und Dehnen. „Strecken ist eine vitale, aufbauende Bewegung. Streckungen bauen Milchsäure im Muskelgewebe ab. Wer sich oft streckt, ermüdet nicht so schnell" (Kjellrup 2006, S. 33). Man unterscheidet zwischen passiver Streckung (Dehnung) und aktiver Streckung. Streckung ist immer auch Bewegung.

Wahrnehmungsübungen zur Erfahrung der Begrenzung des Körpers durch die Haut, zu Erfahrung seines Volumens und Innenraumes und der Körperform. Die Berührung der Haut hat eine große Bedeutung für die Spannungsregulierung innerhalb des Körpers. Das „Körperdurchdenken" auch als „Körperreise" bekannt, macht nicht nur den Kontakt zum Boden bewusst, es lässt auch den Körperinnenraum erspüren, wiederum eine Möglichkeit, Spannungen zu lösen.

Übungen zum Erspüren des Kontakts. Kontaktübungen basieren auf Berührungen, die sich zu Kommunikation oder Austausch erweitern. Es entsteht eine Beziehung zu dem Gegenstand, dem Untergrund oder zu Partnern. Kontaktübungen mit Gegenständen oder dem Boden dienen der Ableitung und sind bei Schmerz oder Spannungszuständen sehr hilfreich:

- Kontaktübungen mit Bällen u. a.,
- Kontaktübungen zum Boden im Liegen,
- Übungen zur Verbesserung des Bodenkontakts durch die Füße mit Materialien wie Kastanien, Bambusstäben, Tennisbällen u. a.

Schwingen nach Schlaffhorst-Andersen, hier: Partnerschwingen

Therapeut und Patient stehen sich gegenüber und halten sich an den Händen. Sie schwingen gemeinsam aufeinander zu und voneinander weg. Beim Vorschwung bewegen sie sich nicht über ihren Schwerpunkt hinaus, beim Rückschwung halten sie sich gegenseitig mit den Händen, sodass sie sich mit lang gestreckten Armen nach hinten lassen können. Der Vorschwung wird von der Ausatmung begleitet, die Lösung liegt im Umkehrpunkt und die Einatmung trägt die Bewegung zurück.

In Abwandlung dieser Übung geben sich die Partner im Vorschwung Widerstand mit den Händen und nehmen dazu eine kurze, ggf. auch geräuschvolle oder stimmhafte Ausatmung vor („ffff", „www" usw.). Sie können auch beim Rückschwung hinten die Knie beugen (sich auf einen Stuhl setzen).

Der Therapeut steht hinter dem Patienten, hält ihn an den Schultern und bewegt ihn entsprechend in seinem Atemrhythmus vor und zurück. Beim Rückschwung wird der Geschwungene im Kreuz-Lenden-Bereich abgestützt. Auch diese schwingende Bewegung kann mit kurzen oder langen Atemphasen verbunden werden, mit ausschwingender Pause vor der unwillkürlichen Einatmung oder mit reflexartiger Luftergänzung.

Des Weiteren werden zur gezielten Unterstützung verschiedene Medien eingesetzt. Beide Partner fassen gemeinsam, sich gegenüberstehend, ein kleines Rundseil, einen Reifen, ein Deuser-Band oder Vergleichbares an. Statt der Handfassung verbindet sie nun also ein Medium, das gezielt nach seinen physikalischen Eigenschaften ausgewählt wird. Geschwungen wird aufeinander zu (Ausatmung) und voneinander weg (unwillkürliche Einatmung).

> ❗ Das Schwingen nach Schlaffhorst-Andersen kann allein (mit Medien wie Schwingegurt, Deuser-Band etc.) ausgeführt werden, als Partnerschwingen (s. o.) oder als Gruppenschwingen (vgl. Saatweber 2007).

Stabilisierung der Mittelkörperspannung

Übungen zur Verbesserung der Durchlässigkeit für die Atembewegung wirken sich eutonisierend auf die Mittelkörperspannung aus.

Die Erarbeitung eines intensiven Bodenkontakts (s. o.) führt über die Intensivierung der Atembewegung zur Verbesserung der Mittelkörperspannung.

Widerstandsübungen mit den Händen oder mit Medien (z. B. einem Gymnastikball) an verschiedenen Stellen des Mittelkörpers erhöhen dessen Spannung.

Artikulatorische und phonatorische Widerstände, die der Ausatmung entgegengesetzt werden, führen zur Vertiefung der Einatmung, d. h. zur Zwerchfellsenkung und Thoraxweitung, und erhöhen so die Mittelkörperspannung.

> ❗ Balanceübungen sind sehr geeignet, da über die Reizung der Gleichgewichtsorgane reflektorisch die Einatmung vertieft und die Aufrichtungsmuskulatur tonisiert wird.
> Vorstellungsbilder, welche die Visualisierung eines stabilen Mittelkörpers anregen (z. B. ein federndes Luftkissen im Mittelkörper) erhöhen die Spannung.

Rhythmisierung der Atmung

Bei der atemrhythmischen Bewegung passt sich die äußere Bewegung zunächst der Atmung an. Die entstehende (Körper-) Bewegung beeinflusst dann wiederum die Atembewegung.

Atemrhythmische Übungen werden im Stehen, Sitzen oder Liegen ausgeübt, mit einzelnen Körperteilen wie z. B. Armen, Beinen, Händen, Füßen oder Artikulationsorganen oder ganzkörperlich, z. B. als atemrhythmisches Gehen oder Treppensteigen.

Atemrhythmische Übungen unterstützen die unwillkürliche Einatmung in besonderer Weise und machen sie bewusst erfahrbar. Besonderer Beachtung bedarf dabei die Atempause und der physiologische Umgang mit der Länge der Atembögen.

Artikulationsübungen

Training der Zungen-, Lippen-, Kiefer- und Gaumenmuskulatur unter Beachtung rhythmischer Abläufe, d. h. Beachtung der Lösungs- und Regenerationsphase in der Bewegung.

Durchlässigkeit für den Einsatz der Stimme – Tönen

Das Tönen ist ein Regenerationsweg nach Schlaffhorst-Andersen (vgl. Saatweber 2006). Beim Tönen handelt es sich um das Erzeugen einzelner Töne auf Klingern, Halbklingern und Vokalen, auch in verschiedenen Tonlagen, Tonfolgen und Sequenzen bis hin zu Melodien und Liedern, aber immer handelt es sich um den regenerativen Gebrauch der Stimme (Übungen s. Fallbeispiel 2).

Die hier beschriebenen Übungen sind nur ein kleiner Ausschnitt der vielfältigen Angebote, die im Laufe einer fast 3-jährigen Therapie an den Patienten herangetragen wurden. Sie stehen stellvertretend für die jeweilige Thematik des Übungsansatzes und seine Ziele.

Fallbeispiel 2: Rekurrensparese

Das Störungsbild. „Rekurrensparese ist der medizinische Begriff für eine Schädigung des Nervus laryngeus recurrens, der die Bewegungsanweisungen für die inneren Kehlkopfmuskeln vom Gehirn zum Kehlkopf bringt und so vor allem für die Stimmgebung wichtig ist" (Quelle: www.wikipedia.org, Stand: 12.07.2009).

„Wir unterteilen die Kehlkopflähmungen nach den klinisch wichtigsten Kriterien:
- Einseitige und doppelseitige Lähmungen
- Stellung der gelähmten Stimmlippe median bis paramedian oder intermediär
- Straffe und schlaffe Lähmungen" (Biesalski u. Frank 1994, S. 227).

Die Stellung der gelähmten Stimmlippe ist ebenso entscheidend für die Qualität der Phonation wie für die der Atemfunktion. Therapie nach dem Konzept Schlaffhorst-Andersen geht jedoch davon aus, dass die Optimierung der Atemfunktion in jedem Fall positive Auswirkungen auf die Stimmlippenfunktion hat.

Median- oder Paramedianstellung der Stimmlippe. Steht die Stimmlippe in Median- oder Paramedianstellung, ist die Phonation in der Regel gut, die Atmung jedoch erheblich gestört bis hin zu inspiratorischem Stridor. Hier gilt es, über Intensivierung der Zwerchfellaktivität einen tiefen Kehlkopfstand zu bewirken, der wiederum eine optimale Stimmlippenspannung und -beweglichkeit zur Folge hat.

Das Zwerchfell ist über Pleura, Lunge, Bronchien und Trachea elastisch mit dem Kehlkopf verbunden, außerdem über Magen, Ösophagus und Pharynx. Über diese beiden elastischen Züge führt ein Anstieg des Einatemvolumens bzw. eine Koaktivierung des Zwerchfells während der Phonation zu einer Senkung des Kehlkopfes mit einer damit verbundenen Weitung und Längung des supraglottischen Resonanzraums (vgl. Sundberg 1989).

Intermediärstellung der Stimmlippe. Steht die Stimmlippe in Intermediärstellung, ist die Phonation gestört, die Stimme klingt heiser bis aphon. Die Atemfunktion ist jedoch in der Regel ausreichend für die Sauerstoffversorgung des Organismus und die Phonationsbögen. Hier gilt es, die Beweglichkeit der nicht gelähmten Stimmlippe so zu unterstützen, dass sie sich der gelähmten so weit wie möglich annähert und es somit zum Stimmlippenschluss kommt. Hier helfen u.a. Staccatoübungen, die, gut gestützt durch die Atemmuskulatur, positive Spannung innerhalb der Kehlkopfmuskulatur aufbauen, ohne zu Verspannungen zu führen.

Die Patientin. Frau M. (38 Jahre) ist Mutter einer behinderten Tochter (12 Jahre) aus erster Ehe und eines Sohnes (2 Jahre) aus zweiter Ehe, in der beide Kinder aufwachsen. Sie ist berufstätig im Prüfungsamt der Hochschule und steht familiär und beruflich ständig unter Stress. Sie ist eine sehr lebhafte, impulsive Frau, die sich intensiv um ihre Kinder bemüht (v.a. um die behinderte Tochter), aber dabei auch oft aus der Haut fährt, schreit und sich aufregt. Sie bezeichnet sich selbst als unmusikalisch, hat nie gesungen und wenn sie jetzt mit den Kindern singt, ist das „schief und falsch". Sie treibt keinerlei Sport, weil sie dabei „keine Luft bekommt".

Frau M. hat ausgesprochene körperliche Berührungsängste. Sie lässt sich grundsätzlich nicht anfassen und verbalisiert darüber hinaus ganz klar, dass sie sich überhaupt nicht vorstellen kann, wie man ihr mit einer logopädischen Therapie helfen kann. Sie berichtet, dass sie morgens immer heiser war, was sich aber im Laufe des Tages legte.

Sie hatte keinerlei Schilddrüsenprobleme und es hat auch keine Schilddrüsen-, Herz- oder andere Operation stattgefunden.

Die Therapie. Diagnose laut ärztlicher Verordnung: „Zustand nach Stimmbandstillstand links, Stimmstörung mit eingeschränkter Stimmbandbe-

lastbarkeit." Nach einer weiteren klinischen Untersuchung wird die Diagnose erweitert: „Rekurrensparese. Straffe Lähmung der linken Stimmlippe in Paramedianstellung."

Die Stimme klingt stark heiser bis aphon. Bei starker Beanspruchung (Schreien, Rufen) bricht sie ganz weg. Sehr geringer Tonumfang. Gezogene Einatmung in der Sprechatmung, kurze Atembögen bei Phonation. Kurzatmigkeit in der Ruheatmung, Mundatmung, Luftnot bei körperlicher Anstrengung. Hoch- und Flachatmung. Sehr fester Kiefer, geringe Artikulationsbewegung. Starke körperliche Verspannungen.

Frau M. gibt an, die diagnostizierte Stimmlippenlähmung seit 8 Wochen zu haben. Sie war zu der Zeit stark erkältet, hat aber trotzdem weiter gesprochen. Seit dieser Zeit ist die Kommunikation zu Hause und mit den Studenten an der Hochschule kaum noch möglich.

Frau M. erhielt 2-mal 10 Therapien à 45 min.

Folgende Therapieziele wurden mit der Patientin gemeinsam entwickelt und von ihr akzeptiert:

- Eutonisierung der Gesamtkörpermuskulatur,
- Intensivierung der Atemfunktion,
- Verbesserung der Beweglichkeit der Artikulationsorgane,
- Verbesserung der Stimmqualität im Sinne einer Kräftigung der Stimme mit dem Ziel, die nicht gelähmte Stimmlippe der anderen anzunähern.

Da die Patientin unter chronischem Zeitmangel litt, war es überaus wichtig, sie zum Üben zu Hause zu motivieren. Hierzu mussten immer wieder Übungen gefunden werden, die sie akzeptierte, weil sie das Gefühl hatte, sie seien gut für sie. Übungen der Eutonie nach Gerda Alexander wurden gut akzeptiert.

 Die Hauptsache ist, Sie üben regelmäßig und die Übungen werden zur Gewohnheit!

Bei der ersten Kontrolluntersuchung nach 10 Therapien konnte stroboskopisch eine leichte Mitbewegung der linken Stimmlippe bei Phonation beobachtet werden.

Nach Abschluss der Behandlung war die linke Stimmlippe voll beweglich. Die Patientin sprach in ihrer Indifferenzlage. Nach längerem lauten Sprechen, Schreien oder Rufen stellte sich noch leichte Heiserkeit ein, Alltagskommunikation war sowohl in der Familie als auch im Beruf ohne Anstrengung möglich. Die Artikulationsbewegung ließ noch zu wünschen übrig, der Kiefer war immer noch sehr fest. Die Atmung hatte sich in Richtung Kostoabdominalatmung entwickelt. In der Phonationsatmung wurde jedoch immer noch Luft geschnappt und durch den Mund eingezogen.

Übungsauswahl

Eutonisierung der Gesamtkörpermuskulatur

Nachfolgende Übungen sind der *Eutonie nach Gerda Alexander* entnommen:
- Strecken und Dehnen (s. Fallbeispiel 1),
- Übungen zum Erspüren des Kontakts (s. Fallbeispiel 1),
- insbesondere Kontaktübungen im Liegen mit Weich- und Tennisbällen (hierbei wird verspannte Muskulatur gelöst und besser durchblutet),
- Übungen zur Verbesserung des Bodenkontakts mit Tennisbällen und Kastanien,
- Wahrnehmungsübungen (s. Fallbeispiel 1), insbesondere die „Körperreise",
- Widerstandsübungen.

Mit dem Rücken an der Wand stehen, die Knie sind leicht angewinkelt, der Kreuzbein-Lendenwirbel-Bereich hat Kontakt zur Wand.
   Diese Übung kann auch durch einen Pezzi- oder Gymnastikball im Rücken variiert werden. Der rückwärtige Raum wird hierbei bewusst erfahren.

Intensivierung der Atemfunktion

Die Atemfunktion wird intensiviert durch:
- atemrhythmische Bewegungen (s. Fallbeispiel 1),
- atemrhythmische Bewegungen im Liegen (Froschübung).

Verbesserung der Beweglichkeit der Artikulationsorgane (s. Fallbeispiel 1)
Verbesserung der Stimmqualität im Sinne einer Kräftigung der Stimme mit dem Ziel, die nicht gelähmte Stimmlippe der anderen anzunähern:

a. Übungen mit Explosivkonsonanten (P, T, K):
- Auch in Verbindung mit nachfolgenden Vokalen und Diphthongen (Po, To, Ko usw.).
- Übungen mit Explosivkonsonanten als An- und Auslaut (pop, tik, kuk usw.).
- Zur Unterstützung empfiehlt sich der Einsatz von Therapiematerial, z. B. das Hochstupsen von japanischen Papierbällen oder Luftballons zur Erarbeitung der Leichtigkeit in der Lautbildung.
- Das Prellen eines Tennis-, Gymnastik- oder Pezziballs zum Steigern der Impulskraft.
- Widerstandsübungen mit einem Ball im Kreuzbein-Lendenwirbel-Bereich zum ganzkörperlichen Spannungsaufbau und zur Unterstützung von Stimmkraft.

b. Übungen mit Halbklingern (stimmhaften Frikativen; W, S, J und R, r):
- Übungen mit Halbklingern und nachfolgenden Vokalen (Wo, Su usw.) und Vokalen mit Explosivlauten (Wup, Sit, Rak usw.).
- Zur Unterstützung empfiehlt sich hier die taktile Wahrnehmung der Körperstellen, an welchen die bei der Bildung des Halbklingers erzeugten Schwingungen als Vibrationen zu spüren sind wie Kopf, Brust, Bauch und Rücken. Die Wahrnehmung der Vibrationen führt ihrerseits zur Steigerung der Durchlässigkeit und des Schwingungsverhaltens der Stimme und somit zur Intensivierung der Lautfunktion.
- Weiterhin bieten sich Übungen mit Therapiematerial an, z.B. der Einsatz von Thera- oder Deuser-Band, das Werfen von Sandsäckchen oder das Prellen von Bällen zum ganzkörperlichen Spannungsaufbau.
- Ferner kommt das Legen eines Pezzi- oder Gymnastikballes zwischen Kreuzbein-Lendenwirbel-Bereich und Wand zur Aktivierung der Mittelkörperspannung in Betracht sowie das Auseinanderziehen eines Gummibands zur Unterstützung einer dosierten Luftabgabe usw.

c. Übungen mit Strömungskonsonanten (stimmlosen Frikativen; F, ß, Sch, Ch_1, Ch_2):
- Übungen mit Strömungskonsonanten dienen auch zum Spannungsausgleich der Artikulationsmuskulatur bei zu hoher oder zu geringer Artikulationsspannung, dabei sollte die Wechselwirkung mit der Atemspannung genutzt werden.
- Übungen mit Therapiematerial, z.B. das Rollen von Bällen zur Unterstützung der Luftabgabe, das Auseinanderziehen eines Gummibands und das leichte Pusten von Seifenblasen oder Federn zur Dosierung des Luftstroms, der Einsatz von Thera- oder Deuser-Band zum Spannungsaufbau empfehlen sich in der Arbeit mit Strömungskonsonanten.

- Nützlich ist auch der gezielte Einsatz von Vorstellungshilfen („Pusteblume blasen", „Kerze zum Flackern bringen aber nicht ausblasen", Windgeräusche nachahmen usw.), um den Ausatemstrom zu dosieren und die Atemspannung zu verbessern.

d. Kinderverse und Texte aus „Der kleinen Hey" (vgl. Hey 1956) werden bei allen Lauten genutzt, um den Transfer vom Einzellaut über die Silbe zum Wort und zum Wortzusammenhang zu trainieren.

Übungen zum Transfer in Alltagssituation, Sach- und lyrische Texte, Geschichten und freie Erzählungen schließen sich an.

Zusammenfassung

Der Einsatz komplementärer Verfahren erweist sich als sinnvoll und nützlich, wenn die entsprechenden Übungen dem Patienten mit seinem Störungsbild helfen können. Wichtig ist darüber hinaus, dass sich das komplementäre Verfahren in das vom Therapeuten angewandte Therapiekonzept problemlos integrieren lässt. Oben genannte Fallbeispiele sollten zeigen, dass dies für das Zusammenführen des Konzepts Schlaffhorst-Andersen mit der Eutonie nach Gerda Alexander zutrifft. Beiden Konzepten liegt ein Menschbild zugrunde, das den Menschen in seiner Einheit von Körper, Geist und Seele sieht und diese Einheit wiederherstellen

möchte. Beide Konzepte nutzen die Auswirkungen von Bewegungsfunktionen – Eutonisierung – und ihren Wechselwirkungen zur psychischen Befindlichkeit, ohne sich in die Gruppe der psychotherapeutischen Verfahren einzureihen. So konnte über die Arbeit mit 2 Patienten und unterschiedlichen Störungsbildern aufgezeigt werden, dass der Einsatz komplementärer Verfahren in der Therapie der Sprech-, Sprach-, Redefluss- und Stimmstörungen sinnvoll ist.

Literatur

Biesalski P, Frank F. Phoniatrie – Pädaudiologie. Stuttgart: Thieme; 1994: 227

Hey J. Der kleine Hey. Mainz: Schott; 1956

Johannsen HS. Therapie von Redeflussstörungen bei Kindern und Erwachsenen. In: Böhme G, Hrsg. Sprach-, Sprech-, Stimm- und Schluckstörungen. Bd. 2 Therapie. 4. Aufl. München: Urban & Fischer; 2006: 98

Kjellrup M. Eutonie: Bewusst mit dem Körper leben. Stuttgart: Haug; 2006: 11, 33

Saatweber M. Einführung in die Arbeitsweise Schlaffhorst-Andersen. 6. Aufl. Idstein: Schulz-Kirchner; 2007

Saatweber M. Grundzüge der Stimm-, Sprech-, und Sprachtherapie nach Schlaffhorst-Andersen. In: Böhme, G. (Hrsg.) Sprach-, Sprech-, Stimm- und Schluckstörungen. Bd. 2 Therapie. 4. Aufl. München: Urban & Fischer; 2006:163

Schaefer K. Tonusübertragung in der Eutonie – Gerda Alexander. Bremen: Geffken; 1995: 5

Sundberg J. Activity Relationship Between Diaphragm and Cricothyroid Muscles. J Voice 1989; 3: 225–232

43 Die Verbindung der Feldenkrais-Methode mit stimmzentrierter Arbeit in der Behandlung von Dysphonien

S. S. Hammer

Einleitung

Diese Kapitel zeigt anhand einer Falldarstellung und 2 beispielhafter Übungsbeschreibungen, wie die Feldenkrais-Methode in die stimmtherapeutische Arbeit integriert werden kann. Das Verfahren wird in erster Linie unter der Fragestellung, welche Effekte auf die Stimmfunktion erreicht und wie sie überprüft werden können, erörtert. Abschließend erfolgt eine Betrachtung der Feldenkrais-Methode und ihrer Anwendung im Rahmen einer Stimmtherapie unter wissenschaftlichen Gesichtspunkten.

Falldarstellung

Daten der Patientin

Anamnese. Die Patientin Frau K. berichtet, seit ½ Jahr unter rezidivierender Heiserkeit mit Halsschmerzen, ohne weiterer Erkältungssymptomatik, zu leiden. Die Beschwerden treten alle 4–6 Wochen auf und verschlechtern sich deutlich unter Stimmbelastung. Die Patientin ist 38 Jahre alt, zweifache Mutter (beide Kinder im Kindergartenalter) und arbeitet täglich 4 h bei der Stadtverwaltung in der Telefonzentrale. Die Dauer der Telefonate, die sie führen muss, schätzt sie auf 2,5–3 h täglich. Die private Stimmbelastung im häuslichen Rahmen beschreibt sie als verhältnismäßig normal. Einmal wöchentlich trainiert sie für 90 min eine Gymnastikgruppe von 10–15 Frauen mittleren Alters. In den letzten Wochen ist ihr dies stimmlich sehr schwer gefallen. Meist verspürte sie anschließend ein starkes Kratzen im Hals, die Stimme war rau. Auf das übliche anschließende gemeinsame Abendessen mit den Teilnehmerinnen hat sie dann verzichtet. Auch an den jeweiligen Folgetagen hatte sie bei der Arbeit stimmliche Probleme und wurde mehrfach gefragt, ob sie erkältet sei. Als sonstige Beschwerden gibt sie häufige Kopfschmerzen, Verspannungen im Schulter-/Nackenbereich und gelegentlich Rückenschmerzen an. Nachdem sie im vergangenen Jahr mehrmals wegen akuter starker Schmerzen

im Nackenbereich ihren Kopf nicht mehr bewegen konnte, hat sie ihre Halswirbelsäule untersuchen lassen. Dabei wurde keine Auffälligkeit festgestellt, der Arzt diagnostizierte Muskelverspannungen durch Zugluft.

Ärztlicher Kehlkopfbefund. Funktionelle Dysphonie, leicht insuffizienter Glottisschluss, einzelne Schwingungsirregularitäten, ausgeprägte supraglottische Enge. Leicht verminderte Amplitude und Randkantenverschieblichkeit.

Logopädischer Stimmbefund. Die Stimme der Patientin klingt resonanzarm, leicht rau und behaucht, die Stimmgebung ist angestrengt. Die Singstimme ist vom Tonumfang her unauffällig (28 Halbtöne). Die Stimmdynamik ist mit 30 dB deutlich eingeschränkt (leiseste Intensität: 60 dB, lauteste Intensität: 90 dB). Die mittlere Sprechstimmlage liegt bei a (220 Hz) und damit einen Ganztonschritt zu hoch. Melodischer und dynamischer Akzent der Sprechstimme sind eingeschränkt (melodischer Akzent: 4 Halbtöne, dynamischer Akzent: 7 dB). Tonhalte- und Ausatemdauer sind unauffällig.

Sonstige Auffälligkeiten. Die Patientin sitzt und steht mit deutlicher Wölbung der oberen Wirbelsäule nach vorne. Die Schultern sind leicht hochgezogen, wobei die rechte Schulter sichtbar höher liegt als die linke. Im Stehen fällt eine leichte Linksneigung des Beckens auf. Der Hals ist überstreckt, der Winkel von Hals und Unterkiefer vergrößert. Die Kieferöffnungsweite beim Sprechen ist gering.

Therapieplanung und Begründung

Neben „klassischen" funktionszentrierten Übungsmaßnahmen werden Aspekte der Feldenkrais-Methode in die Therapie einbezogen, da Frau K. berichtet, dass sie Erfahrungen mit autogenem Training hat und davon subjektiv sehr profitiert habe. Vermutet wird, dass die muskulären Verspannungen im Hals-Nacken-Bereich mit der Stimmproblematik assoziiert sind. Aufgrund dessen wird angenommen, dass die Stimmfunktion der Patientin durch ein stärkeres Bewusstsein für Körperbewegungen und muskuläre Zustände sowie Übungen zur funktionalen Integration optimiert werden kann. Übungen nach der Feldenkrais-Methode beanspruchen etwa ⅓ der Therapiezeit, die Gesamtdauer der Behandlung wird auf 15–20 Therapieeinheiten geschätzt.

Übungsbeschreibungen

Vorbereitend zu den körperorientierten Übungen wird Frau K. zu einer differenzierten Wahrnehmung und Beschreibung des eigenen Stimmklangs angeleitet. Dazu soll sie einzelne Töne auf Vokale halten und anschließend ihren subjektiven Höreindruck beschreiben. Die Konzentration wird dabei auf die Aspekte Klarheit, Rauigkeit, Behauchtheit sowie Klangfülle gelenkt. Zur Wahrnehmung und Beschreibung der Stimmresonanz wird vorgeschlagen, das Bewusstsein auf Resonanzempfindungen im Körper zu lenken oder sich vorzustellen, welche Größe oder Form der nach außen getragene Klang hat. Je präziser diese „Klangbilder" beschrieben werden können, umso besser kann die Patientin Veränderungen des Stimmklangs erkennen. Durch die Wahrnehmung und Beschreibung klanglicher Veränderungen können alle in der Therapie durchgeführten Interventionen bezüglich ihrer Wirkung auf die Stimme überprüft und für die Patientin transparent gemacht werden.

Übung 1
(Bereich: Bewusstheit durch Bewegung)

Die Patientin befindet sich in Rückenlage auf dem Boden, die Beine sind so weit angewinkelt, dass die Fußsohlen vollständigen Bodenkontakt haben. Frau K. soll die Position so wählen, dass sie bequem liegt. Die Augen sind geschlossen. Die Patientin bewegt nun ihren Kopf langsam nach rechts, anschließend nach links. Dabei soll sie beobachten, wie sich die Kontaktfläche des Kopfes zum Boden verändert und wie weit der Bewegungsspielraum ist, den sie ohne Anstrengung nutzen kann. Dies wird mehrmals wiederholt. Anschließend wird die Patientin dazu aufgefordert, in der Liegeposition mehrmals auf /o/ oder /a/ zu tönen. Die Wahrnehmung wird

dabei auf den Klang gerichtet, in Gedanken soll eine möglichst konkrete Klangbeschreibung oder ein „Klangbild" formuliert werden.

Frau K. stellt sich nun vor, ihr Becken liege auf dem Zifferblatt einer Uhr. Sie erhält die Aufgabe, das Becken in Richtung einzelner Zahlen zu bewegen. Zunächst in Richtung der 12, der 6, der 3 und der 9. Dabei wird jede Zahl mehrmals angesteuert, um dazwischen jeweils in die Ausgangsposition zurückzukehren. Zu beachten ist, die Bewegungen so weit wie möglich durchzuführen, ohne dass es einer Anstrengung bedarf. Während der Bewegungen ist die Patientin gehalten, ihre Aufmerksamkeit darauf zu richten, woher sie die Kraft für die jeweilige Bewegung nimmt und wie sich die Beckenbewegung in der Wirbelsäule bis zum Kopf fortsetzt. Alle Bewegungen sind langsam und ohne deutlichen Krafteinsatz durchzuführen. Zuletzt soll das Becken einige Male im Uhrzeigersinn um das Zifferblatt herum bewegt werden, gleichermaßen gegen den Uhrzeigersinn. Nach Abschluss der Beckenbewegungen soll Frau K. nochmals ihren Kopf auf der Unterlage erst nach rechts, dann nach links bewegen und beobachten, ob sich der Bewegungsspielraum im Vergleich zu vor der Übung verändert hat. Nun wird der Klang auf /a/ bzw. /o/ mehrfach wiederholt, mit der Aufgabe, den Höreindruck gedanklich zu erfassen und mit dem Klang vor der Übung zu vergleichen (in Anlehnung an Feldenkrais 1996, 157ff).

Verlauf/Ergebnis. In der Nachbesprechung der Übung berichtet die Patientin, dass der Bewegungsspielraum des Kopfes nach der Beckenübung deutlich größer war. Der Klang hat sich in ihrer Wahrnehmung von der Größe eines Tennisballs vor der Übung zur Größe eines Gymnastikballs nach der Übung verändert, die Stimme klingt insgesamt klarer und die Tonproduktion war anstrengungsfreier.

Hintergrund. Das bewusste und mit Aufmerksamkeit verknüpfte Bewegen des Beckens zielt auf das Erkennen unnützer und unbewusster Anstrengungen der Beckenmuskulatur und darauf, die Kontrolle über das Becken zu verfeinern sowie die Haltung der Wirbelsäule zu verbessern (vgl. Feldenkrais 1996, S. 157). Es wird davon ausgegangen, dass als unnötig erkannte Anstrengungen im Laufe der Übung (oder der Übungswiederholung) ausgeschaltet werden und damit die Körperbeweglichkeit ohne Krafteinsatz erhöht wird.

Die erreichte Funktionsveränderung findet dabei auf Ebene der Muskulatur statt: Eine Reduzierung ineffizienter Tonusverhältnisse zugunsten von Beweglichkeit. Damit kann es zu einer Tonusregulierung der Atem- und Atemhilfsmuskulatur kommen, unphysiologische Kontraktionen der Halsmuskulatur können korrigiert werden, sodass hier indirekt die Funktion des Kehlkopfs günstig beeinflusst wird.

Übung 2
(Bereich: Funktionale Integration)

Die Patientin sitzt aufrecht auf einem Hocker, die Arme hängen seitlich herab. Sie wird zunächst angeleitet, das Gewicht ihrer Arme wahrzunehmen sowie andere kinästhetische Empfindungen, wie („gefühlte") Schwere, Länge, Spannung und Temperatur der Arme zu erfassen. Insbesondere Unterschiede zwischen dem rechten und dem linken Arm sollen, wenn vorhanden, dabei bewusst gemacht werden. Die Patientin wird aufgefordert, zu benennen, welche Schulter ihrer Empfindung nach höher liegt als die andere. Anschließend wird sie gebeten, auf /a/ oder /o/ zu tönen und diesen Klang mehrmals zu wiederholen. In Gedanken soll sie eine möglichst präzise Beschreibung oder ein Bild des Klanges formulieren.

Die Therapeutin setzt sich nun, ihr zugewandt, zur linken Seite der Patientin (die linke Schulter liegt tiefer als die rechte). Sie hält ihre Hände so, dass Frau K. ihren Unterarm dort wie auf einer Armlehne ablegen kann. Die Therapeutin beginnt, den Arm langsam zu bewegen. Dabei achtet sie genau darauf, welche Bewegungen von der Patientin „zugelassen" werden, d. h., ob die Armmuskulatur entspannt bleibt. Sobald die Patientin den Arm aktiv mitbewegt oder anspannt, bewegt die Therapeutin ihn langsam in die Ausgangsposition zurück. Ziel ist es, den gesamten Bewegungsspielraum des Armes auszunutzen und zu erweitern, ohne dabei eine Muskelkontraktion zu provozieren.

Im 2. Teil der Übung steht die Therapeutin neben der Patientin und fasst ihr mit beiden Händen unter die Achsel. Um keine unangenehmen Empfindungen dabei zu provozieren, sollte die Therapeutin weder zu sanft noch zu grob zufassen. Sie hebt aus dieser Position die Schulter langsam an. Wie bei der Armbewegung geht es auch hier darum, die passive Beweglichkeit des Schultergelenks durch langsame Bewegungen nach oben und unten, vorne und hinten sowie durch rotierende

Bewegungen auszuloten. Zum Abschluss wird die Schulter maximal angehoben und dann behutsam abgesenkt. Frau K. wird nun gebeten, zu beschreiben, welche Unterschiede sie im Empfinden beider Arme wahrnimmt. Unterstützend formuliert die Therapeutin Fragen wie: Fühlt sich ein Arm länger oder kürzer an, schwerer oder leichter, wärmer oder kälter usw.?

Darauf folgt die Arbeit mit dem rechten Arm, wie oben beschrieben. Nachdem die Patientin nochmals ihre Wahrnehmung der Arme im Vergleich beschrieben hat, wiederholt sie den anfangs produzierten Klang und beschreibt anschließend, inwieweit sie eine Veränderung zu vorher wahrnimmt.

Verlauf/Ergebnis. Höhenunterschiede der Schultern kann Frau K. zu Beginn der Übung nicht wahrnehmen. Nach der Arbeit mit dem ersten Arm beschreibt die Patientin, dass sich der linke Arm sehr viel leichter, länger und wärmer anfühlt als der rechte. Die linke Schulter empfindet sie als deutlich tiefer liegend als die rechte. Nach der Arbeit mit beiden Armen nimmt sie nach wie vor einen leichten Höhenunterschied beider Schultern wahr (der für die Therapeutin auch sichtbar ist), beide Arme fühlen sich nun aber gleich lang, gleich schwer und warm an. Den Stimmklang, den sie nach der Übung produziert, beschreibt sie als lauter, voller, klarer und fester. Nachdem sie den Klang anfangs vorwiegend im Hals und im Bereich des Brustbeins wahrgenommen hat, kann sie nach der Übung Vibrationen der Stimme im Kopf und im gesamten vorderen Thoraxbereich fühlen.

Hintergrund. Wie Übungen zur „Bewusstheit durch Bewegung" zielt auch die „Funktionale Integration" darauf, unnötige Anstrengungen bei Bewegungsabläufen auszuschalten. Feldenkrais-Lehrer bezeichnen die „Funktionale Integration" häufig als eine nonverbale Konversation des Therapeuten mit dem Nervensystem des Patienten. Sie gehen davon aus, durch die passive Bewegung des Patienten eine Veränderung dessen Selbstkonzepts oder dessen Selbstorganisation anzuregen (vgl. Strauch 1994).

Funktionale Integrationsübungen werden von Patienten meist als sehr angenehm und entspannend beschrieben. Dazu tragen die Qualität der Berührung und die Behutsamkeit der Durchführung vermutlich wesentlich bei. Durch das Bewegen der Arme und der Schulterregion ist eine Veränderung des Muskeltonus dort sowie in den Bereichen von Hals, Nacken und Thorax zu erreichen. Eine effizientere Stimmgebung und ein optimiertes Stimmresultat lassen sich möglicherweise auf Veränderungen von Atem- und Kehlkopffunktion infolge dieser Tonusregulierung zurückführen.

Abschließende Betrachtungen

Verglichen mit anderen Methoden, die im Rahmen stimmtherapeutischer Behandlungen eingesetzt werden, ist die Wirksamkeit der Feldenkrais-Methode bisher wissenschaftlich verhältnismäßig häufig untersucht worden (vgl. IFF 2008). Allerdings existieren bislang keine Untersuchungen zum Effekt der Methode auf die Stimmfunktion. Die Mehrzahl der Studien beschäftigt sich mit der Behandlung von Schmerzen, muskuloskelettalen Erkrankungen oder dem Einfluss der Methode auf psychogene Aspekte (Natural Standard u. Harvard Medical School 2008). Auch wenn einige Studien Hinweise auf die Wirksamkeit der Methode bei spezifischen Problemen geben, ist die Beweislage, insbesondere im Vergleich mit anderen Interventionen, nicht ausreichend (vgl. Natural Standard u. Harvard Medical School 2008; Ives 2003). Nach einem Review randomisierter klinischer Studien zur Feldenkrais-Methode kommen auch Ernst und Canter (2005, S. 151) zu dem Schluss, dass die Studienlage ermutigend ist, aber keinen überzeugenden Beleg für die Wirksamkeit der Methode liefert. Angenommen wird, dass die Effekte der Arbeit nach der Feldenkrais-Methode psychologischer und nichtphysiologischer Natur sind und auf Entspannungseffekte, die Reduzierung von Angstgefühlen durch Berührung bzw. den Kontakt zum Therapeuten zurückzuführen sind (Ives 2003, S. 118).

Da die Feldenkrais-Methode eine sehr behutsame und nichtmanipulative Technik ist, ist davon auszugehen, dass keine unerwünschten Nebeneffekte auftreten oder der Patient einen Schaden nehmen könnte (Natural Standard u. Harvard Medical School 2008). Geeignet ist ihr Einsatz in der Stimmtherapie dann, wenn körperliche Entspannungseffekte erwünscht sind und/oder die Stimmerkrankung mutmaßlich mit Bewegungseinschränkungen, Schmerzen oder muskulären Verspannungen, insbesondere im Oberkörperbereich, assoziiert ist. Eine Voraussetzung für entsprechendes Arbeiten ist, dass der Patient in positiver Weise auf konzentrative Körperarbeit und Berührungen durch den Therapeuten reagiert. Im Einzelfall sollte grundsätzlich anhand eines auditiven Monitorings (im Sinn eines oben beschriebenen Vorher-nachher-Vergleichs der Stimmqualität) der Effekt der jeweiligen Übung auf die Stimmfunktion überprüft werden. Weiterhin ist zu überprüfen, inwieweit die Effekte der Behandlung von Dauer sind bzw. in die Alltagssituation transferiert werden.

Literatur

Ernst E, Canter PH. The Feldenkrais-Method – A Systematic Review of Randomized Clinical Trials. Phys Med Rehab Kuror 2005; 15(3): 151–157

Feldenkrais M. Bewusstheit durch Bewegung. Frankfurt/Main: Suhrkamp; 1996

IFF/International Feldenkrais Federation. Bibliography and Research Links 2008.
Im Internet: http://feldenkrais-method.org/en/biblio; Stand: 19.04.2009

Ives JC. Comments on „The Feldenkrais Method: A Dynamic Approach to Changing Motor Behaviour". Research Quarterly for Exercise and Sport 2003; 74(2): 116–123

Natural Standard & Harvard Medical School. Complementary and Alternative Medicine: The Feldenkrais Method 2008. Im Internet: http://www.intelihealth.com/; Stand: 19.04.2009

Strauch R. The Process of Functional Integration 1994. Im Internet: http://www.feldenkrais.com/method/article/the_process_of_functional_integration/; Stand: 19.04.2009

44 Kontakt und Kommunikation in der malerischen Begegnung – kunsttherapeutische Möglichkeiten bei einem Ehepaar mit Demenz und Normaldruckhydrozephalus

S. Eibersch

Dass Kontakt und Kommunikation der Menschen untereinander nicht nur wichtig, sondern auch lebensnotwendig ist, wird niemand anzweifeln. Menschen haben das Bedürfnis, sich auszutauschen, sich mitzuteilen, sich im Kontakt mit anderen lebendig zu fühlen, in ihrem So-sein, in ihrem Person-sein wahrgenommen zu werden. Dies bleibt ein Bedürfnis, auch wenn ein Mensch an einem demenziellen Syndrom leidet. Dass daher die Ermöglichung von Kommunikation und Kontakt für Menschen mit Demenz von besonderer Wichtigkeit ist, soll hier betont werden. Da die Symptome einer demenziellen Erkrankung teils zu erheblicher Beeinträchtigung führen, die sich auch auf den Kontakt und das Miteinander mit anderen Menschen auswirkt bzw. die aktive Gestaltung von Begegnung und Begegnungsmöglichkeiten verhindert, ist es wichtig, darauf ausgerichtete Kommunikationswege und -anlässe zu schaffen. In welcher Weise die kunsttherapeutische Begleitung in dieser Hinsicht wertvolle Unterstützung leistet, wird im Folgenden anschaulich dargestellt am Beispiel der kunsttherapeutischen Betreuung eines Ehepaars.

Die Lebenssituation von Herrn und Frau N.

Frau N., 78 Jahre, bewohnt gemeinsam mit ihrem Mann, 82 Jahre, eine 2-Zimmerwohnung in einem Heim. Die Wohnung ist Teil einer Pflegestation mit mobilen und immobilen Bewohnern mit demenziellen Erkrankungen. Es gibt einen allgemeinen Aufenthalts- und Speiseraum.

Frau N. nimmt die Hauptmahlzeiten im Aufenthaltsraum ein, verbringt ansonsten ihre Zeit größtenteils in ihrer Wohnung. An der Gesellschaft der anderen Bewohner ist ihr nach eigenem Bekunden nichts gelegen. Da Frau N. an einem Normaldruck-

hydrozephalus leidet, ist ihre Gehfähigkeit eingeschränkt, d.h., es gelingt ihr, vom Stuhl aufzustehen und mit Unterstützung eines Rollators oder entsprechender anderer Gehhilfen wie Gangläufen kurze Strecken zu gehen. Typischerweise kommen die Schritte stockend und kleinschrittig. Auf der kognitiven Ebene ist die räumliche und zeitliche Desorientierung und die fehlende Krankheitseinsicht zu beobachten. In ihrem Verhalten fällt ihre lakonische Art und eine gewisse Antriebsstörung auf.

Frau N. hat Romanistik studiert, weshalb sie sowohl über weitreichende italienische Sprachkenntnisse verfügt als auch dem Land und seiner Kultur nahe steht. Sie besitzt eine kleine Sammlung von Bildern, darunter einigen Drucken von Chagall-Motiven.

Herr N. leidet an einer Demenz vom Alzheimer-Typ im fortgeschrittenen Stadium. Herr N. arbeitete als Chirurg und bekleidete eine hohe Position im universitären Bereich. Zum Zeitpunkt meiner ersten Besuche konnte Herr N. noch mit Unterstützung gehen und verbrachte viel Zeit im Aufenthaltsraum. Er sprach aber bereits nur mehr gelegentlich einen kontextunabhängigen Satz. Mittlerweile ist das Sitzen nur noch stundenweise möglich. So verbringt er ebenfalls den größten Teil der Zeit in der Wohnung, lange Phasen auch im Bett. Wenn sein körperlicher Zustand es erlaubt, befindet er sich im Wohnzimmer im Rollstuhl. Auf Ansprache reagiert er häufig mit lautem Lachen und nimmt Augenkontakt auf. Wenn man ihm die Hand reicht, drückt er sie mit großer Kraft und hält sie gerne lange fest.

Die Eheleute sind viel gereist, nicht zuletzt auch, um ihre gemeinsame Passion, die Jagd, zu pflegen. Das Ehepaar hat Kinder und Enkelkinder, die regelmäßig zu Besuch kommen. Frau N. und ihr Mann sind von ihrem ursprünglichen Wohnort umgezogen, um in der Nähe ihres Sohnes zu leben, der sie auch betreut.

Die kunsttherapeutische Arbeit mit Frau N.

Meine Besuche bei Frau N. wurden von ihrem Sohn initiiert. Er folgte damit einer Empfehlung für ein regelmäßiges Gedächtnistraining und Aktivierung, die anlässlich eines Aufenthalts seiner Mutter in einer geriatrischen Klinik ausgesprochen wurde. Nach einem ersten Kennenlernen war Frau N. damit einverstanden, dass ich wöchentlich für einen 2-stündigen Besuch zu ihr kommen würde. Einen Teil der Zeit würden wir für Gedächtnistraining am Computer verwenden und die restliche Zeit über Kunst sprechen. Wir verbrachten eine Anzahl von Besuchen mit dieser thematischen Aufteilung. Nach ein paar Monaten und einem weiteren Krankenhausaufenthalt veränderte sich die therapeutische Situation dahingehend, dass Frau N. nun nicht mehr Gedächtnistraining am Computer machen wollte bzw. konnte, sodass nun die gesamte Zeit für kunsttherapeutische Aktivierung und Gespräche genutzt wurde.

Der kunsttherapeutische Zugang begann mit der gemeinsamen Betrachtung eines Kunstkatalogs zum Thema Blumen. Die Auswahl dieses Themas war biografisch begründet, denn Frau N. hatte von ihrem Leben in einem schönen großen Haus mit einem ausgedehnten Blumengarten berichtet, in dem ihr Mann viele Rosen pflanzte und pflegte. Wir schauten gemeinsam die Bilder an und lasen die Beiträge über die Bedeutung der unterschiedlichen Blumendarstellungen in den verschiedenen Gemälden. Im Laufe dieser Kunstbetrachtungen schlug ich Frau N. vor, selbst einmal zu malen. Sie war bereit, es zu probieren und fand Gefallen daran. Schon bald war eine kleine Anzahl von Bildern entstanden. Die Motive waren dem Bereich der Natur entlehnt, z. B. Rosen, Bäume oder Landschaften mit See, sodass mit Unterstützung der Pflegekräfte eine kleine Ausstellung im allgemein zugänglichen Flurbereich der Station eingerichtet werden konnte. Frau N. war selbst immer wieder überrascht von ihren eigenen Fähigkeiten und den Ergebnissen ihrer neuen und neu erlernten Tätigkeit. „Ich traue mir da selbst nichts Richtiges zu und bin dann ganz überrascht, wenn es doch gelingt."

Bei aller lapidaren Abwertung, mit der sie gelegentlich immer noch ihre Malerei bedenkt, bleibt sie doch weiterhin sehr motiviert. Malen ist jetzt für sie eine selbstverständliche Tätigkeit, die sie – je nach Tagesstimmung – mal mehr, mal weniger lustvoll ausübt. Frau N. malt mit Deckfarben und Wasser vermalbaren Kreiden in kleinen Formaten auf Papier (kleiner A4; Abb. 21).

Verlauf eines kunsttherapeutischen „Malbesuchs"

Mittlerweile ist der wöchentliche 2,5-stündige Besuch in der Wohnung des Ehepaars N. zu einer festen Einrichtung mit einem bestimmten Ablauf geworden. Die Atmosphäre entspricht der einer Besuchssituation, an deren Gestaltung Frau N. wesentlich mitgewirkt hat. Sie ist die Gastgeberin, sie hat gebeten, dass ich gelegentlich Kuchen mitbringe, wir trinken Tee oder Kaffee. Zum Malen setzen wir uns an den Tisch. Herr N. leistet uns während der gesamten Zeit Gesellschaft, wenn seine Befindlichkeit dies zulässt. Ich stelle die Malutensilien bereit und sofern nicht ein begonnenes Bild weiterbearbeitet wird, suchen wir gemeinsam ein neues Motiv. Ich gebe Anregungen aus Themenbereichen, zu denen Frau N. eine Affinität hat. Dazu stelle ich Postkarten zur Verfügung oder wir blättern in den vorhandenen Bildbänden über die Toskana und Sardinien. Dies sind Orte, die Frau N. mit ihrem Mann bereist und an die sie gute Erinnerungen hat. Da Teile des Textes in diesen Bildbänden in italienischer Sprache verfasst sind, gibt es hier Gelegenheit, ihre Sprachkenntnisse anzuwenden. Besonders beeindruckt hat sie die prägnante Form der Zypressen und ihre Reihung entlang der Straßen, die ihr derzeitiges Lieblingsmotiv sind.

Da Frau N. ungegenständliche oder abstrakte Malerei bei sich selbst nicht akzeptieren kann, ist ihr daran gelegen, dass sie eine perspektivisch korrekte Vorzeichnung von mir bekommt. Die farbliche Ausgestaltung übernimmt sie, bespricht sich aber bezüglich der Farbwahl mit mir. Wenn ein Bild fertig ist, hat sie eine klare Meinung darüber, ob es ihr gefällt bzw. welche Aspekte, Farben, Formen ihr gefallen oder nicht.

Abb. 21 a–c Bilder von Frau N.
a Rose.
b Toskana.
c Zypressen.

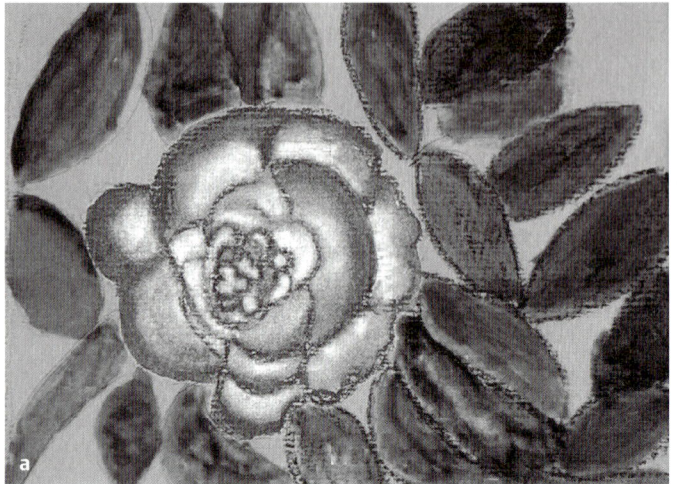

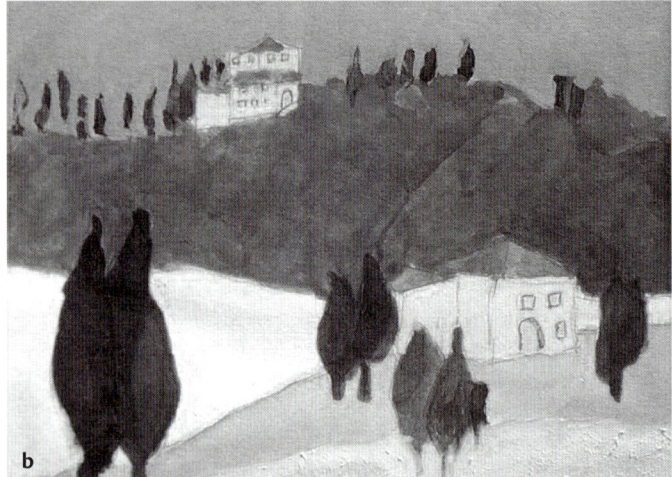

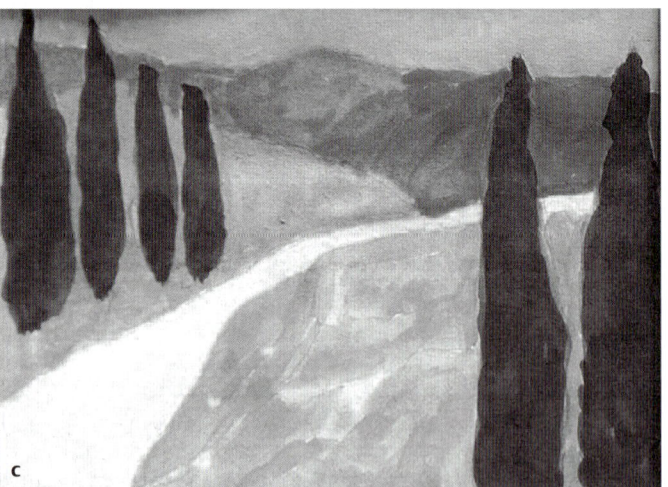

Die kunsttherapeutische Arbeit mit Herrn N.

Die Initiative zur kunsttherapeutischen Arbeit mit Herrn N. ging von seiner Frau aus. Da sie selbst das Malen als Bereicherung empfand, schlug sie vor, dass ihr Mann doch ebenfalls malen solle.

Seine Reaktion auf die ersten Versuche, ihn zum Malen zu bewegen, war eher indifferent. So legte ich die Betonung zunächst auf die Förderung der Sinneswahrnehmung. Ich zeigte ihm Abbildungen von Jagdszenen, Landschaften, Tieren, die man jagen kann, gab ihm Postkarten und Rosen und ähnliche vertraute Dinge. Ich sprach mit ihm und es war möglich, für eine Weile seine Aufmerksamkeit zu gewinnen.

Diese ersten Sitzungen mit ihm fanden im Aufenthaltsraum statt. Bei den folgenden Besuchen leistete er uns Gesellschaft im privaten Wohnraum des Ehepaars. So gab ich ihm zeitgleich, während seine Frau malte, Papier und Pinsel auf seinen Schoß. Den Pinsel hatte ich mit Deckfarbe getränkt. Auf sein Papier malte ich mit einer kräftigen Farbe eine nichtgegenständliche Form. Tatsächlich reagierte er darauf, indem er seinen Pinsel über das Blatt führte (Abb. 22). Da er zunächst nicht verstand, weitere Farbe nachzuholen, wenn der Pinsel ausgestrichen war, träufelte ich mit einem anderen Pinsel weitere Farbe auf seinen. Immer wieder malte auch ich etwas auf sein Blatt, sodass wir ein gemeinsames Bild malten. In diesem Tun war Herr

N. recht ausdauernd. Häufig wollte er nach Ablauf der geplanten Zeit nicht den Pinsel aus der Hand legen.

Nach einigen Sitzungen nahm Herr W. auch gelegentlich aus eigener Initiative Farbe vom Malkasten auf, wenn ich diesen gut sichtbar vor ihn hinhielt. Herr N. ist extrem verlangsamt und benötigt durchaus auch 2–3 min, bevor er seine Hand mit dem Pinsel bewegt, führt die Bewegung dann aber kontinuierlich aus.

Die therapeutischen Möglichkeiten von Kontakt und Kommunikation in der malerischen Begegnung

Identität stärken

Wir sind als Spezies darauf ausgerichtet, in Gruppen bzw. in Gemeinschaft zu leben. Für die Ausbildung der eigenen Identität brauchen wir das Gegenüber. In der Interaktion mit anderen präsentieren wir uns. Wir werden in unserem So-sein gesehen und in der Reaktion des Gegenübers wird uns ein Spiegelbild vorgehalten. Mancherlei auffälliges Verhalten bei Menschen mit Demenz ist auch Ausdruck ihres Wunsches nach Anbindung, nach Anregung und Beschäftigung, nach Tätigkeit, nach interessanten Erlebnissen, um sich zu spüren und

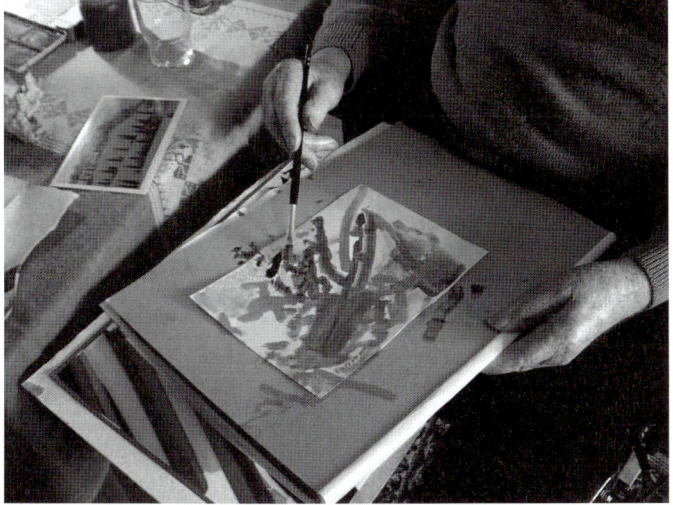

Abb. 22 Kunsttherapeutische Arbeit mit Herrn N.

sich in seinem Person-sein (vgl. Kitwood 2005) mit all seinen unterschiedlichen Facetten wahrgenommen zu fühlen. Die Erfüllung der Bedürfnisse wird besonders wichtig, wenn die bisherige Lebenssituation der Menschen durch Verluste und Unsicherheiten, möglicherweise auch materiellen Einbußen bedroht wird und darüber hinaus noch Kontrollverlust und mangelnde Ressourcen eine eigene Bewältigung der Situation verhindern.

So ist der kunsttherapeutische Rahmen – über die künstlerische Tätigkeit hinaus – ein Erlebnisraum, dessen Ablauf und Gestaltung von Frau N.s Bedürfnissen bestimmt wird. Unterschiedliche Aspekte ihrer Persönlichkeit können hier zum Ausdruck kommen. Sie ist Gastgeberin, Auftraggeberin, ein Mensch mit der Fähigkeit, Neues zu lernen. Bei der Motivsuche kommen biografisch wichtige Erlebnisse zum Tragen. Sie knüpfen an frühere Interessen und Fähigkeiten an, die Teil ihrer Identität sind. Sie hat Gelegenheit, die italienische Sprache zu praktizieren, und erlebt somit, dass sie nicht alle Fähigkeiten eingebüßt hat. Frau N. erfährt Bestätigung in ihrer Identität als gebildete, kunstinteressierte Kennerin der italienischen Lebensart.

Gemäß meinem Verständnis einer guten kunsttherapeutischen Arbeit mit dementen Menschen gehört dazu selbstverständlich eine psychotherapeutische Grundhaltung, sodass Frau N. während unserer Treffen auch über sich, ihre Situation oder andere sie belastende Themen sprechen kann, sofern sie dies möchte.

Als Person präsent sein

Da es die Möglichkeit gab, mit den Bildern von Frau N. eine Wand als Ausstellung zu gestalten, tritt Frau N. auch gegenüber den anderen Menschen auf der Station als eine Person mit besonderen Fähigkeiten in Erscheinung. Frau N. wird präsent, sie nimmt Raum ein. Dies ist bedeutsam, unter Umständen auch hilfreich zu ihrer eigenen räumlichen Orientierung, da Frau N. ihre Wohnung innerhalb der Station nicht immer als ihren Aufenthaltsort realisiert. Viele Menschen haben sie auf ihre Bilder angesprochen und ihre Anerkennung ausgesprochen. Auf einer Station, auf der die Bewohner regelhaft in ihrer Beeinträchtigung wahrgenommen werden, ist diese Wertschätzung von höchster Bedeutung.

Gemeinsamkeit erleben

Ein weiterer wichtiger Aspekt in der kunsttherapeutischen Arbeit mit dem Ehepaar N. ist die Mittlerrolle der künstlerischen Tätigkeit zwischen den Eheleuten. Aufgrund ihrer Symptome sind beide in ihrer Möglichkeit, auf den Ehepartner zuzugehen, eingeschränkt. Herr N. spricht nicht und agiert in der Regel nicht eigenständig. Frau N. könnte ihren Mann verbal ansprechen, häufig ist er jedoch nicht im gleichen Raum, wenn er z. B. im Bett liegt, manchmal fehlt ihr dazu auch die Initiative. Mit ihrer Anregung, dass doch auch ihr Mann malen solle, hat sie eine wichtige Voraussetzung geschaffen, um die kunsttherapeutischen Sitzungen zu einem gemeinsamen Nachmittag in gemütlicher Atmosphäre zu gestalten. Frau N. malt, Herr N. malt, ich male mit Herrn N., wir sprechen miteinander. Frau N. nimmt Anteil an seinem Malen, fordert ihn immer wieder auf, etwas zu tun. Auch wenn es ihr nicht mehr gelingt, die Krankheit ihres Mannes zu begreifen und seine Fähigkeiten einzuschätzen und umgekehrt Herr N. nicht mehr fähig ist, das von ihr eingeforderte Feedback auf ihre Bilder zu geben, so sind sie bzw. wir in einem gemeinsamen Tun im intensiven Kontakt und Austausch.

Schenken können

Ebenso bedeutsam für Frau N. ist, dass sie mit der neu erworbenen Tätigkeit auch etwas zu geben hat. Es motiviert sie sehr, ihren Söhnen ein Bild schenken zu können. Hierbei achtet sie sehr auf gerechte Verteilung. Ist ihr ein Bild gelungen, dann möchte sie gerne eine weitere Version davon malen, damit beide Söhne eines bekommen können. Für Menschen, die täglich von anderen „nehmen", ist jede Gelegenheit, geben zu können, eine wertvolle Chance, um Nähe zu zeigen und zu bewirken. Auch in diesem Sinne – mit ihren Bildern als Geschenk oder als Ausstellung Beziehungen bzw. Umgebung zu gestalten, zeugt von gestalterischer Kraft und bedeutet für Frau N., sich als produktiv und nützlich zu erleben zu können.

In Kontakt sein, Nähe erleben

Gemeinsam malen ist einmal eine sinnliche Stimulation auf der optischen und haptischen Ebene. Darüber hinaus bedeutet es, miteinander in Interaktion sein, einen nonverbalen Dialog zu führen, in Kontakt sein und Nähe erleben ohne Zeitdruck. Bemerkenswert war, dass Herr N. ohne verbale Instruktion wie selbstverständlich den Pinsel über das Papier führte. Er kann in dieser Weise mit seinen Bewegungen und der Farbe Spuren auf dem Papier hinterlassen. Diese motivieren sein Gegenüber – in diesem Falle mich als Kunsttherapeutin – mit Farben und Formen zu antworten. In Farbe, Form und Platzierung auf dem Papier und der Anordnung in Bezug auf die bereits vorhandenen Elemente bekommen diese malerischen Reaktionen einen bestimmten Ausdruck. Der kann bejahend, bestätigend, bekräftigend, provokativ, verneinend, lustvoll, belanglos, erwartungsvoll, fragend und vieles anderes mehr sein. Die Ausdrucksqualität auf der sinnlichen Ebene berührt die emotionale Ebene, sodass ohne Worte ein Kontakt hergestellt werden kann.

Ergänzend zum Malen spreche ich selbstverständlich. Auch wenn ich nicht damit rechnen kann, verstanden zu werden, bin ich über meine Stimme präsent. Ergänzend kann ich Körperkontakt einsetzen und über diese weiteren Sinneskanäle den Kontakt bestärken. Gerade Menschen, die nicht mehr sprechen, entbehren häufig einen länger andauernden Kontakt bzw. Austausch, da, abgesehen von pflegerischen Handlungen, wenige

Anlässe bestehen, in einen länger dauernden Austausch, der nicht auf Sprachverständnis basiert, zu gehen. Gemeinsam zu malen schafft eine Interaktionssituation, in der unter Ausnutzung aller möglichen Sinneskanäle auch für Menschen mit eingeschränktem Sprach- und Handlungsvermögen Kontakt und Kommunikation möglich werden.

Als Kunsttherapeutin bin ich in der Interaktion mit Herrn und Frau N. auf ihre Bedürfnisse konzentriert und schaffe die situativen Voraussetzungen, damit sie sich im Tun erleben, schöpferisch und wirksam in Beziehung sein können. Selbstverständlich bin ich im Kontakt und in der Kommunikation mit ihnen ebenfalls in meinem Person-sein wahrnehmbar und erlebe mich in diesem Person-sein. Nicht zuletzt darin liegt die Bereicherung, die ich durch die malerische Begegnung mit Frau und Herrn N. erfahre und für die ich sehr dankbar bin.

Literatur

Kitwood T. Demenz. Der person-zentrierte Ansatz im Umgang mit verwirrten Menschen. 4. Aufl. Bern: Hans Huber; 2005

45 **Erfolgreiche Behandlung einer traumatischen schweren Dysodie bei muskuloskelettaler Dysbalance des gesamten Bewegungsapparats mit Techniken der manuellen Medizin und der Osteopathie**

M. Seipelt

Ausgangssituation

In unserer Ambulanz stellte sich ein 57 Jahre alter Bariton-Opernsolist vor, der im Rahmen einer karateähnlichen Kampfsportübung einen Handkantenschlag an seine linke Halsseite erhalten hatte.

Seit diesem Unfall habe er keine für seine Arbeit ausreichende Kontrolle mehr über seine Stimme gehabt, es sei ihm unmöglich gewesen, seinen Beruf als Opernsänger auszuüben. Selbst zu unterrichten sei nahezu unmöglich. Sein Tonumfang habe sowohl in der Höhe als auch in der Tiefe nachgelassen, ebenso wie die Steigerungsfähigkeit der Lautstärke (Abb. **23**). Das Singen und längeres Sprechen seien schmerzhaft.

Außer dem unmittelbar verletzungsbedingten lokalen Schmerz am Hals beklagte der Patient Schmerzen nahezu des ganzen Bewegungsapparats.

Unser primäres diagnostisches Konzept

Der HNO-Spiegelstatus war in allen Details einschließlich der Lupenlaryngoskopie unauffällig. Die Videostroboskopie war in allen Parametern regelrecht, bei Glissando zeigte sich keine Drehung der Longitudinalachse des Larynx, die auf eine Schädigung eines N. laryngeus superior hinweisen könnte. Es konnte kein kausal erklärender Befund im Hals-Nasen-Ohren-Gebiet erhoben werden.

Die Ergebnisse der orthopädisch-traumatologischen Untersuchungen war unauffällig. Bei Untersuchung von Gelenkbeweglichkeiten nach der Neutral-Null-Methode war die Erreichung der maximalen Gelenkexkursionen häufig schmerzhaft, es konnten jedoch keine pathologischen Beweg-lichkeitseinschränkungen oder Hypermobilitäten gefunden werden.

In der Magnetresonanztomografie des Halses zeigte sich ein links-prälaryngeal lokalisiertes Hämatom von $1 \times 1 \times 0{,}7$ cm Größe. Weitere morphologisch fassbaren, pathologischen Veränderungen, insbesondere Traumafolgen an Knochen, Knorpel und den übrigen anatomischen Strukturen der Region wurden nicht gefunden.

Aus unserer Sicht bestand somit eine Diskrepanz zwischen der auf ein relativ kleines Hämatom begrenzten, morphologisch fassbaren Traumafolge einerseits und einer posttraumatisch gestörten Singstimmfunktion andererseits, die so schwer war, dass sie in diesem Falle zur Unfähigkeit führte, den Sängerberuf auszuüben. Sonografisch wurde nach 2 Monaten kein Hämatom mehr nachgewiesen. Die Stimmfunktion verbesserte sich nur unwesentlich.

Erweiterte Diagnostik

Wir vermuteten also eine Störung, die durch das diagnostische Repertoire des Phoniaters und des Traumatologen und die bildgebende Diagnostik nicht nachweisbar ist.

Wir stellten den Patienten in der Klinik für physikalische Medizin und Rehabilitation unseres Hauses vor mit der Frage, ob muskuloskelettale Funktionsstörungen zur Beeinträchtigung der zum Singen notwendigen, sensomotorischen Feinsteuerung geführt haben könnten.

Aus manualmedizinisch-osteopathischer Sicht wurde dieser Verdacht bestätigt. Es wurden folgende Diagnosen gestellt:
- muskuläre Dysbalance,
- segmentale Gelenkfunktionsstörungen,
- Faszienspannungsstörungen.

Die Diagnose stützte sich auf folgende Befunde:
- Spannungsunterschiede im Bereich des Neurokraniums:
  - Lokalisation von Tenderpoints (flächige druckschmerzhafte Bereiche ohne Schmerzfortleitung) im Verlauf aller Suturen,
- Spannungsunterschiede im Bereich des Viszerokraniums:
  - Lokalisation von Trigger Points: (umschriebene, ca. 1 cm große Punkte in der Muskulatur (inkl. Sehnenansätze), die bei „normalem" palpatorischem Druck schmerzhaft sind und typischerweise fortgeleiteten Schmerz verursachen),
  - Funktionsstörung beider Kiefergelenke,
- segmentale Funktionsstörungen:
  - C0/C1, C1/C2, C2/C3 (Kehlkopf), C6/C7,
  - C7/Th1, Th1/Th2, Th4/Th5 (Sternum),
  - Th12/L1, L4/L5, L5/S1,
  - Sakroiliakalgelenk,
- periphere Gelenkfunktionsstörungen:
  - 1. Rippe links dorsal und rechts ventral,
  - 2./3./4. Rippe links dorsal sowie
  - 2./3./4. Rippe beidseits ventral,
  - Akromioklavikulargelenk links,
  - Sternoklavikulargelenk links,
  - tibiofibulare Membran rechts,
- muskuläre Funktionsstörungen – Lokalisation von Trigger Points:
  - M. temporalis beidseits, M. masseter beidseits, M. pterygoideus lateralis und medialis links, M. digastricus links, supra- und infrahyoidale Muskulatur, subokzipitale Muskulatur, Mm. semispinalis capitis et cervicis, Mm. splenius capitis und cervicis, M. trapezius pars descendens, M. scalenus posterior jeweils beidseits, M. subclavius, M. sternocleidomastoideus, M. levator scapulae, M. pectoralis minor, M. pectoralis major partes sternalis, clavicularis, costoabdominalis links, M. sternalis rechts, M. supraspinatus, M. infraspinatus, M. subscapularis, M. serratus anterior, M. serratus posterior inferior et superior; M. quadratus lumborum jeweils rechts.

Weiterhin waren alle Hals- und Thoraxfaszien sowie das Diaphragma gestört.

Therapiemethoden

Zur Reduktion des Hämatoms kam manuelle Lymphdrainage unter zusätzlicher Verwendung eines Geräts zur Erzeugung mechanischer Tiefenoszillation (Hivamat) zum Einsatz, zur Verbesserung der Elastizität von Muskulatur, Faszien und Bändern wurde eine manuelle Therapie durchgeführt.

Behandlungsablauf

Die Fülle der Befunde zeigte an, dass nur mit einer zeitintensiven Behandlung die Problemkette zu unterbrechen ist; so wurde ab dem 3. Behandlungstag täglich 2-mal in einer jeweiligen Zeiteinheit von 60 min behandelt. Der Zeitabstand zwischen den Behandlungen betrug in der Regel 5 h.

Aufgrund beruflicher Verpflichtungen wurde die Therapie durch den Patienten häufig unterbrochen. Rezidive im Sinne des Zurückfallens in vorbestehende Störungsmuster waren somit v. a. in der Anfangsphase programmiert.

Behandlungsinhalte

Die wichtigsten Behandlungsinhalte sind in Tab. **6** aufgelistet.

Tab. 6 Störungsbild und therapeutische Intervention.

Störungsbild	Therapeutische Intervention
Spannungsstörungen im Bereich des Neuro- und Viszerokraniums	Positionierungstechniken nach Jones mit Variationen nach Chaitow unter Kompression
segmentale und periphere Gelenkfunktionsstörungen	Gelenkmobilisation (unterschiedliche Techniken), ausgewählte Positionierungstechniken
Muskelfunktionsstörungen – Trigger Points	initiierte (minimale) postisometrische Relaxationstechniken (PIR)
gestörte Faszien	Faszientechniken aus dem Behandlungsfeld der Osteopathie
Verspannungen um Larynx und Sternum sowie des Diaphragmas	Spannungstechniken aus dem aus dem Therapiebereich der Osteopathie

Behandlungsergebnis

Aus manualtherapeutisch-osteopathischer Sicht verlief die Behandlung, trotz der Notwendigkeit der recht langfristigen Therapie, insgesamt sehr erfolgreich.

Die Triggerpunkte konnten in ausnahmslos allen Muskeln gelöscht werden; wobei es in der zur Verfügung stehenden Zeit nicht gelang, alle vorwiegend postural reagierenden Muskeln in ihre anatomische Länge zurückzuversetzen. Da der Patient traditionelle asiatische Sportarten betreibt, dürfte das keine primäre Ursache für Rezidive darstellen. Die segmentalen und peripheren Gelenkfunktionsstörungen waren aufgehoben; die Halsfaszien konnten in allen Schichten in ihrer Elastizität deutlich verbessert werden, sodass

eine symmetrische Verschiebung des Kehlkopfes möglich war.

Die Therapie zeigte insbesondere auch stimmlich erhebliche Fortschritte, wenngleich diese etwas mehr Zeit benötigten, um vollständig zugunsten der Singstimme umgesetzt werden zu können.

Der Patient konnte nach Abschluss der Behandlung alle Töne seines Stimmfaches und seines Repertoires erreichen und auch halten.

Die Störung und ihre Behandlung nahmen insgesamt ½ Jahr in Anspruch. In dieser Zeit hatte sich nach Angaben des Patienten eine psychische Gehemmtheit eingestellt, als Opernsänger aufzutreten. Die Berufstätigkeit konnte jedoch innerhalb weniger Wochen nach Abschluss der Therapie wieder aufgenommen werden. Die Verbesserungen ließen sich auch in Stimmfeldmessungen nachweisen (Abb. 23).

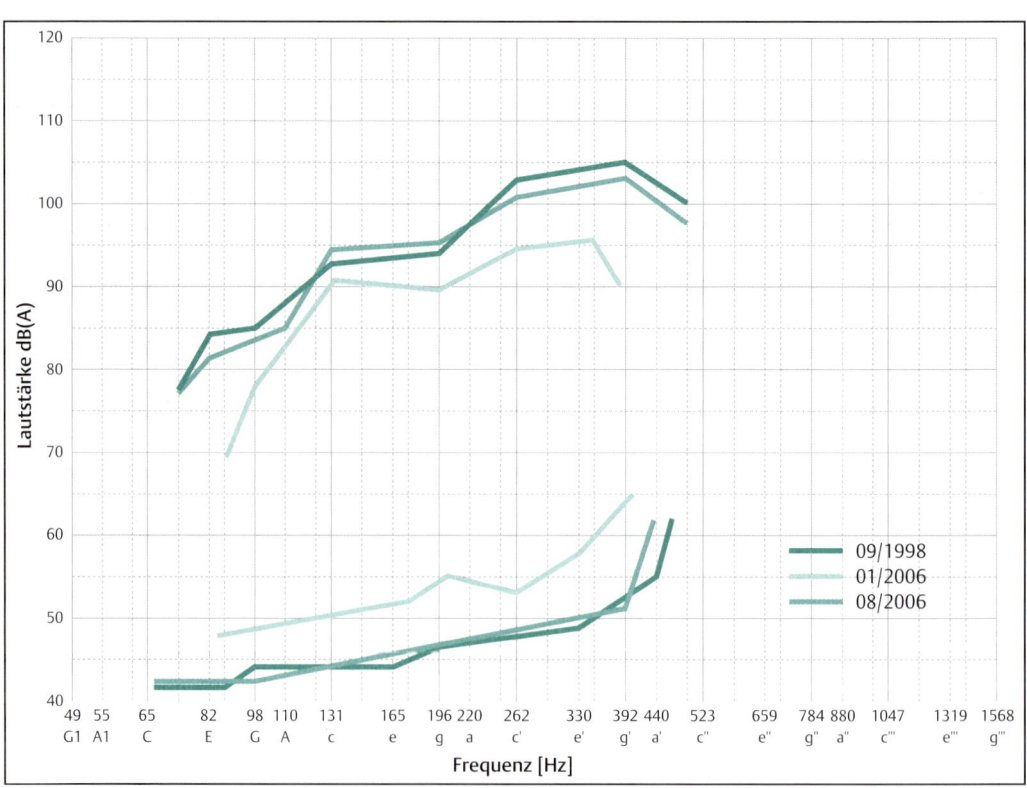

Abb. 23 Stimmfeldmessungen im zeitlichen Verlauf.

Manuelle Faszilitation als diagnostisches und therapeutisches Element bei einer Dysodie eines Opernsolisten

M. Fuchs, P. G. C. Kooijman

Dysphonien und Dysodien sind häufig mit hypertonen Muskelspannungen verbunden. Diese können die intra- und extralaryngeale Muskulatur des Halses und des Mundbodens betreffen oder auch weitere Muskelgruppen involvieren, die mit dem Stimmapparat in direkter oder indirekter Verbindung stehen. Allerdings findet die systematische Diagnostik, insbesondere die Inspektion und Palpation und die Einbeziehung dieser Muskulatur in Therapiekonzepte in der phoniatrischen, HNO-ärztlichen und logopädischen Praxis bisher nur sehr selten Anwendung, sieht man einmal von älteren Formen wie der Druckprobe nach Gutzmann ab. Spezielle Techniken aus der manuellen Therapie, der Physiotherapie und andere Formen der Massage sind jedoch auch für die Anwendung im Larynxbereich sehr geeignet, um hypertone Spannungen der Muskulatur zu erkennen und abzubauen.

Die manuelle Faszilitation wurde von Jacob Lieberman (1998) entwickelt und erfuhr eine wissenschaftliche Untermauerung durch z. B. Veröffentlichungen von Kooijman und Mitarbeitern (2005) und Roy und Mitarbeitern (1996). Sie stellt keine neue und eigenständige Stimmtherapie dar, sehr wohl aber eine Optimierung der Diagnostik und eine sehr effiziente Unterstützung der Therapie von „hypertonen" Stimmstörungen. Das Erleichtern (Faszilitieren oder Faszilieren) der Stimmgebung durch Techniken der manuellen Therapie kann neben dem Abbau hypertoner Muskelaktivitäten auch eine Verbesserung eines Globusgefühls, eine Verbesserung der Durchblutung mit Beförderung des Abtransports von Stoffwechselprodukten und auch eine Verbesserung der propriozeptiven Wahrnehmung durch den Patienten bewirken.

Anamnese

Im vorliegenden Kasus soll die erfolgreiche Anwendung der manuellen Faszilitation bei einer Dysodie eines jungen Opernsolisten dargestellt werden. Er ist als lyrischer Bariton an namhaften europäischen Opernhäusern engagiert.

Der 32-jährige Patient stellte sich auf Empfehlung eines Gesangspädagogen in unserer Sprechstunde vor. In der Eigenanamnese beschrieb er als Symptomatik eine seit ca. 8 Monaten langsam zunehmende Anstrengung beim Singen in der Mittellage und in der Höhe (inklusive der sog. Übergangslage), eine eingeschränkte Klang- und Tragfähigkeit seiner Singstimme und eine zunehmende Ermüdung der Stimme bei längeren und anstrengenden Partien mit verlängerten Erholungsphasen. Weiterhin beklagte er rezidivierende rechtsbetonte Verspannungen der Muskulatur des seitlichen Halses und des Mundbodens, insbesondere nach längerem Singen. Zunächst seien nur ihm selbst die Klangveränderungen aufgefallen, mittlerweile würden aber auch Kollegen und Freunde perzeptive Hinweise auf eine Einschränkung der Qualität und Leistungsfähigkeit seiner Sängerstimme bestätigen. Die Progredienz der Beschwerden hatte seit ca. 3 Monaten bereits mehrfach dazu geführt, dass der Patient Proben und insbesondere Vorstellungen absagen musste. Er beschrieb in 2 konkreten Fällen, dass er die letzten beiden Akte einer Opernvorstellung nur mit größter Anstrengung, unter mehrfachen Wegbrechen einzelner Töne und nur durch Markieren einzelner Passagen mit Oktavieren exponierter Töne nach unten bewältigen konnte. Der Patient berichtete offen über eine mittlerweile entstandene Angst vor Auftritten und Proben.

Mehrfache Konsultationen bei HNO-Ärzten hatten keinen pathologischen Befund bzw. die Notwendigkeit einer Therapie erbracht. Bis zum Beginn dieser Beschwerden habe es niemals stimmliche Probleme gegeben, insbesondere nicht während des Gesangsstudiums und unter der beruflichen Belastung.

Diagnostik

Es handelt sich um einen ansonsten gesunden jungen Mann ohne akute oder chronische Erkrankungen, ohne bisherige Operationen und ohne Medikamentenanamnese. Der HNO-ärztliche Spiegelstatus erbrachte außer einer minimalen, klinisch nicht relevanten Nasenseptumdeviation keine pathologischen Befunde. In der Videolaryngostroboskopie imponierten beide Stimmlippen als grau, mit glatten freien Rändern und respiratorisch frei beweglich. Stroboskopisch diagnostizierten wir einen symmetrischen, aber phasenverschobenen Schwingungsablauf mit regelrechten Amplitudenweiten und guter Randkantenverschieblichkeit. Die Schlussphase war in der Mittellage und Höhe und auch bei Forte-Intensität der Phonation durch die Phasenverschiebung verkürzt bis aufgehoben. In der Tiefe gelang ein vollständiger Glottisschluss ohne wesentliche Taschenfaltenaktivität beidseits. Zum Teil kam es zu aphonischen Abschnitten der Intonation, zum Teil waren instabile Schwingungen mit Durchschlagbewegungen zu identifizie-

ren. Diese Auffälligkeiten waren auch beim Glissando-Singen auf- und abwärts zu diagnostizieren. In der Hochgeschwindigkeitsglottografie mit 4000 Bildern/s und Echtzeitkymografie bestätigte sich die ausgeprägte Phasenverschiebung um ca. 180° mit aufgehobener Schlussphase im mittleren und hinteren Stimmlippendrittel und einem Schlussquotienten von 0,5 im vorderen Drittel.

Der Sprechstimmstatus erbrachte beim Stimmklang eine jeweils leichte Behauchtheit, Rauigkeit und Heiserkeit sowie eine leichte, intermittierende Instabilität. Es bestand eine erhöhte Spannung bei mittlerer Sprechstimmlage um e. Die Stimmgebung war leicht rückverlagert, der Stimmklang neigte zur leichten Hypernasalität, was aber auch auf die französische Muttersprache des Patienten zurückgeführt werden konnte. Die Steigerungsfähigkeit war eingeschränkt. Stimmeinsätze und -absätze, Schwelltonvermögen sowie die Tonhaltedauer zeigten normale bzw. supranormale Werte. Diese Befunde spiegelten sich auch im Sing- und Sprechstimmprofil wider: Es bestand ein Tonhöhenumfang von C–g', auffällig waren ein Piano-Verlust in

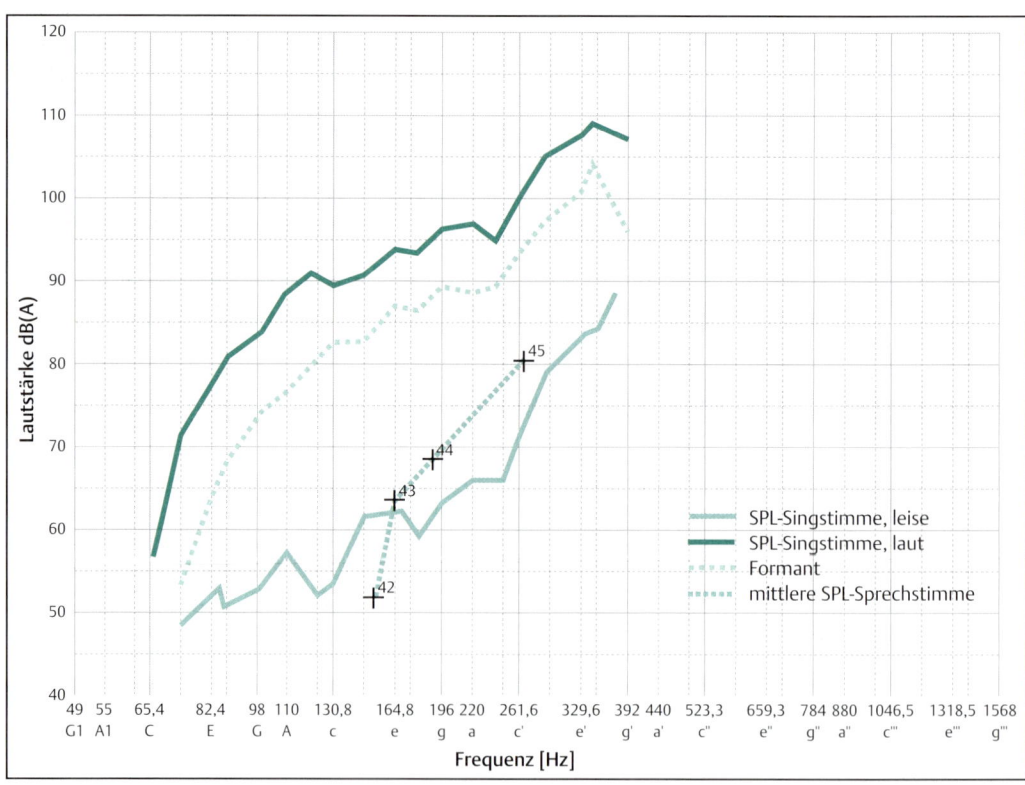

Abb. 24 Sprech- und Singstimmprofil bei Erstvorstellung.

der Mittellage und der Höhe sowie eine hohe mittlere Sprechstimmlage mit Neigung zur weiteren Überhöhung bei Lautstärkesteigerung (Abb. **24**).

Für die Diagnostik der beschriebenen Verspannungen führen wir einen entsprechenden Untersuchungsstatus durch, der folgende Befunde ergab:

- Haltung: gerades Stehen ohne Asymmetrie der Füße, keine Haltungsauffälligkeiten der Füße, Schultern rechts nach oben gezogen, keine Torsion, keine Auffälligkeiten der Wirbelsäule.
- Kopfposition: leicht nach rechts gekippt, M. trapezius und M. sternocleidomastoideus hyperton.
- Kiefer: keine Auffälligkeiten des Kiefergelenks und der -muskulatur.
- Äußere Kehlkopfmuskulatur: M. sternocleidomastoideus rechts in Ruhe und bei Phonation hyperton, M. sternohyoideus, M. sternothyroideus rechts > links hyperton, Mundboden in Ruhe hyperton (M. mylohyoideus, M. digastricus, M. geniohyoideus).
- Kehlkopfstrukturen: Hyoid nach rechts oben gekippt, insgesamt erhöht, Motilität nach beiden Seiten eingeschränkt, rechts Klicken bei Bewegung. Thyroid in Ruhe und bei Phonation erhöht, bei tiefer Phonation neutral, Raum zwischen Hyoid und Thyroid in Ruhe und bei Phonation verkleinert, beim Gähnen und beim Glissando normal. Raum zwischen Thyroid und Krikoid normal.

Interdisziplinäres Therapiekonzept

Nach Analyse und gemeinsamer Besprechung der Befunde mit dem Patienten, dem Logopäden und dem Gesangspädagogen wurden folgende 3 therapiebedürftige Bereiche identifiziert:

- Stimmgebung – Vorverlagerung, Nutzung von Resonanzstrategien, Abbau hypertoner Muskelaktivitäten durch aktive Muskelrelaxation.
- Singstimmtechnische Beeinflussung – Arbeit an der Übergangslage, Optimierung der Klangbildung und Stimmgebung in der Tiefe und Mittellage als Vorbereitung für die Höhe, zunächst Vokalisen, Glissandoübungen, später Übergang zur Literatur: zunächst insbesondere Kunstlied.
- Manuelle Faszilitation – M. trapezius, M. sternocleidomastoideus, Mundbodenmuskulatur, M. sternohyoideus, M. sternothyroideus.

Die Therapie wurde in einem Zeitraum von 6 Wochen durchgeführt, zwischenzeitlich erfolgten 2 videolaryngostroboskopische Kontrollen durch den Facharzt für Phoniatrie und Pädaudiologie. Sie beinhaltete wöchentlich 2 Therapieeinheiten (jeweils 45 min) Logopädie und zusätzlich eine Einheit mit manueller Faszilitation. Weiterhin erfolgte 1-mal wöchentlich eine parallele Singstimmtherapie durch den Gesangspädagogen. Die Therapie wurde durch regelmäßige Teambesprechungen der Therapeuten und des Facharztes ergänzt. Neben den o.g. Schwerpunkten der einzelnen Therapiemodule erfolgte im Rahmen der manuelle Faszilitation die wiederholte (z.T. unspezifische, z.T. spezifische) Vorspannung und Streckung der o.g. Muskelgruppen (jeweils 3-mal 5–10 s).

Ergebnis. Unter der Therapie gab der Patient zuerst eine deutliche Verbesserung der Verspannungsgefühle im Halsbereich und am Mundboden an, die sich später auch in einer Verbesserung der Klangfähigkeit der Sprech- und Singstimme, in einer Reduktion der Sprech- und Singanstrengung und in einer verbesserten Piano-Fähigkeit widerspiegelten. Zudem kam es zum Sinken der mittleren Sprechstimmlage auf Werte um H. Die o.g. Auffälligkeiten des Stimmstatus und des Sprech- und Singstimmprofils zeigte eine deutliche Verbesserungstendenz, wenngleich noch geringe Restbefunde bei vorläufigem Abschluss der Therapie bestanden (Abb. **25**). Diese Veränderungen waren auch in der Videolaryngostroboskopie und der Hochgeschwindigkeitsglottografie nachvollziehbar.

Bemerkenswert war eine zusätzliche psychologische Entspannung unter der manuellen Faszilitation. Der Patient berichtete während der Behandlung unter Tränen über ein deutliches Entlastungsgefühl durch die merklichen Verbesserungen, wodurch sich seine Auftrittsangst verringerte. Zudem schilderte er erstmals eine längerfristige psychosomatische Belastungssituation, die aus einer hohen Erwartungshaltung seines Vaters resultieren würde und zu Versagensängsten führe. Diesbezüglich erfolgte die Empfehlung für ein diagnostisches Gespräch durch die Kollegen der Klinik für psychosomatische Medizin und Psychotherapie, das die Indikation für eine ambulante Psychotherapie erbrachte.

Der Patient ist derzeit wieder voll singfähig und kommt seiner intensiven Tätigkeit als Opernsolist ohne Beschwerden nach. Regelmäßige Kontrollen sind vorgesehen.

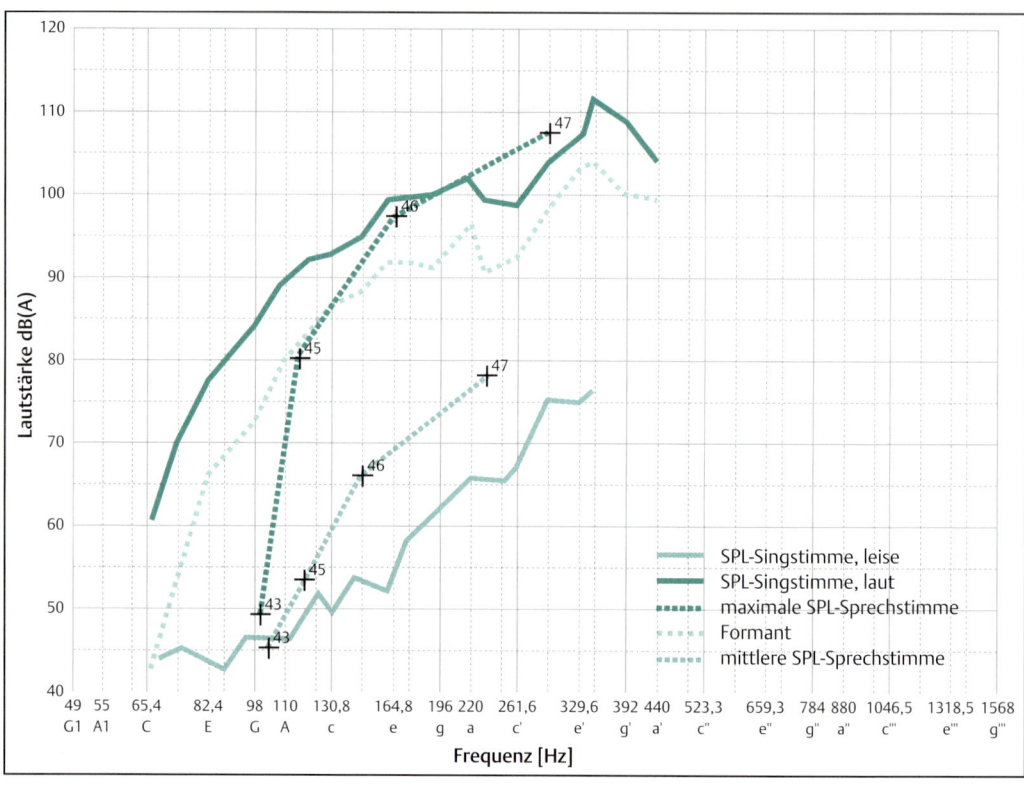

Abb. 25 Sprech- und Singstimmprofil nach Therapie.

Literatur

Kooijman PGC, Jong FICRS de, Oudes MJ, Huinck W, Acht H van, Graamans K. Muscular Tension and Body Posture in Relation to Voice Handicap and Voice Quality in Teachers with persistent Voice Complaints. Folia Phoniatr Logop 2005; 57(3): 34–147

Lieberman J. Principles and techniques of manual therapy: applications in the management of dysphonia. In:

Harris T, Harris S, Rubin JS, Howard DM, eds. The Voice Clinic Handbook. London: Whurr; 1998

Roy N, Ford CN, Bless DM. Muscle tension dysphonia and spasmodic dysphonia: the role of manual laryngeal tension reduction in diagnosis and management. Ann Otol Rhinol Laryngol 1996; 105(11): 851–856

47 Kraniosakrale Behandlungsansätze bei Dysphonien

C. Dietrich

Grundlagen

Die kraniosakrale Therapie ist eine Form der Körperarbeit. Sie gründet auf der Tatsache, dass Gehirn und Rückenmark von Flüssigkeit, dem sog. Liquor „umspült" werden. Der Liquor pulsiert in einem eigenen Rhythmus, in etwa vergleichbar mit dem Herz- oder dem Atemrhythmus.

Am Beginn einer kraniosakralen Behandlung erspürt und beurteilt der Therapeut den individuellen Rhythmus an verschiedenen Körperstellen und kann so Ressourcen und Einschränkungen im System erkennen.

Das kraniosakrale System umfasst äußerlich den Schädel (lat.: cranium), die Wirbelsäule und das Kreuzbein (lat.: sacrum), daher die Bezeichnung „kraniosakral". Im Inneren befinden sich die Hirn- und Rückenmarkhäute sowie der Liquor. Die Beweglichkeit im kraniosakralen System und die Beschaffenheit sowie das Schwingungsverhalten des Liquors wirken sich auf zahlreiche wichtige Körperfunktionen, z. B. auf das Nervensystem, aus.

Nicht immer signalisiert uns der Körper eine Funktionsstörung gleich durch Schmerzen oder andere Beschwerden. Unser Organismus ist sehr anpassungsfähig und kann z. B. Schlafmangel, übermäßige psychische und körperliche Belastungen, Fehlhaltungen und Verspannungen oder sogar Verletzungen lange Zeit ausgleichen. In der kraniosakralen Behandlung wird jedoch davon ausgegangen, dass extreme, lang andauernde bzw. immer wiederkehrende körperliche oder psychische Belastungen Spuren im Körper hinterlassen. Diese zeigen sich in Form von Bewegungseinschränkungen, veränderter Muskelspannung, Nervenaktivität, Hormonausschüttung und verändertem kraniosakralem Rhythmus. Sie wirken sich bis auf die Zellebene aus und werden im Zellgedächtnis abgespeichert (vgl. Agustoni 2000). Hat die Ausgleichsfähigkeit des Körpers ihre Grenze erreicht, dann genügt oft schon eine kleine psychische oder körperliche Belastung, um unverhältnismäßig starke Reaktionen hervorzurufen.

Durch die kraniosakrale Behandlung werden, mithilfe sanfter manueller Techniken, Einschränkungen und Dysbalancen an zentralen Stellen im Körper behutsam aufgelöst und aus dem Zellgedächtnis entlassen. Die Selbstheilungskräfte und das Immunsystem werden gestärkt.

Diese Form der Körperarbeit hat daher ein großes Anwendungsspektrum, von der Gesunderhaltung des Organismus bis zur Therapie von konkreten Beschwerden und Krankheiten.

Anwendungsmöglichkeiten im Rahmen der logopädischen Therapie

Die Kombination von kraniosakralen mit stimmtherapeutischen Behandlungsansätzen ist besonders interessant und effektiv. „Der Effekt des ‚manuellen' Arbeitens in der Stimmtherapie ist im Vergleich zu anderen Methoden besonders hoch" (Hammer 2005).

Dem fundiert ausgebildeten Kraniosakraltherapeuten stehen vielfältige Behandlungstechniken für Körperregionen zur Verfügung, die für die Stimmbildung, Klangentfaltung und Artikulation maßgeblich sind, z. B.:

- Die Behandlung des *Unterkiefers*: „So können … Spannungen im Hals, Knochen- und Gelenkentzündungen, Atembeschwerden, wie sie bei Asthma auftreten, sowie Schmerzen im unteren Rückenbereich durch das Normalisieren der Mandibula gelindert werden" (Milne 1999).
- Die Behandlung des *Beckenbodens* und des *Zwerchfells*, um bessere Voraussetzungen für eine vertiefte, lebendige und mühelose Atmung zu schaffen.
- Die *Mundarbeit*, um Klangräume bewusst zu machen und zu entfalten.

- Die Behandlung des *Zungenbeins* mit seinen Verbindungen zum Kiefer, zum Schädel, zum Kehlkopf, zum Brustbein sowie zum Schultergürtel, um Druckgefühl und Enge im Halsbereich zu verringern und Fehlspannungen in der Kehlkopfaufhängung zu regulieren.
- Die Behandlung der Schädelnähte und Membranen, um Einschränkungen an den Austrittsstellen der Hirnnerven aus dem Schädel zu lösen.
- Die Behandlung der Halsfaszien und -muskeln sowie des Kopfgelenks, um eine physiologische Kopfhaltung zu unterstützen und die Versorgung der Halsregion zu verbessern.

Die genaue Kenntnis der Anatomie und Physiologie ist dabei unabdingbare Vorraussetzung für die Behandlung. Beschwerden und Einschränkungen, werden in die Bewegungszusammenhänge des gesamten Organismus eingeordnet. Dadurch ergeben sich manchmal ganz spannende Entdeckungen wie im folgenden Beispiel.

Fallbeispiel 1

Einer 56-jährigen Frau war von ihrem HNO-Arzt wegen anhaltender Heiserkeit zu einer logopädischen Therapie geraten worden. Diagnose: Dysphonie bei hyperplastischer Laryngitis.

Vorgeschichte. Leichte Heiserkeit im Rahmen einer Erkältung; Stimme nach größerer Sprechbelastung immer schlechter bis zum Stimmversagen. Konsultation eines Allgemeinarztes mit der Diagnose: akute Kehlkopfentzündung. Verordnung entzündungshemmender Medikamente; Stimmruhe. Trotz längerer Stimmschonung und eines Urlaubs keine wesentliche Besserung. Stimmklang zwar zeitweise wieder ganz „normal", aber ständiger Räusperzwang und Missempfindungen im Hals. Deutliche Stimmverschlechterung bei vergleichsweise geringer Belastung oder bei Stress. Konsultation eines HNO-Arztes mit der Diagnose: hyperplastische Laryngitis. Heilmittelverordnung für eine logopädische Therapie.

Sozioökonomische Situation. Arbeit bei einer Behörde, viele Beratungsgespräche, häufig Vorträge vor größeren Gruppen, Stimmbelastung hoch. Nichtraucherin. Im familiären Umfeld keine besonderen Belastungen.

Befunde. HNO-Spiegelbefund: ödematöse Schwellung der rechten Stimmlippe; keine genaueren laryngoskopischen und stroboskopischen Befunde.

Logopädischer Befund: Stimmklang durchgehend belegt und leicht rau ($R_1B_0H_1$), bei Belastung deutliche Zunahme der Rauigkeit. Stimmumfang v.a. im Bereich der Kopfstimme stark eingeschränkt, Tonhaltedauer verkürzt, Dynamik eingeschränkt.

Sonstige Befunde: Allergien, ausgeprägte Schulter-Nacken Verspannungen, Schwellungen an Fingern und Beinen.

Therapieansätze. Bereits im Eingangsgespräch war bei der Patientin eine leichte Schonhaltung im Bereich Kopf/Hals/Schulter der rechten Körperseite aufgefallen. Die Patientin brachte diese Beobachtung in Verbindung mit Verspannungen aufgrund ihrer Arbeit am Computer. Die ödematöse Schwellung war ebenfalls auf der rechten Stimmlippe festgestellt worden. In dieser Region hatte der Körper offensichtlich ein Problem mit der Selbstregulation.

Um die Ursachen für dieses Problem zu ergründen, wurden zusätzlich die diagnostischen Möglichkeiten der Kraniosakraltherapie genutzt. Noch bevor ein Kontakt an der rechten Schulter stattgefunden hatte, nahm bereits die Körperspannung der Patientin zu und ihr Atem wurde flacher. Auf Nachfrage gab sie zunächst ein „unspezifisches Beklemmungsgefühl" an. Dann stiegen Bilder von einem Ereignis aus ihrer Erinnerung auf, das bereits mehr als 1,5 Jahre zurücklag. Sie war von einem Mann angerempelt worden, aus dem Gleichgewicht geraten und daraufhin schwer auf die rechte Schulter und den Kopf gestürzt. Diesen Vorfall hatte sie „völlig vergessen" und hätte ihn wahrscheinlich auch nicht mit ihren aktuellen Stimmproblemen in Verbindung gebracht. Ihre unerwartete körperliche Reaktion machte ihr jedoch deutlich, dass ihr „Zellgedächtnis" das Ereignis nicht vergessen hatte.

Kraniosakrale Behandlungseinheiten wurden daraufhin in die Stimmtherapie mit einbezogen. Ziel war es, die Bewegungseinschränkung der verschiedenen betroffenen Strukturen zu lösen und die Drainage aus der Kopf- und Halsregion zu verbessern.

Bereits nach wenigen Behandlungen zeigte sich eine deutlich verbesserte Belastbarkeit und größere Stimmstabilität. Das subjektive Anstrengungsgefühl beim Sprechen war zurückgegangen.

Missempfindungen im Hals und Räusperzwang traten kaum noch auf. Durch diese Verbesserungen wurde es erst möglich, vertiefter mit der Stimme zu arbeiten. Auch nahm die Motivation der Patientin zu, nach einem sprechintensiven Arbeitstag die Stimme noch weiter zu fordern.

Obwohl die Larynxkontrolle zunächst noch einen weitgehend unveränderten Schleimhautbefund ergab, fühlte sich die Patientin den beruflichen Anforderungen wieder zunehmend gewachsen.

Die Verbesserungen – v. a. was die körperlichen Missempfindungen, aber auch das Anstrengungsgefühl betrifft – wären vermutlich ohne den Einsatz von kraniosakralen Behandlungseinheiten nicht so schnell und dauerhaft erreicht worden.

Fallbeispiel 2

Für eine 20-jährige Patientin war ihre kindliche, leise Stimme mehr und mehr zum Problem geworden.

Vorgeschichte. Leise Stimme, schon in der Kindheit. Stimmqualität sehr stark schwankend je nach Situation; bei Nervosität und unter Stress zunehmend instabil und zittrig bis zum Stimmversagen. Stimme am Morgen nach dem Aufstehen und nach längeren Sprechpausen zunächst belegt und kratzig. Konsultation einer Allgemeinärztin mit der Bitte um eine Heilmittelverordnung zur Logopädie. Diagnose: funktionelle Dysphonie. Nach 15 Therapieeinheiten auf mein Anraten Vorstellung bei einer HNO-Ärztin. Diagnose: hypofunktionelle Dysphonie.

Sozioökonomische Situation. Ausbildung zur hauswirtschaftlichen Betriebsleiterin: Praktikumsphase. Patientin fühlt sich in vielen Situationen nicht ernst genommen, überhört oder falsch beurteilt. Große Unsicherheit beim Sprechen vor Gruppen, Angst vor Bewerbungsgesprächen.

Befunde. HNO-Spiegelbefund: Stimmlippen beidseits glatt und reizlos, Stimmlippenschwingungen unregelmäßig. Stroboskopische Befunde: Randkantenverschiebungen und Amplituden beidseits erniedrigt.

Logopädischer Befund: Stimmklang kindlich, belegt, resonanzarm; bei Aufregung und Stress zunehmend zittrig und instabil mit Stimmabbrüchen und unphysiologischem Anstieg der mittleren Sprechstimmlage sowie unregelmäßiger Atmung mit Atemblockaden. Stimmumfang (a–a^1); v. a. im Bereich der Kopfstimme eingeschränkt. Sehr klangarm im unteren Bereich des Brustregisters, Ausatemdauer und Tonhaltedauer verkürzt. Dynamik im Forte stark eingeschränkt. Atemfehlfunktion mit forcierter Einatmung vor Sprechbeginn und schlechter Luftdosierung beim Sprechen.

Sonstige Befunde: Magenprobleme in Zusammenhang mit Stress, Neurodermitis, nächtliches Zähneknirschen.

Therapieansätze. Während der ersten Atem- und Stimmübungen wurde bereits deutlich, dass der Patientin ihr stimmliches „Versagen" äußerst unangenehm war. Kaum fing die Stimme an zu zittern oder zu kratzen, versuchte sie, dies zu vertuschen, indem sie immer leiser wurde, oder das Zittern und Kratzen zu unterdrücken, was meist zu einem Husten oder Räuspern führte. Außerdem gab sie schon nach kurzer Zeit an, ein Belastungsgefühl im Hals zu spüren.

Es dauerte sehr lange, bis sie so viel Vertrauen aufgebaut hatte, sich mit ihrer unvollkommenen Stimme ungehemmter vor mir zu zeigen. Wenn dies gelang, profitierte auch sofort der Stimmklang von der größeren Lockerheit.

Während der Stimmübungen und auch in entspannten Alltagssituationen gewann die Stimme jetzt zunehmend an Klangfülle und Stabilität. Sobald die Patientin jedoch in eine Situation kam, in der sie sich unter Druck gesetzt, kritisiert oder missverstanden fühlte, rutschte sie sofort wieder in ihr altes Sprech- und Atemmuster. Jeder bewusste Versuch das zu verhindern, verschlechterte ihre Stimme und steigerte ihre Nervosität.

Erst als kraniosakrale Behandlungsansätze in die Therapie integriert wurden, fand langsam eine Änderung statt.

Das Gleichgewicht zwischen Aktivierungs- und Entspannungsphasen innerhalb des Organismus wird durch das autonome Nervensystem und damit unwillkürlich geregelt. Durch die Kraniosakralbehandlung können die Anteile des Nervensystems unterstützt werden, die für die Regeneration und Entspannung verantwortlich sind. Das autonome Nervensystem kann sich dadurch den Umweltanforderungen besser und schneller anpassen.

Zunächst bemerkte die Patientin v. a. direkt nach den Behandlungen eine ungewohnte Ruhe und Gelassenheit, die sie als sehr angenehm empfand. Insgesamt hatte sie nach einiger Zeit das Gefühl, mehr im Gleichgewicht zu sein und in Stresssituationen nicht mehr so panisch zu reagieren. Sie spürte dann zwar ihre wachsende Nervosität und Anspannung, hatte aber nicht mehr das Gefühl, davon völlig überwältigt zu werden. Auch ein Versagen der Stimme kam immer seltener vor. In Stresssituationen wurde die Patientin zwar nach wie vor leiser, die Stimme blieb aber stabil und die Tonhöhe stieg nicht mehr so unangenehm an. Bei einer phoniatrischen Befundkontrolle zeigte sich im Phonetogramm eine deutliche Zunahme des Stimmumfangs im Bereich des Brustregisters sowie eine Verbesserung der Tragfähigkeit.

Abschließende Bemerkungen

Werden durch die Kraniosakralbehandlung Bewegungseinschränkungen gelöst, findet der Körper leichter zu einer ökonomischen Spannungsbalance, die dann durch gezielte Atem-, Stimm- und Artikulationsübungen weiter stabilisiert werden kann. Gerade in der Halsregion, wo auf engstem Raum viele verschiedene Muskeln, Bänder, Sehnen, Faszien und Bindegewebeschichten liegen, können sich Einschränkungen sehr leicht auch auf benachbarte Strukturen auswirken. Manchmal ist eine Dysfunktion der Stimme das erste Anzeichen dafür.

Auch Menschen, die zu Entspannungsmethoden wie dem autogenen Training, Yoga oder Qigong schwer Zugang finden, erreichen durch eine Kraniosakralbehandlung einen für sie ungewöhnlichen Zustand der Ruhe. Vor allem für sehr verstandes- und leistungsorientierte Menschen ist es wichtig, dass bei einer kraniosakralen Behandlung keine aktive Mitarbeit von ihnen verlangt wird. Pietsch (1998) schreibt dem „Aspekt der Passivität" bei hyperfunktionellen Dysphonien ebenfalls eine wichtige Bedeutung zu.

Persönliches Fazit

Kraniosakrale Behandlungsansätze können die stimmtherapeutische Arbeit sehr bereichern. Die Möglichkeit, über die Hände zusätzliche Informationen zu gewinnen, die auf andere Weise nicht oder nur sehr viel schwerer zugänglich wären, ist sehr hilfreich. Gleichzeitig verursacht eine „informative" Berührung auch immer eine Veränderung (vgl. Hammer 2005).

Durch die fundierte Ausbildung in Anatomie und Physiologie können (Fehl-)Haltungen und Einschränkungen besser in die Funktionszusammenhänge des gesamten Körpers eingeordnet und dadurch ganzheitlich betrachtet werden.

Zusätzliche Techniken der Gesprächsführung und Prozessbegleitung, machen es zudem leichter, Patienten darin zu unterstützen, neue oder lange nicht mehr erlebte Körperempfindungen (wieder) zu entdecken und positiv zu integrieren

Besonders hilfreich sind kraniosakrale Behandlungsansätze bei Stimmproblemen in Zusammenhang mit:

- postoperativen Zuständen wie nach Schilddrüsen- oder Kehlkopfoperationen,
- Folgen von Stürzen und Unfällen, z. B. Schleudertraumen,
- Dauerstress und dessen Folgen wie die „allgemeine Anpassungsstörung",
- Stimmlippenlähmungen und
- Kieferproblemen.

Literatur

Agustoni D. Craniosacral Rhythmus. 3. Aufl. München: Hugendubel; 2000: 161

Hammer S. Stimmtherapie mit Erwachsenen. 3. Aufl. Heidelberg: Springer; 2005: 140–141

Milne H. Aus der Mitte des Herzens lauschen. Petersberg: Via Nova; 1999: 230

Pietsch B. Cranio-Sacrale Therapie in der Logopädischen Praxis. Logos interdisziplinär 1998; 2: 98–100

48 Neurolinguistisches Programmieren als komplementäres Verfahren in der Stimmtherapie – eine Falldarstellung

M. Kammerlehner

Entstehung

Neurolinguistisches Programmieren (NLP) wurde in den frühen 70er-Jahren des letzten Jahrhunderts entwickelt. John Grinder, ein Professor für Linguistik und Mathematiker/Informatiker, sowie der Psychologe Richard Bandler, zu denen bald auch Robert Dilts, Leslie Cameron-Bandler und Judith DeLozier hinzukamen, gingen der Frage nach: Was bewirkt den Erfolg einzelner, besonders effizienter Psychotherapeuten? Sie beobachteten die therapeutische Arbeit von *Fritz Perls*, dem Begründer der Gestalttherapie, von *Virginia Satir*, einer besonders erfolgreichen Familientherapeutin, und dem Psychiater und Hypnosetherapeuten *Milton Erickson*.

Diese erfolgreichen Therapeuten waren ganz unterschiedliche Persönlichkeiten. Es musste also etwas Verbindendes in ihren Therapien geben.

Um genau das herauszufinden, analysierten sie sprachliche Muster und nonverbale Verhaltensweisen von Therapeuten, um die effektiven Kommunikations- und Veränderungstechniken zu erkennen.

Begriffsdefinition

Der Begriff NLP wurde von Bandler und Grinder geprägt und beinhaltet 3 Grundgedanken:
- *Neuro* (griech.: neuron = Nerv): Jede Verhaltensweise ist das Ergebnis neurologischer Prozesse.
- *Linguistisch* (lat.: lingua = Sprache) bezieht sich auf die Sprache, die unser Denken widerspiegelt.
- *Programmieren* verweist auf individuelle „Denkprogramme". Aufgrund der eigenen Wahrnehmung und persönlicher Erfahrung

entwickelt jeder von uns bestimmte Verhaltensweisen. Wir folgen unbewusst und automatisch diesen individuellen Verhaltensprogrammen, Prägungen, Mustern. Sie lassen uns agieren und reagieren. Da wir uns oft andere Verhaltensweisen wünschen, ist es wichtig, diese Programme zu erkennen, sie zu akzeptieren und dann zu lernen, sie zu verbessern und zu verändern.

Vorannahmen

Im NLP gibt es allgemeine Vorannahmen, die Grundlage zum Verständnis menschlichen Verhaltens sind. Sie beruhen auf dem Weltbild und dem Denken seiner Begründer und Anwender. Einige wichtige Vorannahmen lauten:
- Jeder Mensch ist einzigartig und liebenswert.
- Jedes Individuum ist als Person in Ordnung, hinterfragt wird nur die Angemessenheit seines Verhaltens.
- Jede Person hat alle Ressourcen, die sie zum Erreichen ihrer Ziele benötigt.
- Widerstand ist ein Kommentar über die Unflexibilität des Kommunikators.
- Die Landkarte ist nicht das Territorium.
- Menschen haben 2 Ebenen der Kommunikation: bewusst und unbewusst.

Grundbegriffe und Techniken

Aus der Vielzahl der Modelle, Techniken und Begrifflichkeiten des NLP stelle ich im Rahmen der Falldarstellung einige vor, die für meine Arbeit mit der Patientin wichtig waren. Ein ausführliches Lexikon der NLP-Begriffe finden Sie unter www.nlp.at.

Fallbeispiel: Referendarin im Schuldienst mit Aphonie und Dysphonie

Eine junge Lehrerin im Referendariat leidet nach einem grippalen Infekt zunächst an rezidivierender Heiserkeit, ca. 3 Wochen später versagt ihr dann während des Unterrichtes plötzlich die Stimme. Sie ist für fast 1 Woche aphonisch. Ein dramatisches Ereignis für die junge Frau. Es quälen sie Ängste bezüglich ihrer beruflichen Laufbahn, ohne Stimme kann man nicht unterrichten. Die Stimme kam nach 10 Tagen Stimmruhe wieder, doch nach 6 Wochen wiederholte sich das Ereignis, die Stimme war für einige Minuten völlig weg und danach konnte sie nur mit großer Anstrengung eine heisere Stimme produzieren.

Der behandelnde HNO-Arzt stellte die Diagnose „funktionelle Stimmstörung" und verordnete eine Stimmtherapie.

Rapport

In der ersten Behandlung saß mir die Patientin sehr angespannt gegenüber, die Arme fest an den Körper gepresst, ihr Gesicht wirkte maskenhaft und blass, die Lippen waren schmal, nur die Augen bewegte sie schnell und unstet. Ihre Stimme war stark behaucht und angespannt, begleitet von hektischen Atembewegungen im Brustbereich. Deutlich konnte ich ihre Panik spüren. Ich sagte ihr, dass ich ihre Angst, vor dem, was da mit ihrer Stimme passiert ist, erkenne und verstehe. Den Patienten in seiner Befindlichkeit wahrnehmen und annehmen und eine Atmosphäre des Vertrauens und Respekt schaffen, heißt im NLP „Rapport herstellen". Zum Aufbauen und Halten von Rapport *kalibriere* ich mich auf mein Gegenüber und beginne dann mit dem sog. *Pacing*.

Kalibrieren bedeutet wörtlich „eichen". Im NLP bezieht sich das Kalibrieren auf den Kommunikationsprozess. Es bedeutet, sich auf das Gegenüber einzustellen, seinen inneren Zustand zu erkennen. Dies erfordert das präzise Wahrnehmen von Körperhaltung, Muskeltonus und Gestik, das Achten auf Atmung und Stimme, auf Mimik, Gesichtsfarbe und Augenbewegungen. Abhängig vom Thema oder bestimmten Schlüsselwörtern verändert sich die Physiologie des Patienten. Das zu erkennen und angemessen darauf zu reagieren, hilft, im Rapport zu beiben.

Pacing, so nennt das NLP das „Mitgehen" mit dem Klienten. Der Therapeut gleicht seine Körperhaltung der des Patienten an, spricht mit ähnlicher Prosodie und argumentiert innerhalb des Weltbildes und der Wertvorstellungen seines Patienten. Der Patient fühlt sich dadurch akzeptiert und kann Vertrauen zum Therapeuten aufbauen.

Die junge Lehrerin nahm zum ersten Mal mit mir Blickkontakt auf, nachdem ich ausgesprochen hatte, dass ich ihre Angst verstehe und sehe, wie sehr sie darunter leidet. Darauf hin lockerte ich meine eng am Körper gehaltenen Arme etwas, atmete ruhiger und die Patientin begann sich nun auch ein wenig zu entspannen. Erst wenn ein guter Rapport hergestellt ist, kann ich auch zum „*Leading*", zum Führen, übergehen. Bei dieser Patientin führte ich nonverbal. Ich veränderte meine Körperhaltung, die ich zunächst meiner Patientin angepasst hatte, und setzte mich entspannter, atmete etwas tiefer und ruhiger.

Sie berichtete von Ihren Ängsten, dass sie ihren Beruf nicht mehr ausüben könne. „Ein Lehrer braucht eine gute Stimme." Das war ihre Aussage. Ich fragte sie: „Und das ist alles, was man braucht, um eine gute Lehrerin zu sein?" Ein erstaunter Blick – und endlich kam Bewegung in die Gesichtmuskeln. „Beschreiben sie mir doch bitte einige Fähigkeiten eines guten Pädagogen." Sie nannte verschiedene Eigenschaften und Fertigkeiten, die ihr offensichtlich sehr wichtig waren. „Und wo haben Sie das alles gelernt?" Sie zählte auf: ihre Schulausbildung, die Hochschule, die Familie, Kurse, Bücher. Da kam eine ganze Menge und ihre Stimme wurde klarer und kräftiger. Das waren Ressourcen, die in der Therapie zu nutzen waren. „Sie haben das alles gut gelernt und hier lernen Sie, was Sie genau tun können, damit Ihnen Ihre Stimme im Unterricht zuverlässig zur Verfügung steht." Dass sie gut lernen konnte, hatte sie in ihrer Ausbildung bewiesen. Damit hatte das Problem einen anderen Bezugsrahmen, es war weniger bedrohlich, eine positive Motivation für die Therapie war entstanden.

Repräsentationssysteme

Bei der Anamneseerhebung überprüfte ich genau welches *Wahrnehmungssystem* meine Patientin benutzt (Abb. **26**).

Grinder und Bandler erklärten den Begriff „Repräsentationssysteme" in einem Seminar:

„Vor einiger Zeit fiel uns auf, dass sich die Menschen hinsichtlich der Aufnahme und Verarbeitung von Informationen spezialisieren. Wenn Sie eine Erfahrung in Informationen der einzelnen Sinnesorgane aufteilen, dann haben Sie einen visuellen, einen auditiven und einen kinästhetischen Informationsanteil. Es gibt noch einen olfaktorischen (Geruch) und einen gustatorischen (Geschmack) … . Einige von uns nehmen im normalen Wachzustand primär visuelle Sinneseindrücke wahr, andere auditive, und wieder andere kinästhetische. Dafür haben wir den Begriff ‚Wahrnehmungssysteme', denn durch diese Systeme formen sich unsere Vorstellungen von der Umwelt. Die Wörter, mit denen wir unser Erleben beschreiben, sind Hinweise darauf, welcher Sinneskanal im Wachbewusstsein dominiert." (Grinder u. Bandler 2006, S. 65)

Die Patientin benutzte viele Wörter, die auf das *visuelle Wahrnehmungssystem* hinwiesen: …das sehe ich anders … mir wurde klar, …das ist doch offensichtlich, …es zeigt sich.

Zugangshinweise

Die Wortwahl ist nur einer der Hinweise auf das bevorzugte Wahrnehmungssystem. Durch genaues Beobachten während des Gesprächs, beim Erheben des Stimmbefunds, bei der Ausführung der Stimm-Atem-Übungen sammelte ich dazu noch präzisere Informationen (Abb. **27**).

Im Verlauf der Therapie konnte sich die Patientin gut auf die Arbeit an Haltung und Atmung einlassen. Die manuelle Behandlung zur Tonusregulation wie auch die tiefe Entspannung mit Fantasiereisen und Elementen aus der Eutonie genoss sie sichtlich. Sobald Stimmübungen dazu kamen, zeigte sie sofort wieder die starre Mimik, ein geringes Kieferspiel und einen hohen Muskeltonus, verstärkte Hochatmung und deutliche Anstrengung. Welch ein Gegensatz zu der gelösten Körperhaltung gerade eben bei der Atemübung mit schwingenden Bewegungen.

„Was genau hindert Sie, Ihre Stimme locker und leicht klingen zu lassen?"

Ihre Antwort, dass sie das nicht wisse, ließ mich meine Fragestellung überdenken und noch einmal überprüfen, was mir an ihrem Verhalten am deutlichsten auffiel. Ihre Körperhaltung erinnerte mich an jemand, der etwas sehr Schweres trägt, die gestauten Halsgefäße, die krampfhafte Hebung des Brustbeines beim Atmen, der verkrampfte Gesichtsausdruck. Woher kommt diese Anstrengung? Ich stellte die Frage nun so – „Was genau veranlasst Sie, sich so anzustrengen, wenn Sie Ihre Stimme erklingen lassen?" – und beobachtete gespannt ihre Reaktion. Ein Feuerwerk an Augenbewegungen und Veränderungen der Mimik. Ihre Augen gingen nach links oben, ich fragte sofort – „Welche Situation sehen Sie gerade vor Ihrem inneren Auge?" – Sie berichtete von einer Situation in ihrer Ausbildung.

Repräsentationssysteme		
V	Visuell	Sehen
A	Auditiv	Hören
K	Kinästhetisch	Berühren/Fühlen
O	Olfaktorisch	Riechen
G	Gustatorisch	Schmecken

Abb. 26 VAKOG ist die Kurzformel für die wichtigsten Repräsentationssysteme.

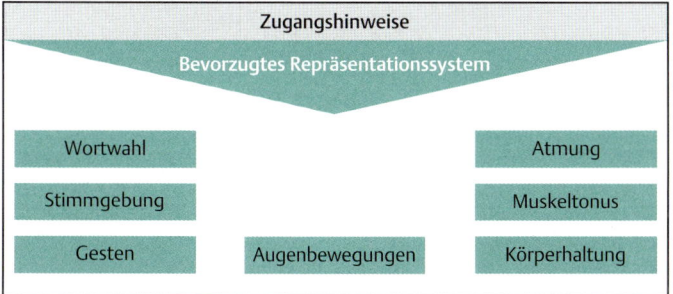

Abb. 27 Verschiedene Zugangshinweise auf das bevorzugte Repräsentationssystem.

Sie sollte ein Herbstlied mit einer Klasse erarbeiten. Sie habe die Töne nicht gut getroffen und auch zu leise gesungen. Ihre Augenbewegung wechselte von rechts unten nach links seitlich und ich fragte sofort weiter – „Und was hören Sie gerade?" Ihre Antwort: „Meinen Seminarleiter, der in der Nachbesprechung sagte, dass ich es als Lehrerin mit dieser Stimme schwer haben werde." Sie begann zu weinen. Sie hat die Lektion, dass sie sich als Lehrerin mit der Stimme anstrengen muss, schnell und gut gelernt.

Die Augenbewegungen, die auf meine Frage folgten, waren für mich u. a. Hinweise für die weiteren Nachfragen (Abb. **28**).

Joseph O'Connor und John Seymour schreiben dazu: „Wir bewegen unsere Augen in systematischer Weise in unterschiedliche Richtungen, je nachdem, wie wir denken. Neurologische Studien haben gezeigt, dass sowohl die horizontale als auch die vertikale Augenbewegung mit der Aktivierung unterschiedlicher Anteile des Gehirns in Zusammenhang steht. Diese Bewegungen werden in der Literatur laterale Augenbewegungen (LEM, lateral eye movements) genannt. Im NLP nennt man sie Zugangshinweise der Augen, weil sie die visuellen Hinweise sind, an denen wir erkennen können, wie Menschen Zugang zu ihren Informationen bekommen. Es gibt eine angeborene neurologische Verbindung zwischen Augenbewegungen und Repräsentationssystemen, denn dieselben Muster treten weltweit auf." (O'Connor u. Seymour 1992, S. 70)

Nur die erste spontane Augenbewegung ist entscheidend und darf gewertet werden. Da die Augenbewegungen sehr schnell sind, ist eine Videoaufzeichnung sehr hilfreich, um Fehlinterpretationen zu vermeiden.

Ich prüfe bei jedem Patienten die Augenbewegungen mit Fragen wie z. B.:

- Welche Farbe hat Ihr Lieblingskleidungsstück?
- Was sehen Sie, wenn Sie Ihre Wohnung betreten?
- Stellen Sie sich ein hellgrünes Pferd mit goldenen Tigerstreifen vor.
- Wie hört sich das Klingeln Ihres Telefons an?
- Wie könnte es klingen, wenn 10 000 Menschen einen Akkord summen würden?
- Stellen Sie sich vor, dass Sie etwas Kaltes und Glitschiges mit Ihrer Hand berühren!
- Wie fühlt es sich an, in einem warmen, duftenden Bad zu liegen?

Die Frage „Wo waren Sie im letzten Urlaub?" könnte eine ganze Folge von Augenbewegungen auslösen:

- Sie *sehen* die Weite des blauen Meeres,
- *hören* sanft die Wellen rauschen, die fröhliche Musik,
- *spüren* die Wärme der Sonne auf Ihrer Haut und gleichzeitig das angenehme Gefühl von Freude und Leichtigkeit und
- *formulieren innerlich* den Wunsch, sofort den nächsten Urlaub zu planen.

Ich lade Sie ein, sich jetzt an ein wunderschönes Urlaubserlebnis zu erinnern oder auch nicht, an eine Situation in der es Ihnen so richtig gut ging, Sie fröhlich und voller Energie waren. Stellen Sie sich genau vor, was es dort alles schönes für Sie zu sehen gab, die Farben, das Licht, das vielleicht so besonders war, und Sie hören, was es an angenehmen Geräuschen, Stimmen zu hören gab. Vielleicht können Sie dabei ein angenehmes Gefühl spüren, sei es auf Ihrer Haut oder in Ihrem Inneren. Während Sie weiterlesen, spüren Sie immer intensiver dieses schöne Gefühl, sei es Fröhlichkeit, Leichtigkeit, Glücklichsein, was auch immer Sie gerade

Abb. 28 Augenbewegungsmuster für normal organisierte Rechtshänder.

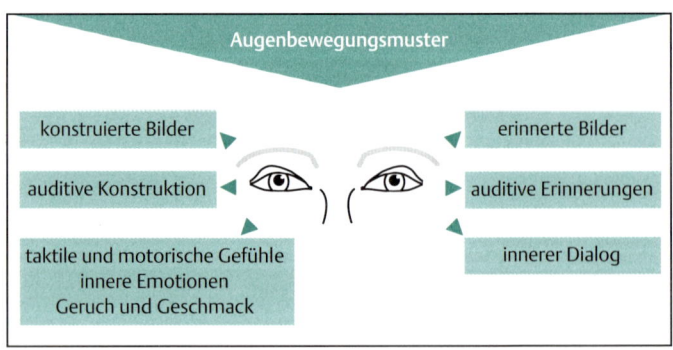

an Positivem wahrnehmen dürfen. Genießen Sie es und finden Sie dafür ein passendes Wort, eine Bewegung, ein Bild mit dem Sie das gute Gefühl *ankern*, sodass Sie es zur Verfügung haben, wann immer Sie es brauchen.

Diese ungewöhnliche Art, zu sprechen, beinhaltet Sprachmuster des *Milton-Modells*. Dabei bleibt die Sprache sehr vage, es werden unspezifische Wörter gebraucht und Verknüpfungen geschaffen, zwischen etwas, das wirklich ist, und etwas anderem, das beabsichtigt, erwünscht ist.

Anker-Konzept

Mit meiner Patientin hatte ich schon einige positive emotionale Zustände und Ressourcen geankert. So konnte ich sie aus ihrer Verzweiflung und Traurigkeit, aus dem negativen Gefühlszustand schnell herausführen und wieder in Kontakt mit ihren Ressourcen bringen.

Sie war der Überzeugung, dass sie es mit ihrer Stimmer als Lehrerin schwer hat, und sie zeigte es mit der deutlichen Anstrengung beim Sprechen.

Um diese einschränkende innere Haltung zu verändern, fragte ich zunächst: „Was wäre, wenn Sie es als Lehrerin leicht hätten mit Ihrer Stimme?" Ein strahlendes Lächeln, doch dann änderte sich ihr Gesichtsausdruck sehr schnell wieder in Richtung Problemphysiologie.

Ich entschloss mich, die prägende Situation mit dem Seminarleiter genau zu hinterfragen.

Was genau war für sie schwierig? Was ließ sie so leise singen? Ich erinnerte mich an ihre Aussage, dass sie die Töne nicht sicher getroffen hatte. Durch mein präzises Nachfragen wurde ihr klar, dass sie und auch der Seminarleiter Dinge miteinander vermischt hatten, die nichts miteinander zu tun hatten. Die Töne richtig zu tref-

fen und der Klang der Stimme sind verschiedene Dinge.

Ich bat Sie, sich an 3 verschiedenen Situationen zu erinnern, in denen sie mit Freude gesungen hat. Aus der Anamnese war mir bekannt, dass sie im Schulchor gerne gesungen hatte. „Was hat da geholfen, die Töne gut zu treffen?" Sie entdeckte, dass außer der Unterstützung durch die anderen Sänger auch die Begleitung, z.B. auf dem Klavier, sehr hilfreich war. „Und wie können Sie das im Unterricht einsetzen?" Ihre spontane Antwort: „Ich kaufe mir ein Keyboard." Das war der erste und wichtige Schritt zur Veränderung.

Jetzt war Bereitschaft da, sich auf Stimmübungen einzulassen und mit der Stimme zu experimentieren. Ihre Angst vor dem Versagen der Stimme ließ sie vor jedem Sprechen verstärkt einatmen. Da sie ein solarer Atemtyp ist, verstärkte das ihre Stimmprobleme und erklärte die geringe Belastbarkeit. Bei der Arbeit an ihrer Körperhaltung, der Atmung und der Stimme ankerte ich die Momente der lockeren und resonanzreichen Stimmgebung. Es gibt viele Möglichkeiten, zu ankern. Ich verwende in der Therapie kinästhetische, verbale Anker und Raum-Anker (Abb. 29). Eine bestimmte Stelle des Therapiezimmers steht für einen bestimmten emotionalen Zustand oder ein Wort, wie z.B. Meer für die fließende Atmung, der optimale Stimmklang kann durch die Berührung, sei es an der Schulter oder am Arm, geankert werden.

Die Berührung muss gezielt immer an derselben Stelle und in derselben Art und Weise erfolgen. Die Reaktion auf den Anker muss überprüft werden. Stellt sich die erwünschte Reaktion ein, z.B. die optimale Körperhaltung und -spannung, dann kann der Anker immer ausgelöst werden, um sofort den Stimmklang zu verbessern.

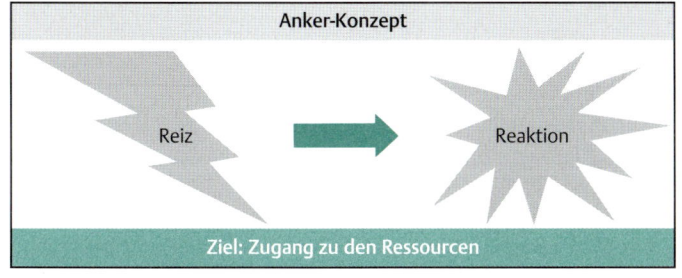

Abb. 29 Das Anker-Konzept des NLP.

NLP bezeichnet jeden Reiz, der geeignet ist, bei einer Person einen bestimmten gefühlsmäßigen Zustand regelmäßig auszulösen, als *Anker*. Der Reiz kann ein Geräusch sein oder Musik, die uns in eine bestimmte Stimmung versetzt, eine Farbe, die uns aktiviert oder beruhigt, ein Geschmack oder ein bestimmter Geruch, der uns wie z. B. der Plätzchenduft an Weihnachten erinnert.

Der jungen Referendarin gelang es immer besser, die geankerten Fähigkeiten in der Unterrichtssituation abzurufen, dadurch gewann sie zunehmend an Sicherheit.

Ich arbeitete weiter an der Veränderung ihrer einschränkenden Glaubenssätze, u.a. durch den Einsatz von Metaphern. Dies verankerte ihre neu gewonnene Stabilität und die Freude am stimmlichen Ausdruck.

Abschließende Bemerkung

Der Einsatz des NLP gestaltet die Therapie bei Stimmstörungen effizienter.

Literatur

Becker E. Ich sehe deine Sprache, wenn du schweigst. Aphasietherapie und NLP. Paderborn: Jungfermann; 1993

Deutscher Verband für Neuro-Linguistisches Programmieren (DVNLP). Im Internet: http://www.dvnlp.de; Stand: 16.07.2009

Grinder J, Bandler R. Neue Wege in der Kurzzeit-Therapie. Neurolinguistische Programme. Paderborn: Jungfermann; 1991

Grinder J, Bandler R. Therapie in Trance. Stuttgart: Klett-Cotta; 2006

Linzer Akademie für NLP. Österreichischer NLP-Server mit frei zugänglichem NLP-Lexikon. Im Internet: http://www.nlp.at; Stand: 16.07.2009

O'Connor J, Seymour J. Neurolinguistisches Programmieren: Gelungene Kommunikation und persönliche Entfaltung. Freiburg: VAK Verlag für angewandte Kinesiologie; 1992

49 Qigong und Stimme – vier Fallbeispiele

M. Weber, E. Haupt

Was ist Qigong?

M. Weber

Qigong ist eine meditative Bewegungsform zur Stärkung und Kultivierung der Lebensenergie „Qi". Es entstand vor über 4000 Jahren in China und hat philosophische und medizinische Wurzeln. Als Teilbereich der Traditionellen Chinesischen Medizin (TCM), die aus den 5 Säulen Kräuterkunde, Akupunktur, Tuina, Diätetik und Qigong besteht, basieren die vielfältigen Übungsformen des Qigong auf den Grundprinzipien der TCM. Dazu gehören u. a. das alte Wissen um das Meridiansystem, die „Fünf-Elemente-Lehre" und das Gleichgewicht der Gegensätze von Yin und Yang sowie auch der ganzheitliche Ansatz, jegliche Erkrankung im Gesamtzusammenhang zu sehen und zu behandeln. Dies ermöglicht eine umfassende Wirkungsweise des Qigong, wobei das Ziel die Regeneration der auf körperlicher und energetischer Ebene entstandenen Dysbalancen ist.

> **!** Im Qigong wird durch Bewegung, Atmung und mentale Vorstellungskraft mit dem Qi gearbeitet, das im Körper auf Energieleitbahnen, den Meridianen, fließt. Dieser feinstoffliche Fluss des Qi ist im Fall einer Erkrankung gestört oder blockiert und kann mithilfe der Qigong-Übungen regeneriert werden. Qigong wird nicht nur therapeutisch eingesetzt, sondern v. a. auch als Selbsthilfemethode im Sinne der Prävention.

Qigong ist „das Kleinod des chinesischen traditionellen Erbes" (Olivedi 1999) und bedeutet „die Pflege des Lebens und des Wesens". Qi steht für die universelle Lebensenergie, die alles Sein durchströmt, und Gong heißt „beharrliches, stetiges Üben". Vergleichbar zum Begriff „Qi" sind in anderen Kulturen Bezeichnungen wie „prana" im Sanskrit oder „ruach" (Lebensatem) im Hebräischen zu finden.

Die Übungen des Qigong umfassen und verbinden 3 Bereiche: *Körper, Atmung* und *Bewusstheit*, die in Zusammenhang und gegenseitiger Wechselwirkung stehen.

Die 3 wichtigsten *Grundprinzipien* des Qigong sind:

- „*Sich Wohlfühlen*", damit ist ein Wohlgefühl gemeint, das Leib und Seele während des Qigong-Übens erfüllt, z. B. durch einen Ausgleich von Ruhe und Bewegung.
- Das „*Innere Lächeln*" begünstigt eine entspannte Grundhaltung und eine wohlwollende Einstellung sich selbst gegenüber.
- „*Unten fest und stabil – oben leicht und frei*", dieser Grundsatz betrifft die Körperhaltung und -bewegung und kann mit dem Bild eines Baumes verbunden werden, der unten fest verwurzelt ist und die Zweige frei im Wind spielen und schwingen lässt.

Wie kann Qigong mit der Stimme verbunden werden?

Die Arbeit mit Qigong und Stimme verbindet die östliche Tradition des Qigong mit den westlichen Methoden der Stimmarbeit in Gesangspädagogik, Stimmbildung und Stimmtherapie.

„Qigong und Stimme" kann als additive Methode die jeweilige Stimmpädagogik oder -therapie ergänzen. Verschiedene Berufsgruppen wie Stimmtherapeuten, Logopäden, Ärzte, Gesangspädagogen, Stimmbildner und Chorleiter können

Qigong als ausgebildete Qigong-Kursleiter oder Qigong-Lehrer in ihre Arbeit integrieren.

Grundsätzlich gibt es 3 Möglichkeiten, Qigong und Stimme zu verbinden:

- Qigong-Übungen werden ohne Stimmgebung geübt, um das „Instrument Stimme" als Ganzes vorzubereiten.
- Qigong wird mit der Stimmgebung verbunden, d.h. die Bewegungen werden gleichzeitig mit Tönen, Rufen, Singen und Sprechen ausgeführt, wobei jeweils bestimmte Schwerpunkte aus der methodischen und therapeutischen Arbeit der Stimmpädagogik oder -therapie gesetzt werden.
- Die mentalen Vorstellungskräfte werden aktiviert, indem innere Bilder und Visualisierungen des Qigong während der Stimmgebung ohne Bewegung vorgestellt werden. Dadurch werden Intention und emotionale Beteiligung beim Sprechen und Singen intensiviert und der Transfer in den Alltag vorbereitet.

Arbeit mit den drei Bereichen des Qigong

Ausgangspunkt der Arbeit mit Qigong und Stimme ist die Tatsache, dass die Stimme eines Menschen immer Ausdruck der gesamten Persönlichkeit ist (lat.: personare = hindurchtönen).

Die Voraussetzung für eine gesunde Stimmfunktion ist das ausbalancierte Zusammenspiel mehrerer körperlicher Funktionen, wobei der Impuls zum stimmlichen Ausdruck immer aus einer seelisch-geistigen Regung heraus entsteht. Körper, Seele und Geist spielen bei der Entstehung von Stimme zusammen und entsprechen im Qigong den 3 Bereichen Körper, Atmung und Bewusstheit. Dabei können die Kräfte und Energien, die am Wirken sind, sich nur optimal entfalten, wenn sie untereinander in Balance sind, nur dann ist ein freies Schwingen und damit Klingen der Stimme möglich. Fließt das Qi, so kann die Stimme schwingen.

Die Arbeit mit den 3 Bereichen des Qigong – Körper, Atmung und Bewusstheit – bildet eine optimale Basis für die Stimme.

Bereich Körper. Der Bereich Körper umfasst:
- die Regulierung der Haltung,
- die Körperbewegung,
- die Vertiefung des Körperbewusstseins.

> **!** Durch die Übungen des Qigong wird eine aufgerichtete Körperhaltung entwickelt und werden Fehlstellungen bewusst gemacht, Verspannungen reduziert, Gelenke gelöst, Muskeln trainiert. Der Fluss des Qi wird aktiviert.

Für die Haltung im Qigong ist die Verankerung der Füße im Boden wichtig, denn dadurch wird die Aufrichtung von unten her mit möglichst wenig Energieaufwand „getragen".

Der Qigong-Grundsatz „unten fest und stabil – oben leicht und frei" entspricht genau den Voraussetzungen, die für eine gute Stimmfunktion notwendig sind: Die Kraft und Stabilität kommt aus dem Unterkörper (Füße, Beckenbereich, Kreuzbein) und ermöglicht Freiheit und Flexibilität im Oberkörper und damit das freie Schwingen der Stimme. Durch die Ausbalancierung des Beckenbereichs und die Aufrichtung der Wirbelsäule kann die Kraft- und Klangentfaltung der Stimme vom Energiezentrum des Beckenbodens aus entstehen. Der für die Stimme wesentliche Schulter-Nacken-Bereich wird gelockert und entlastet. Die aufgerichtete Haltung der Halswirbelsäule verbessert zudem die Kehlkopfposition.

Durch Qigong wird der muskuläre Tonus ausgeglichen, was die Schwingungsdurchlässigkeit und die Resonanzfähigkeit des Körpers verbessert. Spezielle Übungen „wecken" die für die Stimme wichtigen Sinne, feinmotorische Übungen, wie z.B. Zungenkreisen, aktivieren den Artikulationsbereich.

Die Bewegungen des Qigong regulieren das Qi im Körper, wodurch Energie und Kraft aus der Mitte (unteres Dantien, Energiezentrum im Bauchbereich) für die Stimme freigesetzt werden.

Bei der Verbindung von Bewegung und Phonation, können vielfältige Schwerpunkte gesetzt werden, wie z.B.:

- Entwicklung des Gespürs für Phrasenlänge und Atempausen, von Kraft- und Klangentfaltung der Stimme und der Freude am stimmlichen Ausdruck,
- Entfaltung der Singstimme, der Klangfarben und des emotionalen Ausdrucks,
- Erweiterung der Atem- und Resonanzräume und des Ambitus,
- Regulierung der Sprechstimmlage, des Atemrhythmus und des Stimmeinsatzes und -absatzes,
- Wahrnehmung des Zusammenhangs von Stimm- und Körperfunktion und Verankerung der Stimme im Körper.

> ❗ Das Körperbewusstsein wird durch Qigong vertieft und dadurch die Achtsamkeit im Umgang mit der Stimme erhöht. Durch das sensiblere Körperempfinden können auch feine muskuläre Verspannungen z. B. im Artikulationsbereich besser wahrgenommen werden. Das Erspüren des Stimmklangs im Körper wird intensiviert.

Atmung. Der Bereich Atmung umfasst im Qigong zum einen die Regenerierung der Atmung im Sinne der natürlichen Atmung und zum anderen das Erlernen bestimmter Atemtechniken.

Bei der Regeneration der Atmung gilt der Grundsatz: „Das Bewusstsein führt die Bewegung und die Bewegung führt den Atem." Dadurch kann der Atem fließen, auf die Bewegung reagieren und sich dadurch regenerieren. Die Vertiefung der Atmung geschieht durch die gelenkte Aufmerksamkeit im unteren Dantien (Energiezentrum im Bauchbereich).

Die Übungen des Qigong öffnen und erschließen die Atemräume, gleichen den Atemrhythmus aus und trainieren bei vielen Bewegungen die Atemmuskulatur.

Wichtig ist, dass die natürliche Atmung nicht mit der vertrauten Atemgewohnheit verwechselt wird (z. B. einer langjährigen Brustatmung), sondern die Atmung in ihrer vollen Lebensfunktion, wie sie beim Säugling noch selbstverständlich ist, wahrgenommen wird: Als spontane Reaktion auf emotionale Ereignisse und als Grundfunktion der Kommunikation mit dem Zwerchfell als „Emotionsträger".

Spezielle Atemtechniken des Qigong, wie z. B. die Qi-Atmung, können zur Kraftentfaltung der Stimme eingesetzt werden und die Atemdynamik während der Phonation unterstützen. Das Qi wird dabei in der Einatmung im unteren Dantien verdichtet, um bei der Ausatmung dessen konzentrierte Energie freisetzen zu können.

Der Ausgleich der Polaritäten von Yin und Yang verdeutlicht das Wechselspiel von Spannung und Entspannung in der Phonationsatmung und macht eine ausgeglichene Atemdynamik erfahrbar.

> ❗ Der Qigong-Grundsatz des „Sich Wohlfühlens", mit dem Qigong geübt wird, ermöglicht den fließenden Atem und Wohlgefühl führt zum Wohlklang.

Bewusstheit. Der 3. Bereich des Qigong, Bewusstheit, umfasst die Kultivierung einer „Inneren Achtsamkeit". Damit ist nicht Kontrolle der Gedanken oder Empfindungen gemeint, sondern verbunden mit z. B. dem Bild der vorbeiziehenden Wolken wird eine gelassene Wahrnehmung der inneren Vorgänge angeregt, die im Laufe der Zeit beim Übenden einer inneren Ruhe und einem Gefühl der Selbstakzeptanz Raum gibt. Letztendlich ist Qigong auch ein geistiger Schulungsweg.

„Da nun die Sprache ein Vorgang ist, der von dem Zusammenspiel der körperlichen und geistigen Kräfte des Menschen abhängt, können wir aus der östlichen Weisheit nur lernen. Wir müssen aber zu unserer gewohnten kausalen Denkweise, die uns bis jetzt schwer verständliche, weil ungeübte Denkweise in Bildern dazulernen" (Riesch 1972).

Durch die „Innere Achtsamkeit" wird der Ursprung aller Stimmgebung, das denkende und fühlende „Ich", in die Verbindung von Qigong und Stimme integriert und als Intention des stimmlichen Ausdrucks wahrgenommen:

Die Arbeit mit inneren Bildern lenkt die Aufmerksamkeit und stärkt die mentale Vorstellungskraft, wodurch der stimmlichen Ausdruckskraft Intensität verliehen wird. Sängern und Sprechern ermöglicht dies eine Vertiefung der künstlerischen Gestaltung. Stimmpatienten kann die Vorstellung der inneren Bilder während der Stimmgebung z. B. helfen, die Ängste einer auditiven Überaufmerksamkeit auf das Stimmproblem abzubauen.

Die durch die innere Zentrierung verstärkte intentionale Stimmgebung macht den Stimmklang authentisch und emotional farbenreich, der individuelle und persönliche Stimmklang kann sich herausbilden.

> ❗ Das „Innere Lächeln" gibt einer gelassenen inneren Haltung Raum, die jedem stimmlichen Ausdruck zugute kommen kann und es ermöglicht, aus der Ruhe die Kraft für die Stimme zu schöpfen.

Die Verbindung und Beziehung der drei Bereiche Körper, Atmung und Bewusstheit zur Stimme sowie physio-, psycho- und soziologische Aspekte werden im Qi-Voice-Circle (Weber 2007, Abb. **30**) dargestellt und verdeutlicht.

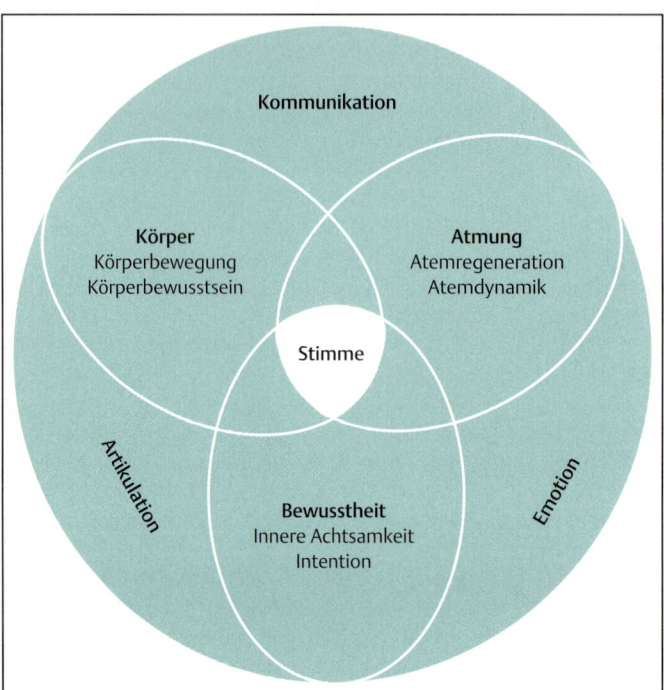

Abb. 30 Qi-Voice-Circle (Weber 2007).

Praktisches Beispiel zur Verbindung von Qigong und Stimme: „Die Atemblume"

Die Übungen des Qigong beginnen immer mit der Grundhaltung, aus der heraus die Form geübt wird. Innerliches Zur-Ruhe-kommen, Entspannung und das Wahrnehmen und Annehmen der eigenen momentanen – auch stimmlichen – Situation haben Raum vor dem Üben.

Die Bewegungen der Atemblume werden langsam und entspannt erlernt und noch ohne Stimmgebung geübt. Je sicherer die Übungsform ist, desto mehr kann auf die Qualität der Bewegungen geachtet werden (weich und fließend) und die Aufmerksamkeit auf das eigene Körperempfinden gerichtet werden (Wohlgefühl). Spannung und Entspannung, Öffnen und Schließen, Wachsen und Sinken wechseln dabei in einer dynamischen, ausbalancierten Bewegung ab.

Das innere Bild der Blume begleitet das Üben, sodass die Vorstellung des Verwurzelns, Aufblühens, Wachsens und Ausbreitens die Bewegungen lenkt.

Dann wird die Aufmerksamkeit auf die Atmung gerichtet, da diese Übung alle Atemräume aktiviert und die Atmung vertieft. Wichtig ist dabei die Vorstellung des fließenden Atems und die Verbindung von Bewegung und Atmung, sodass das gelöste Gefühl „es atmet" entstehen kann.

Mit einem weichen, leisen Seufzer auf „m" wird die Ausatmung verlängert, die Verbindung von Bewegung, Atmung und Stimme geschaffen und die Stimme durch die weiche Randkantenschwingung „geweckt". Auch die Vorstellung, den guten Duft der Blume einzuschnuppern und dadurch das Zwerchfell zu aktivieren, bietet sich an.

Die Bewegungen der „Atemblume" eignen sich für eine Verbindung mit dem Gedicht „Frühlingsglaube" von Ludwig Uhland.

Das Gedicht wird zusammen mit den Bewegungen gesprochen, die Beziehung von Phrasenlänge, Atem und Bewegung ist dabei wesentlich. Ist die Verbindung von Text und Bewegung geübt und die Freude am stimmlichen Ausdruck geweckt, können verschiedene Schwerpunkte gesetzt werden, um mit der Stimme zu arbeiten:

- Die Entfaltung von Klang und Volumen wird durch die weitenden Körperbewegungen, dem Kraftschöpfen aus der Körpermitte und der Arbeit mit den Vokalen des Textes angeregt.
- Der stimmliche Ausdruck wird durch die inneren Bilder des Gedichts und der daraus resultierenden Intensivierung der emotionalen Beteiligung aktiviert.
- Atempausen und Atemlänge werden durch Verbindung von Phonation und Bewegung erfahrbar gemacht.
- Die Artikulation kann durch besondere Betonung der Konsonanten oder Pseudoflüstern verbessert werden.

Die Singstimme als Klanggrundlage der Sprechstimme wird durch Tönen und Stimmimprovisationen mit dem Gedichttext entfaltet, wobei nicht die künstlerische Gestaltung im Vordergrund steht, sondern die Singstimme „Klangträger" der empfundenen Emotion ist. Im Anschluss daran wird die gewonnene Klangfülle der Singstimme in die Sprechstimme übertragen und letztlich die Bewegung beim Sprechen nur noch vorgestellt, wobei der Atemrhythmus erhalten bleibt. Die mentalen Vorstellungskräfte aktivieren und verfeinern den Stimmklang, der Transfer des erarbeiteten Stimmklangs in die Kommunikation wird vorbereitet.

Qigong in der Stimmtherapie

E. Haupt

Nachweisbar werden Qigong-Übungen als wesentliche Hilfe für die Ziele der bisher bekannten „körperzentrierten Maßnahmen in der Stimmtherapie" (Spiecker-Henke 2008) etwa seit dem Jahr 1995 eingesetzt. Bisher liegen jedoch nur wenige Publikationen über den Einsatz in der Stimmtherapie vor (Haupt 1998 u. 2004; Strasser 2007), obwohl es bereits beste Erfahrungen und Ergebnisse gibt. In Deutschland, Österreich und der Schweiz bereichern eine ganze Reihe von Logopäden und Sprachheilpädagogen ihre Stimmtherapie durch Qigong-Übungen, einige bereits mit Ausbildung als Kursleiter oder Qigong-Lehrer.

Wenn wir fragen, was kann Qigong bringen, was nicht in den bisher gebräuchlichen Methoden der Stimmtherapie bereits vorhanden ist? Dann muss zunächst gesagt werden, dass Qigong den Extrakt einer über 4000-jährigen Erfahrung

in sich vereint, da es Teil der „Traditionellen Chinesischen Medizin" ist, wie bereits ausgeführt. Viele Meister haben auf der Grundlage medizinischer und philosophischer Erkenntnisse das System verfeinert und ausgebaut. In idealer Weise deckt Qigong alle Ziele ab, die auch in den anderen Methoden enthalten sind, durch die 3 „Säulen des Qigong: Körper – Atmung – Bewusstheit". Diese Grundlagen für die Stimmfunktion können in klarer, kurzer und effektiver Weise den Stimmpatienten durch Qigong-Übungen vermittelt werden. Die Übungen sind sehr vielfältig: Bewegungsübungen wechseln mit Übungen des „Stillen Qigong", die z.B. auch von bewegungseingeschränkten Patienten ausgeführt werden können, sodass sie in der Stimmtherapie sehr individuell einzusetzen sind. Über das bisher Genannte hinaus wird ein Empfinden für den Energiefluss im Organismus geweckt mittels des „Meridiansystems", der Energieleitbahnen, die für den Ausgleich der Polaritäten Yin und Yang sorgen. Energetisches Gleichgewicht wird wieder ermöglicht als „Ziel therapeutischen Handelns" (Spiecker-Henke 2008).

Das Ziel des Qigong ist die Balance der Kräfte und Energien in lebendigem Wandel. Hier genau besteht die Verbindung zur Stimmfunktion. Stimme ist ein Schwingungsvorgang. Dieser setzt Balance zwischen 2 Polen voraus.

> Aus der Balance zwischen Atemdruck und Muskelspannung entsteht die Primärschwingung, die durch Resonanz verstärkt, zur individuellen Stimme wird. Balance in diesen sensiblen Bereichen kann jedoch nur geschehen, wenn insgesamt die Persönlichkeit in Balance kommt.

Das bekannte Modell der „Monade", das die Polaritäten Yin und Yang in lebendigem Wechsel zeigt (Abb. 31), ist die Basis der Qigong-Übungen, damit wird Balance in allen Lebensbereichen angestrebt.

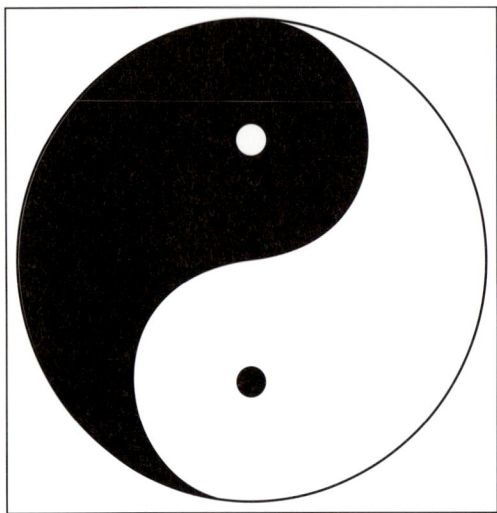

Abb. 31 Die Polaritäten von Yin und Yang.

Wie kann in der Stimmtherapie mit Qigong gearbeitet werden?

Das Ziel der Stimmtherapie heißt: Die bei Stimmpatienten jeweils gegebenen individuellen Bedingungen sind zu verbessern, um ein Optimum an Schwingungsfähigkeit, insgesamt und auf Stimmlippenebene zu erreichen. Den verschiedenen Ursachen einer Stimmstörung liegen in jedem Fall Dysbalancen in physiopsychosoziologischen Bereichen zugrunde. Qigong kann in vielfacher Weise die *Grundlagen für eine gesunde Stimmfunktion unterstützen* durch Stärkung des Gleichgewichts der Kräfte und Energien einer Persönlichkeit. Damit sind bessere Voraussetzungen für die gezielte Arbeit an der gestörten Stimmfunktion gegeben. Bekannte Stimmtherapiemethoden wie die Kauphonation, Akzentmethode, AAP, auch die Arbeit von Schlaffhorst-Andersen lassen sich effektiv an Qigong-Übungen anschließen, die das „Gesamtinstrument" eingestimmt haben.

Qigong und Eutonie. Einige eutonische Übungen eignen sich sehr gut als Vorbereitung für Qigong-Übungen. Diese werden in die *individuelle Stimmtherapie integriert*, sowohl in den einzelnen Therapiestunden sowie auch als Angebot von ein- oder mehrtägigen Qigong-und-Stimme-Seminaren. Qigong-Übungen werden im Sitzen, Stehen und Be-

wegen durchgeführt. Sanft, langsam, achtsam und konzentriert sind die Bewegungsabläufe, die Atmung ordnet sich zu, die Stimmgebung fließt ein. So kann z.B. durch das „Stehen wie ein Baum" die Haltung aufgerichtet, der dreiphasige Atemrhythmus eingespielt und über stimmhafte Konsonanten ein physiologischer Stimmlippenschluss angebahnt werden.

Therapiebereiche der Stimmtherapie. Für die Arbeit in den 6 Therapiebereichen einer Stimmtherapie (Wahrnehmung – Intention – Haltung und Bewegung – Atmung – Stimme – Sprechen; Haupt 2000) können Qigong-Übungen sehr hilfreich sein: Wahrnehmungsfähigkeit und intentionale Zielvorstellungen werden bewusster in der Koordination mit Bewegung und Atmung. Damit ist Stimmgebung und Sprechen der Weg gebahnt. Das Empfinden für Balance insgesamt und damit auch für die subtilen Vorgänge in Phonation, Artikulation sowohl wie in der Kommunikation wird gestärkt.

Die direkte Arbeit im Therapiebereich „*Stimme*" erhält durch die Einbeziehung von Qigong und der „*Fünf-Elemente-Lehre*" noch weitere Betonung und erschließt die „Quellen der Stimme", die elementare Stimmgebung („primal sounds") wie Gähnen, Lachen, Seufzen, Summen, Rufen. Den sog. „Fünf Elementen oder Wandlungsphasen" sind im System der TCM alle Lebensvorgänge zugeordnet – am einfachsten darstellbar am Wandel der Jahreszeiten. Zu diesem umfassenden Modell gehört auch die elementare Stimmgebung, ebenso wie z.B. Emotionen und die Funktion der Sinnesorgane (Schoefer 2004). Die Kenntnis dieser Zusammenhänge unterstützt wesentlich die Entwicklung einer gesunden Stimmfunktion. Über entsprechende Selbstmassagen und Akupressurpunkte werden die Sinnesfunktionen zusammen mit der Stimmgebung angeregt und auch mit emotionalen Aspekten verbunden. Dies sei nur als eine weitere Möglichkeit vermerkt, die durch Qigong erschlossen und in der Stimmtherapie ebenso wie in der Stimmpädagogik effektiv eingesetzt werden kann.

Indikationen. Die Verbindung von Qigong und Stimme ist in der Stimmtherapie besonders bei *funktionellen und psychogenen Stimmstörungen* geeignet, bei organischen, neurogenen, audiogenen Stimmstörungen kann Qigong als additive Methode helfen, die Grundsituation zu verbessern. So wie in der traditionelle chinesischen Medizin die Entstehung einer Krankheit immer im Gesamtzusammenhang gesehen wird, so wird bei der Arbeit mit Qigong und Stimme die Stimmfunktion und die Störung derselben immer in Bezug zum gesamten Menschen wahrgenommen und behandelt, sodass ein holistischer Ansatz möglich ist. Die Grundprinzipien des Qigong entsprechen den Grundprinzipien der Stimmtherapie. Aus den bisher vorliegenden Ergebnissen lassen sich durch Fallbeispiele eine eindrucksvolle Anzahl von Effektivitäten belegen.

Aussagen von Stimmpatienten. Sie zeigen das breite Wirkungsspektrum auf, das durch die Einbeziehung von Qigong in die Stimmtherapie erreicht werden kann. Zum Beispiel sagt eine Staatsopernsängerin, die früher als „speech- and language-therapist" ausgebildet war, nach 20 h logopädischer Stimmtherapie mit intensiven Qigong-Übungen (original englisch): „… *Nachdem ich 26 Jahre professionell gesungen habe, bekam ich Probleme an einem meiner Stimmbänder und hatte eine Stimmtherapie aufzunehmen. Glücklicherweise war meine Therapeutin E.H. auch eine Expertin in Qigong und nach 6 Monaten Therapie war meine Stimme so gesund wie früher. Ich bin sicher, dass klassische Stimmtherapie alleine nicht diese positiven Resultate erbracht hätte, wie sie durch die Kombination von Stimmtherapie und Qigong erreicht wurden. Meine Atmung hat sich enorm verbessert durch die Kombination von Körperübungen mit Atmung und ich spüre auch, dass ich auf der Bühne besser in Balance bin … Einerseits entspannen Qigong-Übungen und helfen, einen heiteren Gemütszustand zu erreichen und andererseits geben sie Energie und ein großes Gespür für Kraft und Stärke … diese holistische Arbeit steigert auch meine Achtsamkeit und mein Energie-Level auf der Bühne … Abschließend kann ich nur sagen, dass SängerInnen oder Gesangstudenten versuchen sollten, Qigong einzusetzen, denn sie können nur davon profitieren.*"

Möglicherweise werden in Zukunft durch die Verbindung westlicher und östlicher medizinischtherapeutischer Erkenntnisse neue Dimensionen erschlossen. Der bekannte Phoniater und HNO-Arzt der Universität Peking Prof. Hejun Yang sagte bereits 1986 auf dem IALP-Congress in Tokyo: „Wenn der Ausgleich des Qi erhalten werden kann, ist die Atmung gleichmäßig und die Stimme wunderbar", und: „Im Schatzhaus der Traditionellen Chinesischen Medizin warten unübersehbare Erfahrungen, die weiterer Entdeckung und Praxis wert sind" (Yang 1986).

Fallbeispiel 1: Funktionelle Dysphonie

E. Haupt

Herr N.N., 59 Jahre, selbstständig, Hobbysänger.

Ärztliche Diagnose. Dysphonie bei Stimmlippenläsion in Form von Narbenbildung der Randkante links, Parästhesien im Halsbereich mit Dysphagie, Hiatushernie, Reflux, Tinnitus, Hochtonverlust beidseits, Glottisschiefstand nach links dorsal, H1, R2, B1. Subjektive Beschwerden: rezidivierende Verschleimung mit Hustenreiz, belegte Stimme, Räuspern, Stimmermüdung beim Sprechen und Singen.

Logopädischer Befund. Brustbein eingefallen, Kopf überstreckt, Flachatmung, Problem der Lendenwirbelsäule wurde benannt, Sprechstimme angespannt, Singstimme überkontrolliert.

Therapie. Eutonische Übungen zur Spannungsbalance, Stimmpflegeübungen für die Randkantenfunktion der Stimmlippen, Qigong-Übungen mit Stimmgebung zur Kraftentfaltung der Stimme und zum Haltungsaufbau. Übungen für die Sinnesorgane im Nasen- und Gehörbereich.

Therapiedauer. 20 h Stimmtherapie und 2 Qigong-Seminar-Tage extra.

Resultat. Herr N.N. berichtete über positive Erfahrungen mit der Kombination von mentalen Qigong-Übungen beim solistischen Singen in der Kirche. Er entwickelte ein stabileres Stimmempfinden, Nervosität legte sich, sein angenehmes Stimmtimbre konnte sich entfalten. Auch nach anstrengenden Arbeitstagen empfindet er keine Stimmermüdung beim Sprechen, v.a. auch am Telefon. Verschleimungs-, Tinnitus- und Reflux-Beschwerden gingen zurück, trotz erhöhter Ansprüche in seinem Beruf. Die Stimmtherapie wurde vorläufig abgeschlossen, da Herr N.N. mit seiner Stimmfunktion, Atmung und seinem Allgemeinbefinden zufrieden war, mit der Option, bei Bedarf eine Intervalltherapie anzuschließen.

Fallbeispiel 2: Psychogene, hypofunktionelle Dysphonie

E. Haupt

Frau N. N., 47 Jahre, Musiklehrerin in der Hauptschule, Rhythmuspädagogin, Gitarrespielen.

Ärztliche Diagnose. Psychogene Dysphonie, hypofunktionelle Dysphonie, reaktive sekundäre hyperfunktionelle Dysphonie.

Logopädischer Befund. Stimmumfang C–g'' Pianotöne gut möglich, Fortetöne kaum möglich. Atemphrasen stark verkürzt, Flach- und Hochatmung. Stimme bricht beim Singen, Sprechstimme hell, leicht behaucht, relativ hoch. Häufige Heiserkeit bis Stimmlosigkeit, viel Erkältungen mit Halsschmerzen, Stimme nicht belastbar. Psychotherapie, Yoga, Feldenkrais.

Therapie. Stärkung der Atemfunktion durch „Mitte"-Übungen des Qigong sowie für den Haltungsaufbau und Seitenausgleich. Eutonische Übungen zur Spannungsbalance, Stimmpflegeübungen. Kraftentfaltung für die Stimme mit Qigong-Übungen und Bewusstheit für das Verhältnis von Luftleitung und Knochenleitung, Vibrationsempfinden im Körper und Beckenbodenkraft gestärkt. Artikulationsübungen, emotionale Singstimme entfaltet, auch anhand der „Fünf-Elemente-Lehre".

Therapiedauer. 25 h Stimmtherapie, zusätzlich 1 Qigong-Kurstag, monatlich einmal Qigong-und-Stimme-Gruppe.

Resultat. Frau N. N. berichtet ein halbes Jahr nach Abschluss der Therapie, dass sie kaum mehr Halsschmerzen hat, und wenn, weiß sie damit umzugehen. Die Überbetonung des Fokus auf die Stimme und den perfektionierten Anspruch kann sie loslassen. Die Qigong-Bewegungen helfen ihr, die Stimme zu befreien. Sie kommt gut mit der Stimme im Unterricht zurecht, hat Freude daran, auch mit den Klassen zu singen „wenn ich mich wohlfühle". Sie empfindet sich emotional belastungsfähiger. Das Prinzip der achtsamen Bewusstheit kann sie gut umsetzen. Gerne möchte sie ihre Singstimme weiterentwickeln.

Fallbeispiel 3: Funktionelle Stimmstörung

E. Haupt

Dieser Fall wurde in der ersten vorliegenden logopädischen Diplomarbeit „Qigong und Stimme" 2007 von Silvia Strasser beschrieben.

Frau N. N., 23 Jahre, Altenfachbetreuerin.

Ärztliche Diagnose. Funktionelle Stimmstörung mit sekundär organischen Stimmlippenveränderungen (Knötchen weich).

Therapie. 10 Therapieeinheiten, u. a. mit intensivem Einsatz von Qigong-Übungen.

Resultat. VHI-Veränderung von 36 (= mittelgradiges Handicap) auf 13 (= kein Handicap). Das Stimmfeld zeigt einen Zugewinn von 16 Halbtönen (von d–d'' zu H–e'''). Die Frage nach positiven Veränderungen durch Qigong in den Bereichen Haltung, Atmung, Wohlbefinden, Eigenwahrnehmung, Körperbewusstsein beantwortet die Stimmpatientin in allen Fällen mit „Ja". Ebenso gibt sie an, dass sie beabsichtigt, Qigong-Übungen weiterzuführen. Auf die Stimme bezogen teilt sie mit, durch Qigong einen verbesserten Stimmklang, der kraftvoller, klarer, entspannter und deutlicher ist, erreicht zu haben.

An den nachfolgenden Stimmfeldmessungen ist die deutliche Verbesserung des Stimmumfangs nach dreimonatiger Behandlung mit Qigong in der Stimmtherapie zu sehen (Abb. **32**).

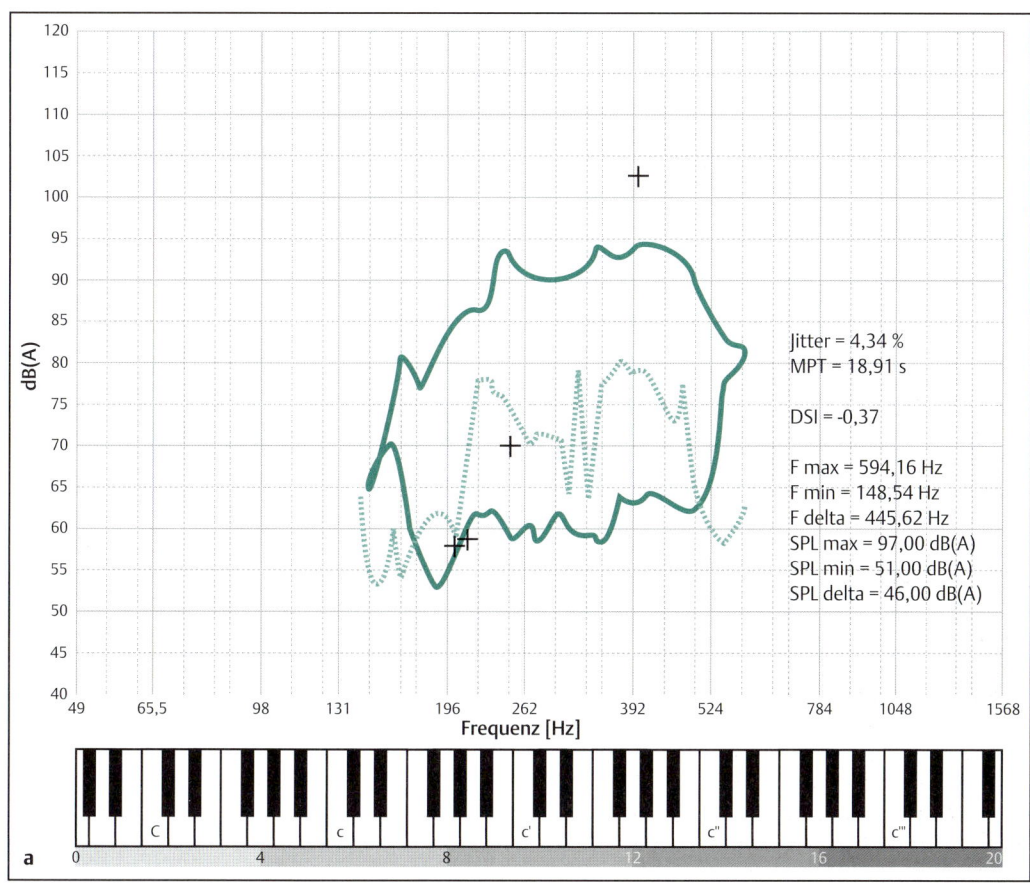

Jitter = 4,34 %
MPT = 18,91 s

DSI = -0,37

F max = 594,16 Hz
F min = 148,54 Hz
F delta = 445,62 Hz
SPL max = 97,00 dB(A)
SPL min = 51,00 dB(A)
SPL delta = 46,00 dB(A)

Abb. 32a, b Stimmfeldmessungen.
a Funktionelle Stimmstörung, Stimmfeldmessung 07.03.2007.

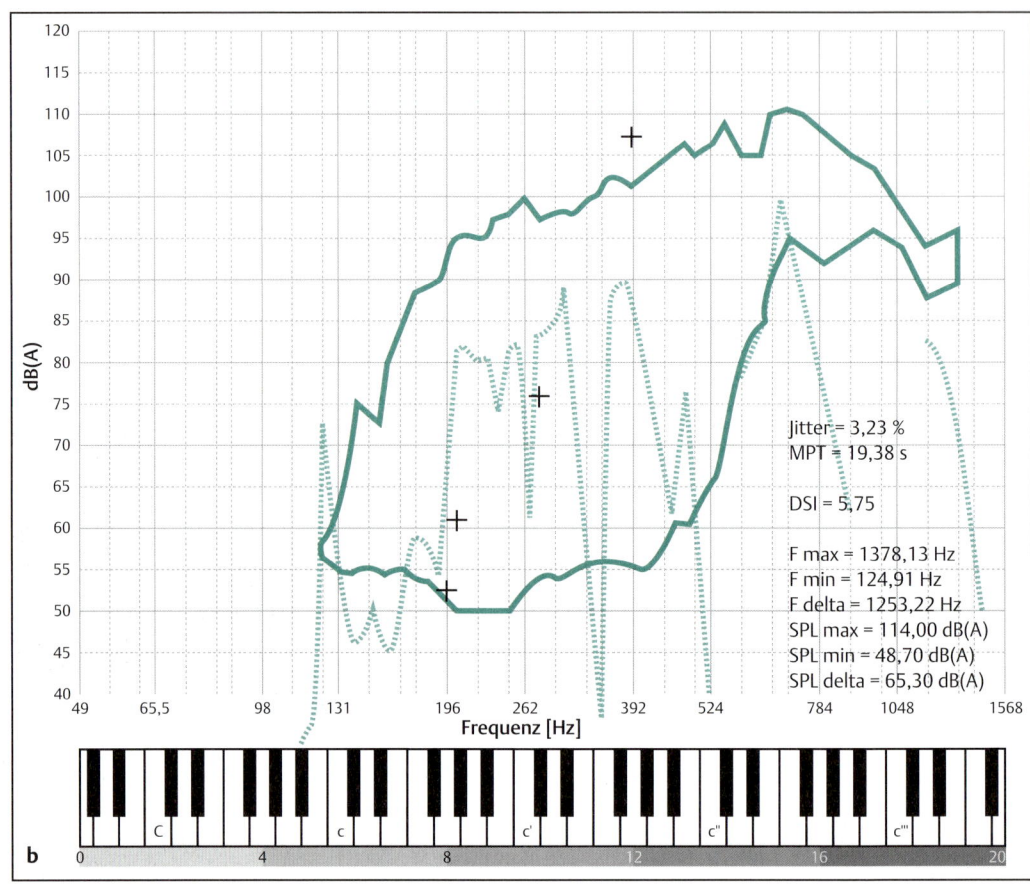

Abb. 32a, b Fortsetzung.
b Funktionelle Stimmstörung, Stimmfeldmessung 19.06.2007.

Fallbeispiel 4:
Spasmodische Dysphonie

M. Weber

Frau G., 53 Jahre alt und seit vielen Jahren im Lehrerberuf an einer Hauptschule tätig, hatte zunehmend Beschwerden mit der Stimme und schließlich wurde eine spasmodische Dysphonie ärztlich diagnostiziert. Ergänzend zu der ärztlichen und logopädischen Behandlung, hatte Frau G. sich entschlossen, an einem 10 Abende umfassenden Kurs mit Qigong und Stimme teilzunehmen.

Therapie. Die ersten Qigong-Übungen empfand Frau G. als wohltuend und entspannend, was ihrem schlechten Allgemeinbefinden sehr zugute

kam. Sie übte von Anfang an auch regelmäßig zu Hause. Die folgenden Qigong-Übungen in Verbindung mit der Stimme halfen Frau G. als erstes, die Angst und Überaufmerksamkeit auf die Stimme zu reduzieren, sodass der Stimmklang freier wurde. Bei Übungen zur Kraftentfaltung der Stimme konnte Frau G. durch die Qigong-Übungen den Zusammenhang von Stimmfunktion und Körperfunktion erkennen und wurde trotz gelegentlicher Verschlechterungen stimmlich immer stabiler.

Resultat. Schließlich konnte bei der Verbindung von Qigong und Singen die Singstimme „durchbrechen". Das extreme Abknarren wurde durch den Zusammenhang von Bewegung und Phonation verbessert, und schließlich kam in der letzten Stunde eine sichere Mittellage und eine kräftige

Rufstimme zum Vorschein, was Frau G. mit großer Überraschung wahrnahm. Die vom behandelnden Phoniater angeratene Botox-Behandlung konnte durch die verbesserten Werte der Stimmfeldmessung vermieden werden. Die Stimme hatte an Klang und Stabilität sehr gewonnen, sodass die noch auftretenden Verschlechterungen immer seltener wurden.

Erfahrungen mit Qigong in anderen logopädischen Therapien

E. Haupt

Therapie von Redeflussstörungen: Es liegen noch wenige, jedoch ermutigende Erfahrungen vor. Sprach- Sprech- und Stimmstörungen *bei Kindern*: Nach den Erfahrungen einiger Logopäden lassen sich einfache Qigong-Übungen sehr gut besonders am Anfang einer Therapie mit Kindern einsetzen, da für das spezifische Ziel der Therapiestunde dann günstigere Bedingungen gegeben sind. Das Kind ist entspannter, ausgeglichener, aufnahmebereiter.

Wissenschaftliche Nachweise der Effektivität von Qigong-Übungen für die Stimmtherapie liegen bisher noch nicht vor und sind wünschenswert im Sinne der Wechselwirkung Praxis – Theorie – Praxis (Dodd 2007). Eindrucksvoll ist die Studie von Dr. Ingrid Reuther über Asthmapatienten und Qigong-Behandlung, welche neben den gesundheitlichen guten Resultaten auch die finanziellen Einsparungen berücksichtigt, die dadurch im Laufe eines Jahres erreicht wurden (Reuther 1996).

Qigong erweitert und ergänzt unsere bisher bekannten Möglichkeiten der Integration von „Körperarbeit" in logopädischen Therapien auch im Sinne der ICF durch Aktivierung der Ressourcen in biopsychosozialen Bereichen der Patienten (Abb. **33**), setzt aber ebenso wie andere Methoden eigene Erfahrung und Ausbildung voraus, um erfolgreich eingesetzt zu werden.

Wichtig ist die Frage für wen ist Qigong geeignet? Hier gilt ebenso wie bei den anderen Methoden, dass „nicht nur die Art der Erkrankung, sondern auch die Persönlichkeitsstruktur des Patienten eine zentrale Rolle spielt" (Spiecker-Henke 2008). Dies verlangt Entscheidungsfähigkeit vom Therapeuten.

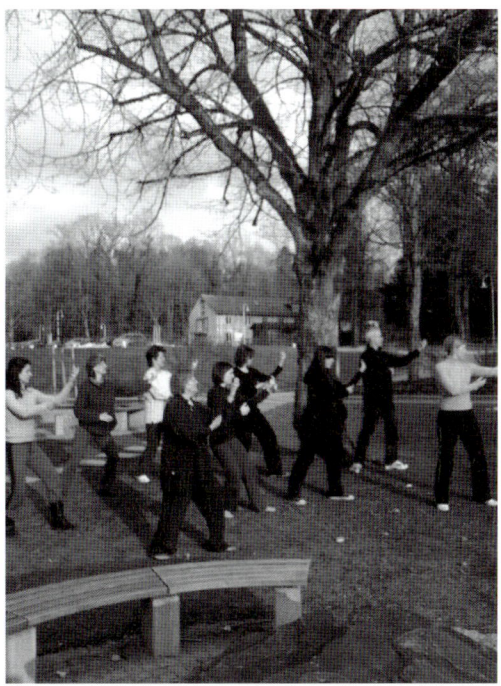

Abb. 33 Üben im Park.

Literatur

Dodd B. Evidences Based Practice, IALP-Congress-Proceedings 2007. Basel; 2007: 118–129

Findeis-Dorn C. Qigong – ein Übungsweg für Körper, Geist und Stimme. Interdisziplinär 2000; 4: 253–257

Haupt E. Ermutigende Erfahrungen mit Qigong in der Logopädie. Forum Logopädie 1998; 6: 21–24

Haupt E. Stimmt's – Stimmtherapie in Theorie und Praxis. 4. Aufl. Idstein: Schulz-Kirchner; 2006: 39–65, 304–312

Haupt E. Integrative Stimmtherapie und Qigong. logoThema 2004; 1: 8–15

ICF Internationale Klassifizierung der Funktionsfähigkeit, Behinderung und Gesundheit. Köln: DIMDI; 2001: 20

Möhler H. Der positive Einfluss des Qigong auf die menschliche Stimme. Zeitschrift für Qigong Yangsheng 1993; 38–41

Olivedi U. Harmonie der Energien. München: Delphi bei Droemer; 1999: 9

Reuther I. Qigong Yangsheng in der Behandlung von Asthma. Zeitschrift für Qigong Yangsheng 1996; 44–50

Riesch A. Lebendige Stimme. Mainz: Schott; 1972 u. 2008: 12

Schoefer L et al. Qigong, Akupressur und Selbstmassage. Stuttgart: Klett; 2004: 19, 21

Spiecker-Henke M. Körperzentrierte Maßnahmen in der Stimmtherapie. Sprache-Stimme-Gehör 2008; 3: 90–109

Strasser S. Qigong und Stimme [Diplomarbeit 2007]. Ried im Innkreis: Akademie für den logopädisch-phoniatrisch-audiologischen Dienst; 2007: 79–88

Weber M. Qigong und Stimme [Abschlussarbeit Qigong-Kursleiter-Ausbildung 2007]. München: ASS-Institut; 2007: 4

Yang H. The contributions of traditional chinese medicine to phoniatrics and logopedics. Tokyo: IALP-Congress-Proceedings; 1986

Adressen von Qigong-Instituten

Deutsche Qigong Gesellschaft, Guttenbrunnweg 9, 89165 Dietenheim.
Kontakt: qigong.gesellschaft@01019freenet.de.
Im Internet: www.qigong-gesellschaft.de

LaoShan Zentrum für TCM und Lebenspflege, Hamburg.
Im Internet: www.lebenspflege.de

Österreichische Qigong-Gesellschaft. Im Internet:
www.qigonggesellschaft.at, evist.qigong@sbg.at

Carl von Ossietzky-Universität Oldenburg, PTCH. Kontakt:
johann.boelts@uni-oldenburg.de

Medizinische Gesellschaft für Qigong Yangsheng e.V.
Bonn. Im Internet: www.qigong-yangsheng.de

ASS-Institut für Taiji und Qigong München. Im Internet:
www.ass-institut.de

M.-L. Waubert de Puiseau

Die meisten Kinder in der sprachtherapeutischen Praxis kommen gerne zur Therapie und wollen lernen, was ihnen angeboten wird – und doch ist es bei einigen so, als komme ihnen ständig etwas dazwischen. Gerade noch voller Interesse, was heute wohl passiert, verlieren sie schon nach kurzer Zeit die Aufmerksamkeit, rutschen vom Stuhl und fangen *100 Dinge* auf einmal an, ohne sie zu Ende zu bringen. Auch das selbst gewählte Spiel ist nicht lange interessant; beim Greifen nach der Spielfigur fällt der Spiegel um (oder umgekehrt). Der Körper nähert sich etappenweise dem Boden und das Spielen auf dem Teppich endet – nun schon eine Etage tiefer als zu Beginn der Stunde – flach in der Bauchlage mit einer Körperspannung, die es gerade noch ermöglicht, die Beine anzuwinkeln und den Kopf in die Hände zu stützen. Nein – auch das geht nicht mehr. Schon liegt auch der Kopf auf dem Boden. Keine günstige Ausgangssituation für neue Erkenntnisse im Bereich von Sprache und Sprechen! Eben noch in Windeseile alles einmal angefasst – ist jetzt Ruhe.

Auch die Therapeutin wird nun von Müdigkeit erfasst; bis nach wenigen Minuten der Blick auf einen Gegenstand fällt, das Interesse wieder erwacht und sich der Kreislauf von neuem wiederholt. Nun stellt sich heraus, dass es kein Problem ist, über Regeln einzugreifen und die Situation frühzeitig anders zu gestalten, doch bleibt dann oft das Ergebnis, das in der Stunde erarbeitet werden konnte, wie isoliert stehen. Das Verhalten konnte zwar so weit reglementiert werden, dass kleinschrittige positive Arbeitsergebnisse möglich sind, aber diese Fortschritte sind dann oft mühsam erkämpft und finden nur schwer einen Weg in den Alltag. Als ob etwas Fremdes gelernt wurde und fremd bleibt.

Aber: Was tun anstelle von Disziplin? Welche Interventionsmöglichkeiten gibt es im Rahmen der Sprach- und Sprechtherapie, um die Gesamtkörperspannung, die Aufnahmebereitschaft und die innere Beteiligung zu verbessern? Welche Angebote schaffen eine günstige Ausgangslage für das Aufnehmen und Verarbeiten von sprachlichen Inhalten? Wie kann der Erwerb von sprecherischen Fertigkeiten einfacher und nachhaltiger gestaltet werden? Welche Angebote braucht der Körper, um *wach* zu sein?

> **!** Notwendige Voraussetzung für eine gute Aufnahmebereitschaft ist eine altersgemäß entwickelte Wahrnehmung des eigenen Körpers und die Kenntnis, was er zu leisten vermag. Dafür muss der Körper Erfahrungen mit sich und der Umwelt machen dürfen und gelernt haben, diese Informationen zu verarbeiten. Über Bewegungsangebote ist es möglich, gezielt die Eigenwahrnehmung und den Gesamtkörpertonus zu verbessern.

Im Folgenden wird hauptsächlich die Anwendung in der Sprechtherapie – inkl. myofunktioneller Therapie – betrachtet, da hier noch stärker als in der Sprachtherapie die Notwendigkeit besteht, eine gute Bereitschaftsspannung herzustellen als Voraussetzung für die feinmotorischen Leistungen der Artikulationsmotorik.

Bewegung

Bewegung ist sowohl ein grundlegendes Bedürfnis als auch eine Notwendigkeit für die gesunde kindliche Entwicklung. Kinder bewegen sich gerne. Sie erfahren dabei die materielle Welt und die Dinge, die sie umgeben, und sie erfahren sich selbst. Über ihre Handlungen teilen sie sich mit und erleben dabei, was sie bewirken können. Über Bewegung wirken Reize auf die Sinnesorgane und werden als elektrische Impulse über Nervenfasern zum Gehirn weitergeleitet und bearbeitet. Dort werden diese Informationen (Wahrnehmungen) eingeordnet und mit anderen Informationen verknüpft und ergänzt. Die Eigenwahrnehmung (Abb. **34**) verar-

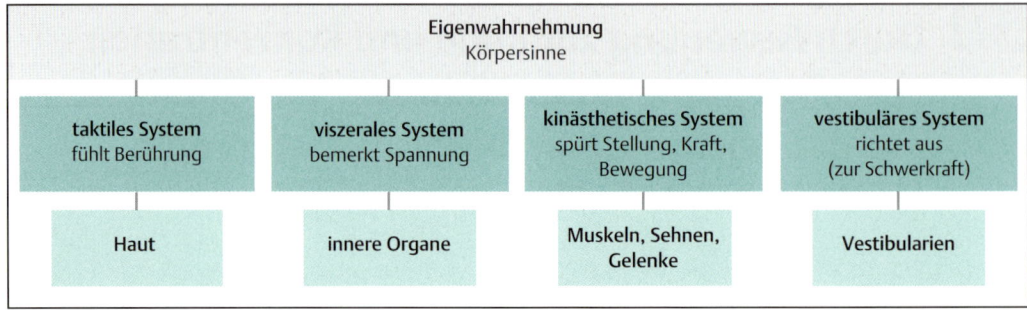

Abb. 34 Bewegung ermöglicht: Körpererfahrung und Eigenwahrnehmung, Entwicklung und Wachstum.

beitet über die *Körpersinne* Informationen aus dem eigenen Körper (z.B. Spannung der Muskulatur, Aufrichtung, Körpergrenze). Die Fremdwahrnehmung (Abb. 35) richtet sich mit den *Fernsinnen* auf die Umwelt. Das reibungslose Zusammenarbeiten beider Systeme ermöglicht u.a. Bewegungsplanung und Tonusanpassung.

Ein wichtiger Teil der Bearbeitung von Reizen durch das Gehirn besteht in der Auswahl und Verstärkung momentan wichtiger Informationen und in der Hemmung der unwichtigen. Wenn die Verknüpfung gestört ist und die Auswahl von Reizen nicht gesteuert werden kann, spricht man von einer Integrationsstörung.

Therapie nach Schlaffhorst-Andersen

Die Therapie nach Schlaffhorst-Andersen ist ein ganzheitlicher Ansatz zur Behandlung von Sprach-, Sprech-, Stimm- und Schluckstörungen bei Erwachsenen und Kindern. Im Zentrum stehen der Zusam-

menhang von Atmung, Stimme und Bewegung und deren Bedeutung für die Gesundheit des Menschen und für die Entfaltung seiner Persönlichkeit. Ursprünglich entwickelt von den beiden Namensgeberinnen (Clara Schlaffhorst, Sängerin, und Hedwig Andersen, Pianistin), kamen zum Atmen, Singen und Sprechen auch die Sprache und die Bedeutung der seelischen Befindlichkeit. Mit der Zulassung als gesetzlich anerkannte Heilmittelerbringer haben sich dann der Einfluss von Medizin, Sprachwissenschaft und Pädagogik (Anatomie, Physiologie, Pathologie, Phoniatrie, Pädaudiologie, Neurologie, Sprachbehindertenpädagogik, Linguistik, Psychologie etc.) verstärkt. Nicht geändert haben sich der Einsatz musikalischer und künstlerischer Elemente in Unterricht und Therapie sowie der Blick auf den Menschen.

> **!** Im Mittelpunkt steht stets der Patient/Schüler mit seinen ihm individuell zur Verfügung stehenden Möglichkeiten. Diese sollen genutzt werden zur Weiterentwicklung der Persönlichkeit und zur Regeneration seiner körperlichen und geistigen Kräfte. Nicht der Mensch soll sich dem Programm anpassen, sondern das Programm dem Menschen.

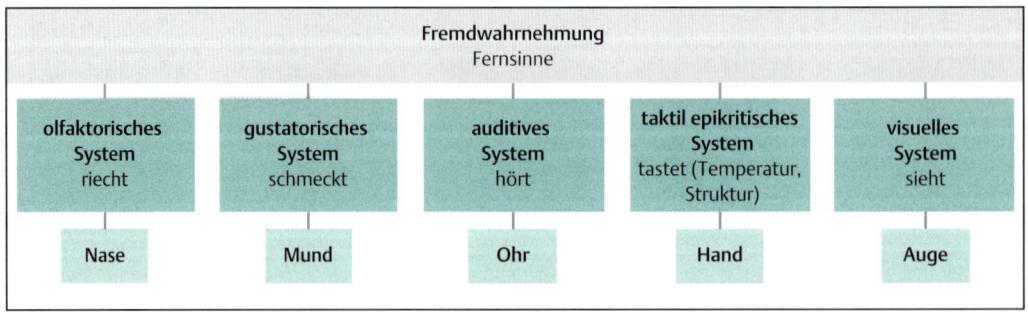

Abb. 35 Bewegung ermöglicht: Erfahren des Gegenübers und der Umwelt, Handlungsfähigkeit und Selbstständigkeit.

Bewegung und Atmung. Von zentraler Bedeutung ist in diesem Zusammenhang die Verbindung von Bewegung und Atmung. Äußere Bewegungen haben einen direkten Einfluss auf die inneren Bewegungen – also auch auf die Atmung. Beim Heben und Senken der Arme verändert sich der Thorax, der Raum für die Lunge vergrößert oder verkleinert sich, mehr Luft strömt ein und aus. Beim Heben und Senken des Beines wird das Zwerchfell in seiner Kontraktion unterstützt; gleichzeitig verändern sich dabei der Bauchraum und die Lage der inneren Organe, sodass sich das Zwerchfell tiefer senken kann oder die Atmung in die Flanken oder den Rücken ausweichen muss. Auch dadurch werden andere Teile der Lunge stärker belüftet. Die Atmung vertieft sich, es werden mehr kohlendioxidhaltige Luft aus- und mehr Sauerstoff eingeatmet. Der Stoffwechsel wird anregt: Körpertonus und Konzentration verbessern sich.

Gesamtkörperspannung. Weniger offensichtlich ist die Auswirkung von Bewegungen, die nicht direkt den Rumpf verändern, sondern über das System der Gammanerven die Gesamtkörperspannung beeinflussen. Die Gammanerven sind über die Muskelspindeln maßgeblich an der Feinregulierung des Muskeltonus beteiligt. Die kreisende Bewegung (Regenerationsweg nach Schlaffhorst-Andersen) wird im eigenen Stand mit dem ganzen Körper um einen gedachten Mittelpunkt herum durchgeführt. Das vestibuläre System ist dabei die ganze Zeit aktiv, um die Bewegung so zu steuern, dass sie exakt durchgeführt werden kann. Die beteiligte Muskulatur muss fließend kontrahieren und lösen, damit

eine gleichmäßige Bewegung möglich ist. Bei der schwingenden Bewegung (Regenerationsweg nach Schlaffhorst-Andersen) steht der Impuls stärker im Vordergrund und damit das Erleben der Fliehkraft und des Ausschwingens zu den Umkehrpunkten (wie z.B. beim Schaukeln). Das Schwingen (nach Schlaffhorst-Andersen) verbindet u. a. diese beiden Qualitäten. Durch die Reizung der Gleichgewichtsrezeptoren und der Muskelspindeln werden die Gammanervenfasern aktiviert und der Tonus der Muskulatur angeglichen. Daraus folgen eine ausgeglichene, aktive Gesamtkörperspannung, eine Belebung der Atmung und eine Verbesserung der Konzentration (Abb. **36**). Diese Bewegungen bedürfen einer guten Eigenwahrnehmung und Körperkontrolle.

Kontrolle von Bewegung. Die Kontrolle von Bewegung ist in der Arbeit mit Kindern jedoch nicht zu jedem Zeitpunkt sinnvoll und möglich. Oft bestehen noch Bedarf an Körper- und Bewegungserfahrung und das Bedürfnis nach freier Bewegung. Der Wunsch und die Voraussetzungen, eine feste Form zu erfüllen, sind noch nicht gegeben. Hierbei haben sich Bewegungsangebote aus der sensorischen Integrationstherapie und der psychomotorische Ansatz als passende Ergänzung zu den Übungen nach Schlaffhorst-Andersen bewährt. Kinder brauchen Bewegung und sie lieben sie.

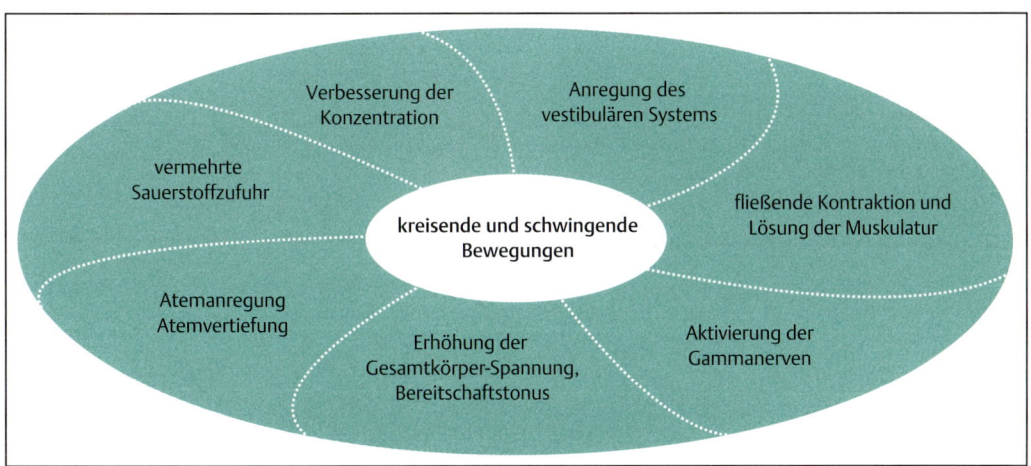

Abb. 36 Wirkung von kreisender und schwingender Bewegung.

Anwendung von Bewegung in der Sprechtherapie

In der Sprechtherapie ist Bewegung als methodisches Element ein wichtiger Baustein. Darüber hinaus ermöglicht sie eine Verbesserung der Konzentration, der Kommunikation und der Integration der sprachlichen Inhalte.

Definition und Gestaltung der Arbeitsbeziehung. Zu Beginn der Therapie finden die Definition und die Gestaltung der Arbeitsbeziehung statt. In dieser Phase werden Kontakt und Kommunikation aufgebaut und Regeln etabliert. Das Kind erhält Gelegenheit, die Räume (insbesondere den Therapieraum) und die vorhandenen Materialien und Spiele zu erkunden, den Therapeuten zu beobachten und sich selbst mit all dem in Beziehung zu setzen. Die Erprobung verschiedener Gegenstände geben dem Therapeuten die Möglichkeit, mit dem Kind über die Materialien und das gemeinsame Spiel in Kontakt zu treten. Beim gemeinsamen Tun kann sich dieses über Handlungsimpulse oder Sprachangebote weiterentwickeln. Die Regeln resultieren aus der konkreten Situation und werden direkt erfahren und angewendet. Imitation (Vormachen/Nachmachen, Rollenwechsel) kann eingeführt werden. Die Grenzen werden geklärt und damit auch die Bereiche, die jedem zur Verfügung stehen. Das Kind kann sich die fremde Umwelt vertraut machen und so weit aneignen, dass es einen passenden Platz für sich darin findet. Diese Stelle ist und bleibt der Standort für die weiteren Bewegungen in den Raum, sie ist der Ausgangspunkt für alle kommenden Aktivitäten und Herausforderungen.

> **Tipp: Luftballontennis**
> Ein Spielfeld wird festgelegt und mit einem Seil als Mittellinie geteilt in *deine* und *meine Hälfte*. Jeder Spieler erhält einen Tischtennisschläger o. Ä., mit dem er einen Luftballon zum Partner spielt. Entweder werden die Schläge gezählt und ausprobiert, wie lange der Ballwechsel möglich ist, oder es kann gegeneinander gespielt werden (wie beim Tennis).

Erarbeitung des motorischen Musters des betroffenen Lautes. Diese benötigt eine günstige Ausgangssituation in Bezug auf die Konzentration, denn Artikulationsbewegungen (und Schluckbewegung) sind sehr komplex, müssen gut koordiniert sein und präzise durchgeführt werden. Da

es sich in der Regel um eine verminderte Wahrnehmung im orofazialen Bereich und um Fehlspannungen im Bereich der Zunge und der Lippen handelt, kann hier die Verbesserung der Aufrichtung, des Gesamtkörpertonus und der Eigenwahrnehmung die myofunktionelle Arbeit und die Lautanbahnung unterstützen (s. u. *Hängematte und Hot Dog*).

Nachdem der Laut korrekt realisiert wird (unabhängig davon, ob auf Laut-, Silben- oder Wortebene), soll er entsprechend geübt und automatisiert werden. Zu Beginn dieses Prozesses ist es sinnvoll, dass keine zusätzlichen Reize die Reproduktion stören. Doch sobald der feinmotorische Ablauf geklärt ist, kann die Koordination von Sprechen und Bewegung den Prozess der Automatisierung beschleunigen. (Das Sprechen mit erhöhter Konzentration auf die Lautbildung und ohne weitere körperliche Aktivität oder ohne Kommunikationsgehalt ist eine künstliche Situation. Sie sollte nur so lange wie unbedingt nötig beibehalten werden.)

> **Tipp: Memory im Raum**
> Die erste Hälfte der Bildkarten (mit Ziellaut, -silben oder -wörtern) wird verdeckt auf den Tisch gelegt. Die Zwillinge (zweite Hälfte der Paare) wurden von einem Riesen gestohlen und auf eine weit entfernte Insel verschleppt und versteckt (verdeckt in eine entfernte Ecke des Zimmers gelegt). Therapeut und Kind einigen sich, welcher Weg zur Insel führt (durch einen Tunnel, über die Schlucht, durch die Wüste etc.) und wie die Reise gemacht werden kann (unter dem Tisch durchkrabbeln, auf dem Seil balancieren, auf Zehenspitzen gehen etc.). Aufgabe ist es, die Zwillinge zu befreien und Paare wieder zusammenzubringen. Solange der Riese schläft (Therapeut schnarcht hin und wieder), darf der Weg gegangen werden. Wenn der Riese erwacht und ruft „Wer ist denn da?", muss bei den kommenden Schritten der vereinbarte Ziellaut (-silbe oder -wort) gesprochen werden; dann weiß der Riese, dass es kein Kind ist, das seine Schätze stehlen will, und schläft beruhigt wieder ein.

Zur Unterstützung des Transfers in die Spontansprache eignen sich spontane Bewegung oder alltägliche Situationen.

> **Tipp**
> Rundgang durch die Praxis, Blumen gießen, Schrank aufräumen, Mantel und Schuhe anziehen etc. – dabei über die Gegenstände und Handlungen sprechen. Ziel ist es, möglichst viele Wörter mit dem Ziellaut zu finden.

Übungen aus dem Bereich der sensorischen Integrationstherapie

Zur gezielten Verbesserung der Gesamtkörperspannung, der Atemrhythmisierung und der Konzentration eignen sich Bewegungen, die das vestibuläre System anregen und die Eigenwahrnehmung über das viszerale und das kinästhetische System verbessern (Abb. 34–Abb. 36).

Aktivierung des vestibulären Systems: Hängematte

Fallbeispiel. G., 5;3 Jahre alt. Sie ist freundlich und zurückhaltend, beobachtet genau und beachtet die Regeln. Sie wirkt leicht überstreckt, hält sich gerade, zeigt wenig Bewegung im Rumpf, im Thorax und im Schulter-Nacken-Bereich. Zu Beginn der Therapie wünschte sie die Anwesenheit der Mutter und der älteren Schwester, kam ab der 2. Stunde dann aber lieber allein. Sie hat ein deutliches Störungsbewusstsein und eine sehr klare Vorstellung davon, was sie *nicht kann.* Die Unterscheidung zwischen *richtig und falsch* ist ihr sehr wichtig. Sie probiert nur ungern Unbekanntes aus. Wenn sie etwas *nicht richtig* kann, möchte sie es lieber nicht tun. Sie wirkt geordnet und ordentlich.

Die Diagnose für den sprachlichen Bereich lautet SP3 – Störungen der Aussprache. Die Aussprache ist insgesamt undeutlich und das stimmhafte und stimmlose „s" werden addental gebildet. Es gibt leichte Unsicherheiten im Gebrauch des Partizip Perfekt und im auditiven Bereich. Wenn die Körperspannung sinkt, kompensiert sie über *Zappeln.* Sie hüpft und tanzt gerne. Bei impulshaften Bewegungen ist sie ausdauernd und federt gut ab, der ganze Körper ist gespannt; die Bewegungen des Kopfes wirken kontrolliert. In der Sprechtherapie stellt sich besonders die Lautbildung als schwierig heraus. Bei erhöhter Konzentration auf die Lautbildung verstärken sich der Druck und die Bewegungsrichtung der Zunge nach vorn. G. sucht sich aus den Bewegungsangeboten die *Hängematte* heraus. Hier zeigt sich schnell, dass die (scheinbar) gute Gesamtkörperspannung nur kurzzeitig gehalten werden kann. In der Bauchlage in der Hängematte wird die Anstrengung der Rücken-, Nacken- und Schultermuskulatur deutlich spürbar. G. hält dann die Matte an, lässt den Kopf sinken, entspannt die angestrengte Muskulatur und ihr Rücken rundet sich. Sie bestimmt selbst, wann und wie lange sie Pause machen möchte oder ob sie die Matte verlässt. Sie bleibt gerne mindestens 10 min. Zu Beginn dieser Sequenz hält sie schon nach wenigen Schwüngen für eine kurze Zeit an. Danach werden die Abstände zwischen den Pausen länger. Sie zieht sich gerne an einem Seil zur Fensterbank, auf der Ringe abgelegt sind, die sie sich holen und dann auf ein Kreuz werfen kann, wobei sie das „s" phonieren soll; in dieser Gesamtkörperspannung nimmt die Zunge die richtige Lage ein und die Lautbildung ist korrekt. Sie schätzt sowohl die großen Ausschwünge in Kopf- und Fußrichtung als auch Drehbewegungen, wobei diese noch nicht frei durchgeführt werden. Die richtige Lautbildung (Gesamtkörperspannung) konnte bereits nach 2 Wochen kurzzeitig ins Stehen übertragen werden.

Aufbau. Die Hängematte ist mit beiden Enden zusammen an einem Haken an der Decke befestigt. Sie ist vom Boden nur so weit entfernt, dass das Kind mit den Händen den Boden erreichen und die Bewegung selbst kontrollieren kann. Die Matte ist frei beweglich, kann rotieren oder schwingen. Über ein Seil kann zusätzlich mehr Zugspannung aufgebaut und Schwung geholt werden.

> ■ **Cave** Wenn das Kind ermüdet und den Kopf senken möchte, muss die Matte angehalten werden, bis sie still steht. Es besteht sonst im Vorschwung Verletzungsgefahr. ■

Die Therapeutin unterstützt das Kind, indem sie mit auf die Kopfhaltung achtet (Abb. **37**).

Die *Hängematte* eignet sich besonders für die Lautanbahnung und in Kombination mit sprecherischen Aufgaben auch für das Einüben auf Laut-, Silben- und Wortebene.

Aktivierung des viszeralen und des kinästhetischen Systems: Hot Dog

Fallbeispiel. M. ist 5;7 Jahre alt. Sie spricht gerne, schnell und in leicht erhöhter, mittlerer Sprechstimmlage. Die Phonationsatmung ist schnell und flach. Ihr Blick *schweift ruhelos* von einem zum nächsten interessanten Gegenstand. Sie hält nur kurzzeitig Blickkontakt – wie *en passant.* In der therapeutischen Situation nimmt sie schnell Kon-

Abb. 37 a–c

a Zum Einstieg in die Hängematte den Rand mit beiden Händen anfassen und die Matte öffnen. Auf ein Bein stellen und mit dem freien Knie den Stoff festhalten.

b Dann die Hände durch die Matte stecken und den körperfernen Rand ergreifen.

c Nun die Arme nach vorne strecken und gleichzeitig das angewinkelte Bein nach hinten. Dabei langsam auf den Bauch legen (der Stoff soll von den Achseln bis zu den Knien unter dem Körper ausgebreitet sein).

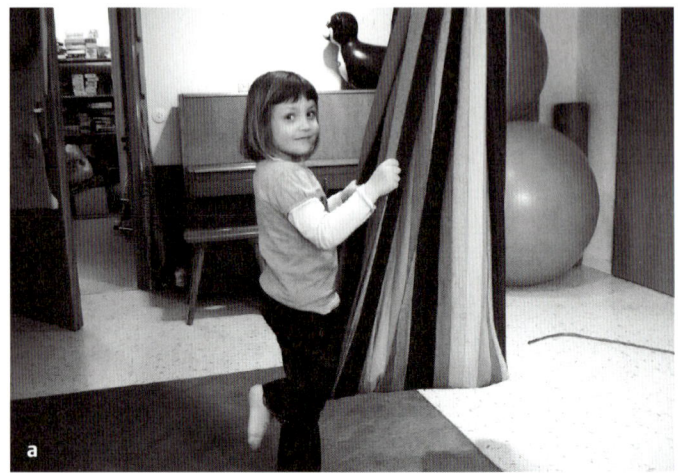

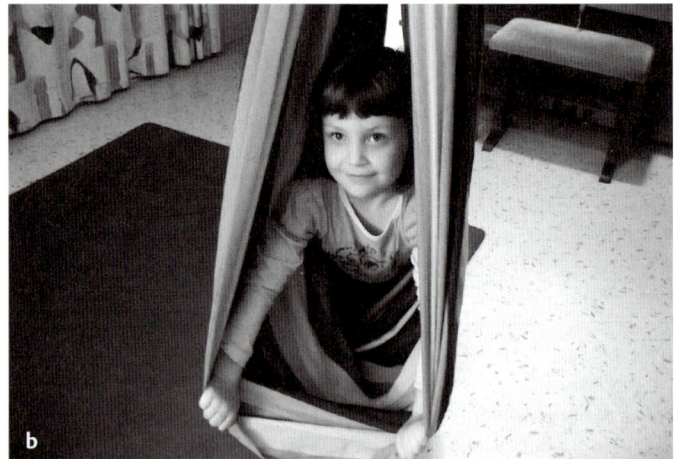

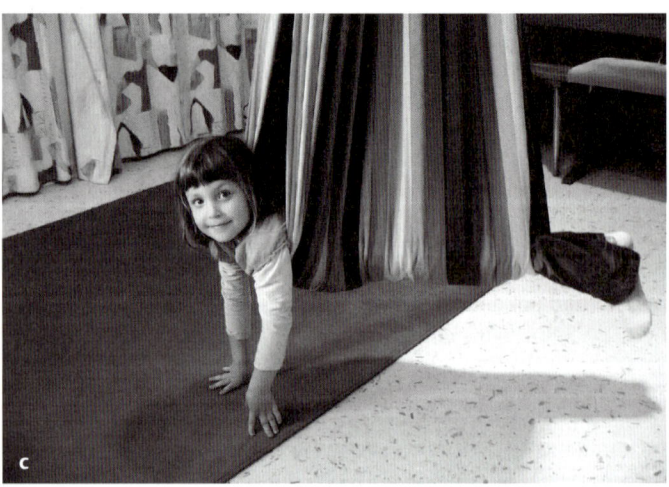

takt auf und geht ohne zu zögern auch auf unbekannte Personen und Gegenstände zu. Ihr Interesse wird jedoch auch schnell wieder weitergezogen und ihre Konzentration scheint nur von kurzer Dauer. Wenn sie sich etwas Neuem zuwendet, lässt sie das Bisherige *hinter sich*. Die Regel, dass ein Spiel zuerst beendet und weggeräumt wird, bevor das nächste beginnt, ist für sie schwer einzuhalten. Sie orientiert sich stark im Außen und reagiert auf visuelle Reize.

Die Diagnose für den sprachlichen Bereich lautet SP3 – Störungen der Aussprache, betroffen sind die Laute „sch", „ch1" sowie das stimmhafte und stimmlose „s". Ihre sonstige Sprachentwicklung kann als altersgemäß eingestuft werden. Ihre Auffassungsgabe im kognitiven wie im auditiven Bereich ist gut. Trotz einer leichten Einschränkung der Wahrnehmung im Mundraum kann sie die motorischen Muster der betroffenen Laute und die Laute schnell korrekt imitieren.

Bei der Arbeit am Tisch sinkt bereits nach kurzer Zeit der Gesamtkörpertonus, was sie mit vermehrter Bewegung zu verbessern versucht; sie zieht eines oder beide Beine zum Körper und setzt sich auf einen Unterschenkel oder kniet sich auf den Stuhl. Dabei stützt sie die Arme auf den Tisch und vermindert das Gewicht, indem sie den Oberkörper anhebt. Auch im Stehen verlagert sie nach kurzer Zeit den Stand auf ein Bein und stützt sich mit der Hand auf. Sie vertauscht die Schuhe beim Anziehen und kann noch keine Schleife binden. In der Sprechtherapie stellt sich besonders der Schritt von der Wort- auf die Satzebene und daran anschließend der Transfer in die Spontansprache als langwierig heraus.

Nach ca. 3-wöchiger Stagnation sucht sich M. aus den Bewegungsangeboten den *Hot Dog* heraus. Berührungen am Kopf empfindet sie als sehr unangenehm. Am Rumpf, an den Beinen und mittlerweile auch an den Armen wünscht sie sich als Berührungsqualität besonders das *Krokodil, das mit seinen starken Kiefern kräftig zubeißt* – die Therapeutin umfasst dabei den Körper (oder die Arme/Beine) des *Hot Dogs* mit beiden Händen und Unterarmen und übt deutlich Druck aus. Auch *das Nas-*

horn, das immer einschläft, ist sehr beliebt bei ihr – die Therapeutin gibt in Seitenlage möglichst flächig das Gewicht ihres Oberkörpers auf eine große Fläche der Matte ab. M. steuert mittlerweile selbst, welchen Input sie haben möchte. Nach einer Behandlungssequenz von ca. 5 min wünscht sie nach der darauffolgenden Pause noch eine zweite. Die Atemfrequenz verringert sich deutlich, die Stimme entspannt, der Redefluss wird durch Sprechpausen strukturiert und M. kommt zur Ruhe. Der Transfer in die Spontansprache beginnt im Anschluss an die erste Behandlungseinheit und vollzieht sich innerhalb von 3 Wochen. Ihre Schuhe stellt sie richtig hin und zieht sie selbst an.

Aufbau. Das Kind wickelt sich (mit oder ohne Hilfe der Therapeutin) in eine Weichbodenmatte und ist nun der *Hot Dog* im Brötchen, der am Strand vergessen wurde (Abb. **38**). Mehrere Tiere nähern sich, laufen über ihn hinweg, bewegen ihn von allen Seiten und wollen kosten. Auch Regen, Wind und Wellen kommen und gehen. Die Therapeutin erzählt diese Geschichte und behandelt dabei das Kind, indem sie es rollt, streicht, drückt, schaukelt, ‚pickt', ‚trampelt' und so weiter.

Zusammenfassung

Die Wahrnehmung des eigenen Körpers schafft die notwendige Voraussetzung, um die Welt zu erfahren, sich mit ihr in Beziehung zu setzen und neue Informationen aufzunehmen, zu verarbeiten und zu integrieren. Gezielte Bewegungsangebote aktivieren die Eigenwahrnehmung, verbessern den Körpertonus und vertiefen und rhythmisieren die Atmung. Im Ablauf einer Sprechtherapie muss in bestimmten Phasen sehr exakt sowie ruhig und konzentriert gearbeitet werden, um z. B. die Lautbildung zu ermöglichen oder die auditive Wahrnehmung, die Lautidentifikation und die Differenzierungsfähigkeit zu schulen. Konzentration und Ruhe sind hier nicht nur eine wünschenswerte, sondern eine notwendige Voraussetzung.

Abb. 38 a–c In eine Weichbodenmatte gewickelt liegt das Kind in
Bauch- oder Rückenlage. Als Behandlung werden von der Therapeutin an
verschiedenen Stellen des Körpers
Streichungen durchgeführt oder
Druck ausgeübt von unterschiedlicher
Dauer und Intensität. (In Verbindung
mit dem Atemrhythmus vertieft sich
die Atmung.)

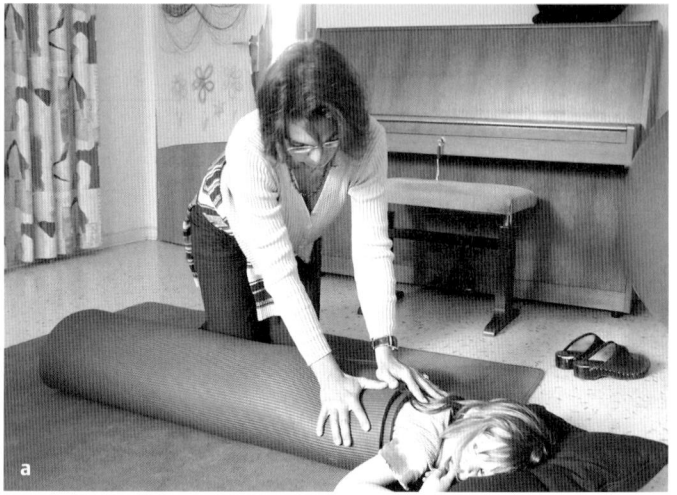

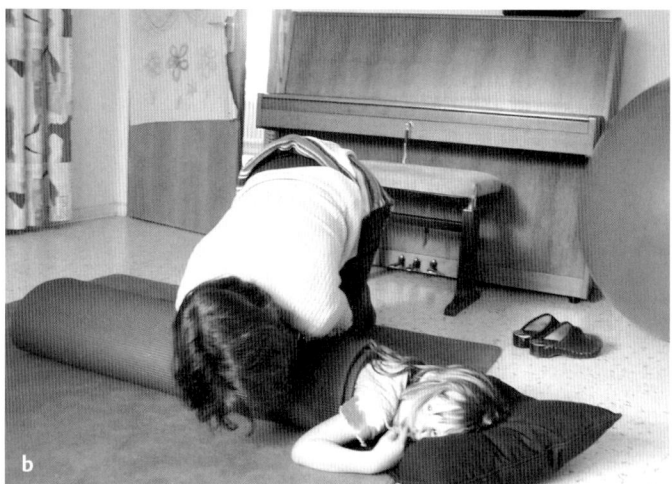

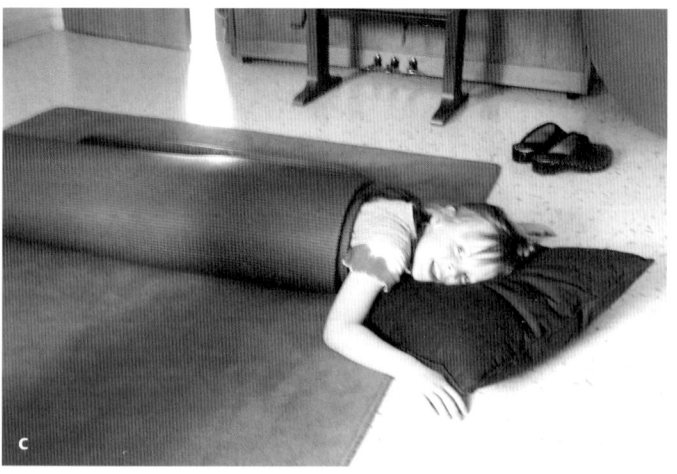

Literatur

Ayres J. Bausteine der kindlichen Entwicklung. Berlin: Springer; 1984

Fischer E. Wahrnehmungsförderung. Dortmund: verlag modernes lernen borgmann; 2003

Grohnfeldt M. Grundlagen der Sprachtherapie Band1. Berlin: Wissenschaftsverlag Volker Spiess; 1989

Hengstenberg E. Entfaltungen. Freiamt: Arbor-Verlag Valentin; 1991

Iven C. Sprache. Troisdorf: Bildungsverlag EINS; 2009

Lang A. Bedeutung der Atmung in der Stimm- und Sprechtherapie nach Schlaffhorst-Andersen. Sprache Stimme Gehör. Stuttgart: Thieme; 2000; 24: 22–24

Pikler E. Laßt mir Zeit. Bad Kissingen, München: Pflaum; 2001

Saatweber M. Einführung in die Arbeitsweise Schlaffhorst-Andersen. Idstein: Schulz-Kirchner; 2004

Wiedenmann M. Handbuch Sprachförderung mit allen Sinnen. Weinheim: Beltz; 1997

Zimmer R. Im Internet: http://cgi.dji.de/bibs/384_Expertise_Bewegung_Zimmer.pdf; Stand: 12.07.2009

Sachverzeichnis

Die Reihe Forum Logopädie auf einen Blick

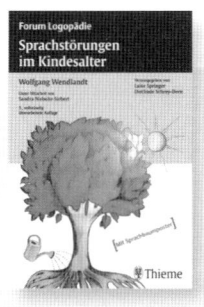
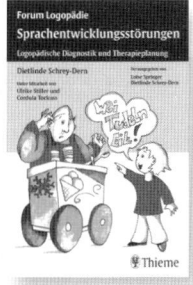
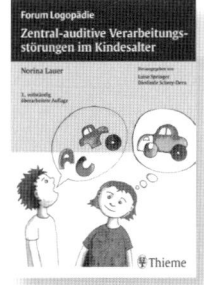
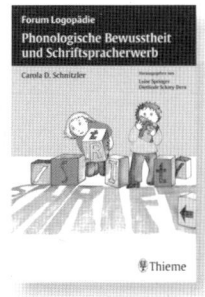
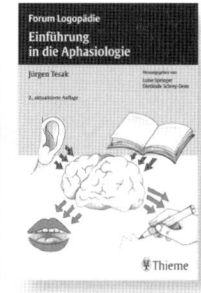
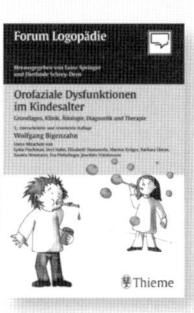
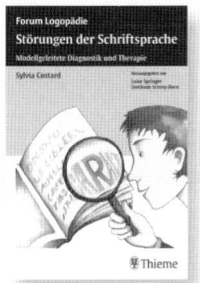
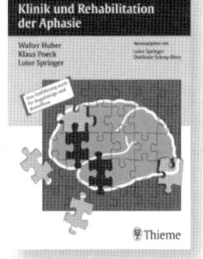
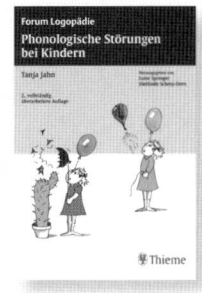
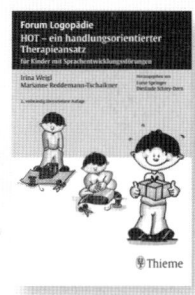
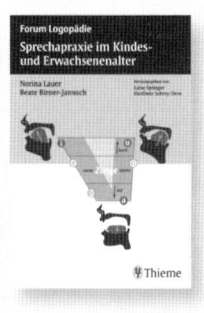
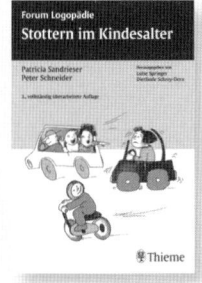
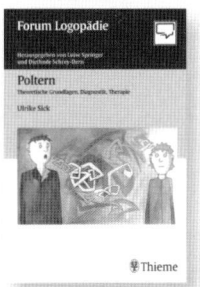
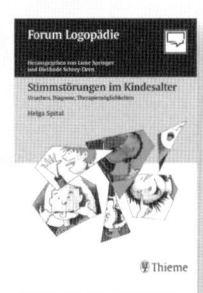
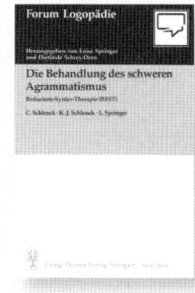
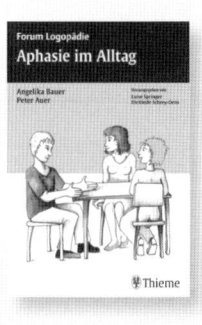
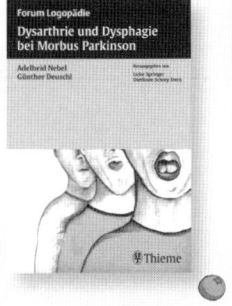
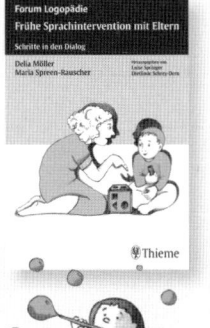
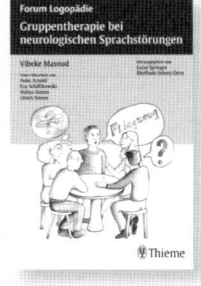
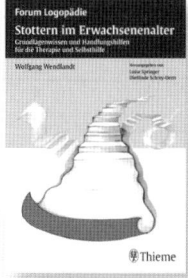
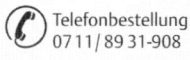
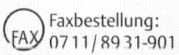
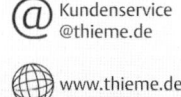
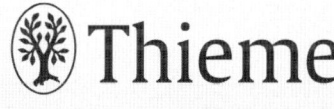